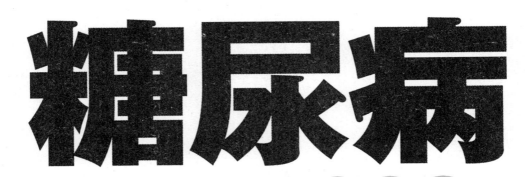

糖尿病

养生保健知识888问

888个问题、888个细节、888个知识点、888个呵护

杨建宇◎编著　认清糖尿病的病因、危害，走出常见的保健误区
正视糖尿病的治疗、养生，享受时时的健康生活

江苏凤凰科学技术出版社

图书在版编目（CIP）数据

糖尿病养生保健知识 888 问 / 杨建宇编著 . -- 南京：
江苏凤凰科学技术出版社 , 2015.6
ISBN 978-7-5537-4653-1

Ⅰ . ①糖… Ⅱ . ①杨… Ⅲ . ①糖尿病—防治—问题解
答 Ⅳ . ① R587.1-44

中国版本图书馆 CIP 数据核字 (2015) 第 116853 号

糖尿病养生保健知识 888 问

编　　　者	杨建宇
责 任 编 辑	刘　强　　孙连民
责 任 校 对	郝慧华
责 任 监 制	曹叶平　　方　晨

出 版 发 行	凤凰出版传媒股份有限公司
	江苏科学技术出版社
出版社地址	南京市湖南路 1 号 A 楼，邮编：210009
出版社网址	http://www.pspress.cn
印　　　刷	北京建泰印刷有限公司

开　　　本	710mm×1000mm　　1/16
印　　　张	17
字　　　数	205 千字
版　　　次	2015 年 7 月第 1 版
印　　　次	2015 年 7 月第 1 次印刷

标 准 书 号	ISBN 978-7-5537-4653-1
定　　　价	35.00 元

图书如有印装质量问题，可随时向我社出版科调换

前言
PREFACE

　　糖尿病已成为我国主要的公共卫生问题。2014 年 11 月 14 日中华医学会糖尿病学分会（CDS）组织的糖尿病流行病学调查结果显示，糖尿病患病率为 9.7%，而糖尿病前期的患病人数达到 1.4 亿左右诊断数 40%，更为严重的是我国 60% 的糖尿病患者未被诊断而无法及早进行有效的治疗。同时糖尿病的慢性血管并发症对患者的生命和生活质量威胁极大，给家庭及患者个人带来了沉重的经济负担。

　　控制糖尿病，刻不容缓。为了普及糖尿病知识，使更多普通百姓能够了解糖尿病的危害，特编写了这本书。书中以 888 个糖尿病的相关知识设题，逐一进行解答。内容涉及糖尿病的基础知识、诊断与检查、特殊人群、并发症、治疗与预防、认识误区、运动疗法、心理疗法、饮食疗法和营养食谱等。全书内容丰富、通俗易懂，是糖尿病患者及其家属的"糖尿病知识宝典"，也是健康人群如何预防糖尿病的指南。

　　本书收录的内容较多，参考了大量文献，在此特向原文献作者表示感谢。书中如有谬误，欢迎大家指正。

编　者

2015 年 4 月

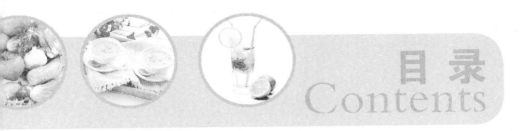

目录 Contents

第一章　糖尿病的基础知识

第二章 糖尿病的诊断与检查

第三章　糖尿病的特殊人群

第四章　糖尿病的并发症

第五章 糖尿病的预防与治疗

第六章 糖尿病的认识误区

第七章　糖尿病的饮食方法

第八章　糖尿病的运动疗法

第九章　糖尿病患者的心理疗法

第十章　糖尿病患者的日常起居

第十一章 营养食谱推荐

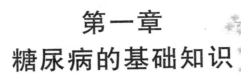

第一章
糖尿病的基础知识

1 如何确诊是否患了糖尿病

糖尿病确诊的金标准就是测静脉血糖。

我们常用空腹血糖和餐后 2 小时血糖来反映血液中葡萄糖的高低，这 2 种血糖的正常值是不一样的。正常人的空腹血糖不超过 6.1 毫摩/升，餐后 2 小时血糖不能超过 7.8 毫摩/升。根据 1999 年世界卫生组织（WHO）制定的糖尿病诊断标准，有下列条件之一者即可初步诊断为糖尿病：

（1）任何时间的血糖≥11.1 毫摩/升，同时患者有多尿、多饮、多食及体重下降等典型的糖尿病症状。

（2）空腹（8 小时以上）血糖≥7.0 毫摩/升。

（3）口服葡萄糖耐量试验（OGTT），餐后 2 小时血糖超过 11.1 毫摩/升。

特别注意的是：符合上述任何一项标准，就可以初步诊断为糖尿病，但最好再另选一个时间复查一下，如果有同样结果，即可以确诊。

2 糖尿病的典型临床表现是什么

糖尿病患者容易产生饥饿感，食欲亢进，老有吃不饱的感觉，甚至每天吃五六顿饭，主食量可达 1 000 ~ 1 500 克，副食也比正常人明显增多，还不能满足食欲。部分患者每餐食量可高达 500 ~ 1 000 克。平时特别容易口渴，想喝水，而且越喝越渴，有时一天能喝 5 ~ 6 暖瓶的水。随着饮水的增加，尿量也增多，每昼夜尿量达 3 000 ~ 5 000 毫升，最高可达 10 000 毫升以上；排尿次数也增多，一两个小时就可能小便 1 次，有的患者甚至每昼夜可达 30 余次。虽然每天大量进食、饮水，但体重却日益减轻、形体消瘦，严重者体重可下降数十千克，会感到疲乏无力。

以上所说就是典型的糖尿病症状，即所谓的"三多一少"——多尿、多食、多饮，体重减少。

3 糖尿病的分型与病因是什么

1997 年 7 月，世界卫生组织根据美国糖尿病协会提交的报告对糖尿病的分型进行了修改。

修改后的糖尿病病因分型为四大类，1 型糖尿病（胰岛素依赖型糖尿病）、2 型糖尿病（非胰岛素依赖型糖尿病）、特殊类型糖尿病及妊娠糖尿病（在妊娠时发生的糖尿病）。其中 90% 左右的糖尿病属 2 型糖尿病，我们日常所说的糖尿病一般也就是指 2 型糖尿病。

1 型糖尿病，占糖尿病总数的 5% ~ 10%，多发生于青少年。是由于胰岛 β 细胞大量被破坏，胰岛素生成明显减少或不能生成，葡萄糖不能进入细胞被利用，因而血糖水平持续升高。此类患者需注射外源性胰岛素以维持生命，所以称胰岛素依赖型糖尿病。其病因有：①遗传因素；②环境因素；③免疫因素。

近年来发现，在 1 型糖尿病中有一种亚型，叫做成人迟发型自身免疫性糖尿病，简称 LADA。此型糖尿病的表现像 2 型糖尿病，如起病年龄较大，开始口服降糖药治疗有效等，但此型患者实质为 1 型糖尿病，他们一般偏瘦，血中有针对胰岛的自身抗体，如 GAD 抗体、ICA 等。此型患者应从 2 型糖尿病中鉴别出来，在非胰岛素依赖阶段可较早使用胰岛素，以保护残存的 β 细胞功能。

2 型糖尿病是最常见的一种糖尿病，多发生于 40 岁以上的中老年人，近年来发病年龄有下降的趋势，肥胖儿童及青少年的 2 型糖尿病的发病率也在增加。此类患者体内虽然可以产生胰岛素，但所分泌的胰岛素的数量不够或不能正常发挥作用，即有胰岛素抵抗，因而血糖不能进入细胞内而是在血液内积聚。2 型糖尿病一般情况下不需注射胰岛素，仅需口服降糖药，甚至饮食治疗加适当运动即可控制血糖，因而称为非胰岛素依赖型糖尿病。2 型糖尿病的病因目前尚不完全清楚，其发病大致与下列因素有关：①遗传因素；②生活方式的改变；③肥胖，尤其是中心性肥胖；④年龄等。

妊娠期糖尿病：一般在妊娠后期发生，约占妊娠妇女的 2% ~ 3%。由于妊娠时摄食量增加以及妊娠时胎盘激素分泌量增加而抵消胰岛素的作用，促使糖耐量异常或出现显性糖尿病，分娩后大部分可恢复正常。妊娠糖尿病的病因目前还不完全清楚，一般认为与遗传因素、胎盘分泌大量的激素及肥胖有关。

4 糖尿病的易患人群是什么

（1）45 岁以上者。

（2）身体肥胖者。

（3）与糖尿病患者有血缘关系者。

（4）有过高血糖、尿糖阳性史者。

（5）高血压、高脂血症患者。

（6）曾经生产过体重超过 4 000 克的巨大胎儿，或者曾经有妊娠期糖尿病的女性。

（7）中年以后锻炼减少、营养增加、工作压力重、精神紧张者。

5　糖尿病的危害是什么

（1）病死率增加 2 ~ 3 倍。

（2）心脏病及脑卒中（中风）者增加 2 ~ 3 倍。

（3）失明者比一般人多 10 倍。

（4）下肢坏疽和截肢者约比一般人高 20 倍。

（5）是引发危重肾脏病的主要原因。

（6）易导致其他慢性损害，如神经病变、感染和性功能障碍等。

6　糖尿病会遗传吗

在我国糖尿病患者中有糖尿病家族史者约有 6.55%，并且专业的研究发现，糖尿病一级亲属的患病率比一般人群要高出 5 ~ 21 倍。另外，随着年龄的增长，发病率也不断增高。同性别的双胞胎均患糖尿病者，幼年为 50%，成年可达 90% 以上。这说明成年后发病的糖尿病与遗传因素也有密切关系。

如果双亲都是糖尿病患者，其子代约有 5% 得糖尿病的概率；若双亲中只有一个患糖尿病，而子代得糖尿病的机会更少，并且常呈隔代遗传。原因是，糖尿病的遗传不是疾病本身，而是对糖尿病的易感性。肥胖、摄入高热量的饮食、感染等外在环境因素常常会诱发糖尿病。

7　什么是血糖

血液中所含的葡萄糖叫血糖。血液中的糖类以葡萄糖为主，其他还包括果糖、半乳糖等，因其含量极微，故不计量。血糖随着进食及活动时有波动。正常人的血糖处于动态平衡中，维持较为稳定的水平。维持正常水平的血糖，对于人体各组织器官的生理功能是极其重要的。

8　血液中的葡萄糖有什么用途

人体的一切生理活动均需要热量，同时人体维持正常的体温也需要热量，这些热量主要是从血液中的葡萄糖而来的。葡萄糖随血液被送到全身各组织器官，被吸收利用后产生热量，同时它也是构成机体组织、酶等不可缺少的物质。多余的部分以糖原的形式储存在肝脏和肌肉里，另一部分转变成脂肪，储存在脂肪组织中。

9 血糖的来源和去路是什么

血中的糖分主要来自食物，食物经过胃肠的分解消化，变成葡萄糖被吸收进入血液，这是血糖的主要来源。身体内的糖储备，也叫做"糖原"，储存在肝脏中的叫"肝糖原"，储存在肌肉中的叫"肌糖原"。空腹时，糖原可以分解成葡萄糖进入血液。人体的蛋白质、脂肪在一些特殊情况下，通过反应转化成葡萄糖，医学上称作糖异生过程。

血糖为人体提供能量，但如果血中葡萄糖过多可能产生严重的危害，比如血糖能够与人体的血管、细胞发生糖化反应，造成血管"生锈"堵塞，细胞失去正常功能。所以，血糖既不能过低，也不能过高，必须维持在一定的范围之内。

为了保证血糖的稳定，血糖有来源就要有去路，血糖的出路主要有以下几个途径：

（1）在全身各组织细胞中氧化分解成二氧化碳和水，同时释放出大量能量，供人体利用消耗。

（2）进入肝脏变成肝糖原储存起来。

（3）进入肌肉细胞变成肌糖原贮存起来。

（4）转变为脂肪储存起来。

糖在人体的来源和去路应该是相对平衡的，只有这样才能保持血糖的相对恒定。若这种平衡被打破，就会出现血糖异常。若血糖含量在空腹时持续超过6.1毫摩/升时，就叫高血糖。血糖超过了8.0毫摩/升时，尿中可能会出现葡萄糖，这就是我们常说的糖尿病。若血糖含量空腹时低于3.3毫摩/升时，则称为低血糖。

10 什么是糖耐量

糖耐量，就是人体对葡萄糖的耐受程度。正常人口服或注射一定量葡萄糖后，血糖暂时性升高，并致胰岛素分泌增多，使大量葡萄糖合成糖原加以储存，在短时间内血糖降至空腹水平，此现象称为耐糖现象。

11 糖耐量低减一定会转为糖尿病吗

糖耐量低减是指血糖已不正常，而又未达到糖尿病诊断标准的一部分人群。这类人群是糖尿病的后备役大军，又称"糖尿病前期"人群。研究显示，糖耐量低减中约 1/3 在短期内转为糖尿病，1/3 维持在此阶段，1/3 转为正常血糖。转为糖尿病的促发因素与不良生活习惯、其他疾病影响、遗传易感性强有关。应尽早查出糖耐量低减，调整生活方式，增加运动，节制饮食，可减少或减缓向糖尿病发展的可能性。

12　影响血糖波动的因素有哪些

（1）气候因素。寒冷刺激可促进肾上腺素分泌增多，肝糖原输出增加，肌肉对葡萄糖摄取减少，使血糖升高，病情加重；夏季炎热多汗，应注意补充水分，若不及时补充水分血液浓缩会使血糖增高。

（2）感冒也会使血糖升高。

（3）患者因外伤、手术、感染发热，严重精神创伤、呕吐、失眠、生气、劳累，以及急性心肌梗死等应激情况，可使血糖迅速升高，有时会诱发酮症酸中毒。

（4）药物剂量不足。部分患者自行将药物减量，还有的长期不检查血糖，以致血糖升高后原服用剂量未能及时进行调整，会因药物剂量不足，导致血糖升高，甚至出现酮症酸中毒。

13　应激时血糖有什么变化

应激是指某些因素如精神紧张、创伤、感染、休克、手术、心肌梗死等对人体施加压力，而人体产生抵抗的一种现象。

应激时体内对抗胰岛素的激素如胰高血糖素、生长激素、肾上腺素及肾上腺皮质激素分泌增加，使血糖增高，尿糖增多。

14　糖尿病患者会出现低血糖吗

有些患者以为既然血糖都高了，就不会出现低血糖，其实这个认识是错误的。

糖尿病患者在使用胰岛素的过程中最常见的不良反应就是低血糖，如果原来血糖过高，应用降糖药使血糖降低过快，即使血糖还在正常范围，也可出现低血糖反应。它会直接导致心脑血管意外，以致危及生命。2007 年，中国 2 型糖尿病指南指出，对于那些没有得糖尿病的患者来说，诊断低血糖的标准应该小于 2.8 毫摩/升，而糖尿病患者只要血糖值小于 3.9 毫摩/升就已经属于低血糖的范畴了。

15 低血糖反应的症状是什么

低血糖反应是由血糖浓度降低引起的。因血糖浓度、血糖降低的程度和速度的不同而异。轻微的低血糖反应仅有饥饿感、虚软、乏力；中度低血糖出现头昏、头晕、出冷汗、心慌、面色苍白、心动过速、恶心、呕吐、视物模糊、手抖等；严重低血糖则可出现精神、行为异常、嗜睡或抽搐甚至死亡。

16 为什么低血糖后血糖会升高

低血糖后通常会在两方面升高血糖。一种情况是身体会自动地分泌胰高血糖素来纠正低血糖，这种激素较为缓慢地恢复血糖水平；另一种情况是低血糖后吃的食物会升高血糖，多数人低血糖后会吃喝太多的东西，因为低血糖会使人感到饥饿，这会使血糖在吃东西后的 2～4 小时或更长的时间内保持较高的水平。

17 血糖高就一定是糖尿病吗

血糖升高不一定就患有糖尿病，有很多因素可以使血糖浓度升高。

（1）肝炎、肝硬化等各种肝脏疾病引起肝糖原储备减少时，会出现餐后血糖一过性升高。

（2）服用一些影响糖代谢的药物像糖皮质激素、噻嗪类利尿剂、呋塞米（速尿）、女性口服避孕药、阿司匹林、吲哚美辛（消炎痛）等，都会引起一过性的血糖升高。停药后，血糖会很快恢复正常。

（3）当进行中度或者剧烈体育运动时，肝脏中储存的葡萄糖会释放出来，同样会使得血糖水平升高。

（4）血糖水平在早晨 4～8 时明显上升，妊娠期、月经期等也会使血糖浓度升高。

18 如何判定糖调节受损

如果排除上述情况，血糖高于正常，又未达到糖尿病的诊断标准，则称之为糖调节受损。

根据 2004 年版《中国糖尿病防治指南》的判断标准如下：

（1）空腹血糖受损（IFG）：空腹血糖≥6.1 毫摩/升，＜7.0 毫摩/升。而 2003 年美国糖尿病学会将 IFG 的下限调整为 5.6 毫摩/升，临床可作参考。

（2）糖耐量受损（IGT）：糖负荷后 2 小时血糖≥7.8 毫摩/升，＜11.1 毫摩/升。

目前，将此期看作任何类型糖尿病均可能经过的、由正常人发展为糖尿病者的移行阶段。因此可将此期称之为糖尿病前期。此期的血糖水平及所伴其他代谢异常已经使器官组织发生损害，尤其是动脉粥样硬化性心血管病变。

19 高血糖对人体的危害有哪些

短时间、一过性的高血糖对人体无严重损害。但患糖尿病时，长期的高血糖会使全身各脏器及组织发生病理改变。血糖高会造成血黏度增高，加之糖尿病伴有脂质代谢异常，进而出现心、脑、肾及下肢等多处动脉硬化。临床上常表现为合并冠心病、脑动脉硬化、糖尿病肾病及眼底视网膜病变、末梢神经病变等，给人们的生活带来不便，严重影响人们的生活质量。

20 怎样预防高血糖

（1）避免任意停药。

（2）按医护人员及营养师的指导进食。

（3）注意血糖的控制，常检查血糖值。

（4）尽量避免出入公共场所，防止感染。

（5）若有恶心、呕吐或发热时，不可随便停药，应立即求医诊治。

（6）找出高血糖发生的原因，防止下次再发生。

21 糖尿病患者是否尿糖检测都呈阳性

尿糖检查是诊断糖尿病的指标之一，然而并不是所有的糖尿病患者尿糖检测都呈阳性。老年人糖尿病，肾糖阈值可升高到 14 毫摩/升时尿糖仍为阴性。另外，糖尿病已并发肾病的患者，也会因肾糖阈值升高而出现血糖高、尿糖阴性的检查结果。所以，对于肾糖阈值不正常的患者，当诊断糖尿病或观察糖尿病治疗效果时，最好还是检测血糖。

22 尿中有糖就得了糖尿病吗

这种说法是比较绝对的，只能说尿中有糖，可能患有糖尿病。下面几种情况尿糖检测也可呈现阳性：

（1）妊娠期葡萄糖尿。由于妊娠期肾糖阈值下降，血糖正常而尿糖阳性，见于 10% ~15% 的孕妇，分娩后可恢复正常。

（2）肾性糖尿。特点为尿糖增多而血糖正常，患者并无糖代谢障碍，这是因为肾糖阈值降低而导致的，若做糖耐量试验，呈现正常曲线。

（3）滋养性糖尿。通常情况下，当进食大量糖类食物，餐后短时间内吸收过多的糖、血糖升高，分泌的胰岛素不能够及时使血糖被利用或储存，就会出现暂时性餐后高血糖及尿糖阳性。

（4）应激性糖尿。在严重应激如精神创伤、剧痛、感染等情况下，体内使血糖升高的激素分泌增加，导致血糖升高超过肾糖阈值，尿糖阳性。上述情况消失后，血糖依然会恢复正常。

（5）饥饿性糖尿。长期处于饥饿状态，突然进食大量食物时，胰岛β细胞不能分泌与血糖增高相应量的胰岛素，就会引起一过性餐后高血糖及糖尿。

23 血糖检查与尿糖检查有什么不同

去医院检查有时是测血糖，有时测尿糖。二者最主要的区别在于，血糖的检测结果是定量的，而尿糖的结果是定性的。具体来说就是，血糖的结果是个数值，它可以明确反映患者血液中葡萄糖当时的水平，而且也能反映出是否出现低血糖，可以直接了解血糖情况。而尿糖是用阴性、阳性或是几个加号来表示测定结果，是通过尿液中的糖分间接估计血糖大概的范围。尿糖受肾糖阈等诸多因素的影响，因而它不是完全可靠的。但是尿糖测定方便快速、无痛无创伤，价格便宜，常用的尿八项试纸还可顺便测出有无酮体或蛋白，所以对糖尿病患者而言是很方便实用的。

24 什么是糖尿病的蜜月期

糖尿病的蜜月期，是指1型糖尿病患者发病后用胰岛素治疗病情得到缓解，经过数周、数月后，胰岛素用量明显减少甚至可完全停用，而血糖能接近或维持在正常范围，此时期称为蜜月期。其发生机制还不是很明了，医学专家们认为可能是这种患者的胰岛β细胞在遭到免疫性损伤后，经过一段时间的胰岛素治疗，β细胞发生了自我修复功能。而内源性胰岛素的分泌暂时有所恢复，糖代谢趋于好转。此期维持数月至1年，而最后残存的β细胞功能会完全丧失，患者又将终身完全依赖外源性胰岛素治疗。

25 糖尿病患者的主要死亡原因是什么

在胰岛素及抗生素应用之前，糖尿病性酮症酸中毒及感染是糖尿病患者的主要死亡原因。从1921年胰岛素应用于临床到现在已80多年，糖尿病性昏迷及感染所致的病死率大量降低，很大程度上延长了糖尿病患者的寿命。而同时，在糖尿病动脉硬化及微血管病变基础上产生的慢性并发症，已成为左右糖尿病患者预后的主要因素，由糖尿病慢性并发症致残致死的患者逐渐增加。其中糖尿病性心脏病、脑血管病、肾病成为糖尿病患者的主要死亡原因。

26 为什么要对糖尿病患者进行健康教育

随着糖尿病患者的逐渐增多，各种糖尿病并发症已成为引发糖尿病患者致残和早亡的主要因素，而糖尿病是一种慢性终身性疾病，需要长期坚持治疗。所以糖尿病健康教育的目的是通过传授糖尿病知识，充分调动患者及家属的主观能动性，让其了解长期高血糖及其并发症的危害性，认识到糖尿病的可防性、可治性及不防不治的危害性。

27 糖尿病健康教育包括哪些内容

（1）糖尿病基础知识教育。
（2）糖尿病患者心理教育。
（3）日常饮食治疗教育。
（4）运动治疗教育。
（5）药物治疗教育。
（6）糖尿病患者的自我监测及自我保健教育。

28 糖尿病患者该如何与疾病作斗争

要用乐观的精神与疾病作斗争，既不能对糖尿病抱无所谓态度，也不能对疾病过分担心，终日焦虑不安；或在治疗过程中一遇病情波动就丧失治疗信心，这些都会加重病情。

在治疗过程中，糖尿病患者要善于学习，主动掌握有关如何防治糖尿病的知识，找出病情变化的规律。定期复查血糖、尿糖、血脂等化验指标及心血管、眼底、神经及肾脏情况，尽量做到较好地控制病情，防止或延缓糖尿病各种并发症的发生及发展。

29 病毒感染会引发糖尿病吗

大多数学者认为在 1 型糖尿病中，某些病毒的感染是重要的环境因素之一。具有遗传易感性者，在感染上某些病毒后可引起自身的免疫反应而促发糖尿病。在对初患糖尿病者的血清学方面的研究证明，有 65% 的初患者与正常对照组或病程较长的糖尿病患者比较，其血清内的柯萨奇中和抗体滴定效价较高，这也提示患糖尿病前曾有过病毒的感染。从流行病学角度看，糖尿病发病率在夏末、秋初及冬季为最高，这也与柯萨奇 B_4 病毒流行季节明显相符合，这也间接说明糖尿病的发病与病毒感染有关。柯萨奇 B_4 病毒引起糖尿病最明显的病例是由美国人 Yoon 于 1979 年报告的。在病理方面做了大量工作，他们用柯萨奇 B_4 病毒、脑炎心肌病毒分别感染小鼠后胰腺病理，结果发现胰岛组织有细胞浸润、细胞变性及坏死，胰岛内细胞呈不同程度的变性及破碎，有淋巴细胞或单细胞浸润，这种胰岛炎的改变酷似 1 型糖尿病胰岛的病理改变。这样从病理上证实了病毒感染可引起糖尿病。虽然，以上事实说明某些病毒感染与糖尿病有一定的关系，但是，病毒感染是否是糖尿病发病的病因之一，目前尚未完全确定。

30 临床上使用肾上腺皮质激素会引发糖尿病吗

肾上腺皮质激素是肾上腺皮质所分泌的激素的总称，属甾体类化合物。可分为三类：①盐皮质激素；②糖皮质激素；③性激素。临床常用的皮质激素是指糖皮质激素。

肾上腺皮质激素对糖代谢既促进又节制：一方面促进蛋白质的分解，使氨基酸在肝中转变成糖原；另一方面又对抗胰岛素的作用，抑制外周组织对葡萄糖的利用，使血糖升高。过量的糖皮质激素可引起血糖明显升高，可能引起类固醇性糖尿病。其临床特点是：

（1）起病较快，既往无糖尿病史的人群在糖皮质激素治疗后平均 2 ~ 3 周内可出现糖耐量异常。

（2）病情相对较轻，很多患者并没有明显症状，或症状不典型，而是经血糖筛查才得以发现，并发酮症酸中毒的比例低。

（3）肾脏排糖阈值降低，血糖值和尿糖值不成比例。

（4）对胰岛素治疗反应不一，部分患者有拮抗现象，需要较大剂量的胰岛素方可有效控制血糖。

（5）停用激素后，许多患者的高血糖能够逐渐缓解，但也有部分患者无法恢复正常，这往往提示病情不可逆转。

31 肢端肥大症就是糖尿病吗

肢端肥大症是由于垂体腺分泌的生长激素过多，造成人体的骨骼异常生长，其他的器官也相应增长的一种病症。垂体腺过度分泌生长激素的原因，常是垂体腺肿瘤造成的，或其他原因引起脑下垂体的生长激素过量分泌所致。生长激素的持续过度分泌，在骨骺闭合之前引起巨人症，而在骨骺闭合之后导致肢端肥大症。在正常情况下生长激素能使血糖升高，但这种作用很快被胰岛素分泌而拮抗，血糖不会高于正常值。得了垂体生长激素瘤，生长激素过度分泌，肝脏产生葡萄糖增加，外周组织利用葡萄糖减少，并拮抗胰岛素对血糖的作用，血糖增高，继发糖尿病。轻者表现为糖耐量减低，可以在做糖耐量试验时发现。重者出现多饮、多尿、多食及尿糖阳性等糖尿病的典型表现。其临床特点是：

（1）肢端肥大症糖尿病症状多在肢端肥大症状之后出现。

（2）血糖和尿糖不易被胰岛素或口服降糖药物控制。

（3）某些患者的糖尿病症状可自行消失，此多半由于垂体前叶有退行性病变所致。

32 嗜铬细胞瘤是糖尿病吗

嗜铬细胞瘤患者中出现空腹血糖升高者占半数以上（约60%），作葡萄糖耐量检查多为糖耐量减低，达到糖尿病诊断标准的仅占10%～15%。嗜铬细胞瘤治愈后仍有糖尿病者不到5%，而且其中有一部分患者患本病前就可能有糖尿病。因此只能说嗜铬细胞瘤可以使患者的血糖、尿糖升高。

33 库欣综合征是糖尿病吗

库欣综合征又称皮质醇增多症，是由于多种病因引起肾上腺皮质长期分泌过量皮质醇所产生的一组症候群，可以继发糖尿病。其主要临床表现是满月脸、多血质外貌、向心性肥胖、痤疮、紫纹等。

34 什么是胰腺

胰腺是人体的重要的腺体之一，它能产生多种消化酶和激素，在人体的消化、营养、代谢方面发挥非常重要的作用。胰腺为灰白色、质较软、呈细分叶状的长条形体。全长约12～25厘米，宽约3～9厘米，厚约3～9厘米，重约60～160克。分为头、颈、体、尾四个部分。位于上腹部胃的后下方，十二指肠旁边，相当于第12胸椎，第1、2腰椎的高度并横跨脊柱。体表投影：胰腺上缘相当于脐上10厘米，下缘相当于脐上5厘米。

35 胰腺由哪两类腺体组成

胰腺由两类不一样的腺体组成，一种是外分泌腺，是重要的消化腺，它的分泌物质（各种消化酶）主要参与肠道内食物的消化，使食物在肠道内变成可吸收成分；另一种是内分泌腺，能够产生胰岛素、胰高血糖素、生长抑素和胰多肽等多种激素，参与机体调节代谢。

36 什么是胰岛

在胰腺内分布着100万~200万个细胞群，叫做"胰岛"，其体积占整个胰腺的1%~2%，共1~2克。胰岛自胰头至胰尾分布数量逐渐增多。

胰岛内共有4种细胞：

（1）α细胞（A细胞），占胰岛细胞总量的20%~25%，分泌胰高糖素。

（2）β细胞（B细胞），占胰岛细胞总数的60%~75%，分泌胰岛素。

（3）δ细胞（D细胞），约占胰岛细胞总数的5%，分泌生长抑素。

（4）PP细胞，分泌胰多肽。

胰岛中β细胞含量最多，分泌激素的量也最多，所以可以认为，分泌胰岛素是胰岛的最主要功能。上述各种细胞分泌不同的激素，这些激素互相调节，共同维持血糖的稳定。

37 胰淀素有什么作用

胰淀素可帮助胰岛素分泌，能抑制胰岛素刺激的葡萄糖的利用。胰岛内含许多胰淀素的淀粉样蛋白沉淀，对于2型糖尿病患者，随着这种淀粉样物含量的增高，糖尿病临床特征也就更明显。而非糖尿病患者胰岛淀粉样蛋白浸润较轻，甚至没有。胰岛素可能通过淀粉样蛋白的进行性沉积而干扰正常胰岛β细胞功能，促进2型糖尿病的发生。

38 胰高血糖素有什么作用

胰岛α细胞合成分泌的胰高血糖素，分子量为3 485。如果血糖小于或等于2.8毫摩/升，那么胰高血糖素分泌增加，如果血糖大于8.4毫摩/升，抑制胰高血糖素分泌，除了血糖对胰高血糖素有调节作用外，蛋白质、氨基酸、脂肪酸、胃肠激素、糖皮质激素、儿茶酚胺等也可对胰高血糖素进行调节。

胰高血糖素加速了肝糖原分解和异生，它的作用还有抑制肝糖原合成，有利于肝脏对氨基酸的摄取，以及分解脂肪。

39 生长抑素在人体内有什么作用

胰岛δ细胞分泌生长抑素，其他很多部位例如下丘脑、胸腺等也均可分泌生长抑素。几乎所有刺激胰岛β细胞分泌胰岛素的因素均能刺激胰岛δ细胞分泌生长抑素。生长抑素从许多环节抑制肠道营养成分进入循环系统，对生长激素、胰岛素、胰高血糖素等都有影响。

40　什么是胰岛素

胰岛素是一种蛋白质类的激素，由 51 个氨基酸组成，是人体内最主要的降糖激素。胰岛素是由胰岛 β 细胞受内源性或外源性物质如葡萄糖、乳糖、核糖、精氨酸、胰高血糖素等的刺激而分泌的一种蛋白质激素。胰岛素是体内唯一能直接降低血糖浓度的一类激素，它不能直接发挥作用，必须与所要结合的细胞膜上的胰岛素受体紧密结合后，才能产生生理效应，同时促进糖原、脂肪、蛋白质合成。

41　胰岛素有哪两种分泌形式

胰岛素的两种分泌形式是基础和脉冲。一天内有 10～15 次较大的胰岛素脉冲式分泌，就餐时较集中。胰岛素脉冲式分泌是机体为保证胰岛素在通过肝脏代谢及血管后，还有充足量的胰岛素可到达敏感组织的一种生理作用。基础胰岛素分泌是指无外源刺激、空腹状态胰岛素的分泌水平。当血浆葡萄糖水平低于 80 毫摩/升时，不会影响胰岛素的分泌。基础状态下，胰腺每天大约分泌 1 毫克的胰岛素到门静脉，通过门静脉进入肝脏，在肝内被分解40%～50%，剩余的进入体循环分布于全身。

42　体内胰岛素的分泌受哪些因素影响

（1）血糖浓度是影响胰岛素分泌的最重要因素。

（2）进食含蛋白质较多的食物后，血液中氨基酸浓度上升，胰岛素分泌也随之增加。

（3）进餐后胃肠道激素分泌增加，可促进胰岛素分泌，如促胃液素、促胰液素、胃抑肽、肠血管活性肽都可刺激胰岛素分泌。

（4）自由神经功能状态可影响胰岛素分泌。

43　胰岛素有哪些作用

胰岛素主要作用在肝脏、肌肉及脂肪组织，控制着糖、蛋白质、脂肪三大营养物质的代谢和贮存。

（1）对糖代谢的影响：能加速葡萄糖的利用和抑制葡萄糖的生成，即使血糖的去路增加而来源减少，于是血糖降低。

（2）对脂肪代谢的影响：促进脂肪的合成和贮存，抑制脂肪的分解。

（3）对蛋白质代谢的影响：促进蛋白质的合成，阻止蛋白质的分解。

（4）胰岛素可促进钾离子和镁离子穿过细胞膜进入细胞内，可促进脱氧核糖核酸（DNA）、核糖核酸（RNA）及三磷腺苷（ATP）的合成。

44 影响胰岛素分泌的因素有哪些

体内胰岛素的分泌主要受以下四个方面的因素影响：

（1）血糖浓度是影响胰岛素分泌的最重要因素。

（2）进食含蛋白质较多的食物后，血液中氨基酸浓度升高，胰岛素分泌也增加。精氨酸、赖氨酸、亮氨酸和苯丙氨酸均有较强的刺激胰岛素分泌的作用。

（3）进餐后胃肠道激素增加，可促进胰岛素分泌，如促胃液素（胃泌素）、促胰液素（胰泌素）、胃抑肽、肠血管活性肽都能刺激胰岛素分泌。

（4）自主神经功能状态可影响胰岛素分泌：迷走神经兴奋时促进胰岛素分泌、交感神经兴奋时则抑制胰岛素分泌。

45 胰岛素释放可分为哪两个相

第一相的胰岛素释放在静脉，给予葡萄糖刺激后立即发生，在葡萄糖进入血浆后 3~5 分钟达到高峰，持续大概 10 分钟。在第一个 10 分钟内，第二相的胰岛素释放已经开始，这次释放时间较长，一直持续到升高的血糖水平恢复正常时结束。第一相反应减弱和消失，是糖尿病的早期缺陷，引起餐后胰岛素和血糖素上升。

第二相分泌延缓可分为两个阶段

第一阶段：相对不充分，分泌量可为正常或高于正常，但对高血糖来说仍为不足。

第二阶段：绝对不足，分泌量低于正常，从部分代偿转为失代偿状态，导致血糖在两餐之间不可以恢复到正常水平，这就是"基础"或称"空腹"血糖水平升高。

46 什么是胰岛素原

胰岛素原是一种单链多肽，它是胰岛素的前体物质。分子量为 9 000，当 β 细胞受葡萄糖刺激后，胰岛素原在蛋白分解酶的作用下，生成等克分子的胰岛素和 C 肽，形成不成熟的 β 分泌颗粒并存于微泡囊内。正常成熟的 β 分泌颗粒含有等克分子的胰岛素、C 肽及少量胰岛素原（仅占2%~5%）。

47 什么是胰岛素受体

人体内有很多种激素，每种激素都有自己的特殊结构。在人体的细胞膜上，也有相应的特殊结构，两者结合后就启动了细胞内部一定的生理效应。

我们把细胞膜上的这种特殊结构叫做"受体"。一种受体只能与其相应的一种激素结合，这一特性就叫做受体的"特异性"。各种激素都是通过与他们的受体相结合而发挥作用的，各种激素的受体都有高度的亲和力和特异性。胰岛素受体是由糖和蛋白质结合而成的，位于胰岛素靶细胞的膜上，如脂肪细胞、肝细胞和肌肉细胞的膜上。

48 胰岛素受体的作用

胰岛素能够与胰岛素受体结合，使这些细胞发生结构和功能上的改变，使细胞外的葡萄糖、氨基酸等营养物质容易进入细胞，且使细胞内的酶等活性物质也被激活，从而调节糖、脂肪、蛋白质、核糖核酸等重要物质的合成与代谢。胰岛素受体的数量和亲和力的正常是保证胰岛素发挥降糖作用的先决条件，如果胰岛素受体数目减少，或其亲和力下降，都会引起血糖的升高。

49 C 肽的作用是什么

C 肽可以作为评价胰岛 β 细胞功能状态的指标。因为胰岛素原可以在生成胰岛素的同时生成等量的 C 肽。但胰岛素在很短的时间内就会被肝、肾中的胰岛素酶灭活，其半衰期仅 4～8 分钟，而 C 肽被胰岛素靶器官利用很少，仅被肝内的酶灭活，其半衰期长，10～13.5 分钟，在外周血中二者含量不同，克分子比则相对恒定，约为（5～10）:1。C 肽和胰岛素抗体没有交叉免疫反应，外源性胰岛素不含 C 肽分子，故 C 肽测定的特异性高，可反映使用胰岛素的糖尿病患者的胰岛 β 细胞功能。正常人空腹 C 肽 0.3～1.3 纳摩/升。糖刺激后 30 分钟至 60 分钟达高峰，峰值为空腹的 5～6 倍。

50 尿 C 肽测定与血 C 肽测定相比有哪些优点

尿 C 肽测定与血 C 肽测定相比具有以下优点：

（1）血 C 肽只能反映瞬间血中 C 肽水平，而尿 C 肽可以反映一段时间血中 C 肽的平均值。

（2）留尿比抽血方便。

（3）尿 C 肽不受胰岛素原的影响，由于后者经尿排泄较多，且 1 型和 2 型糖尿病之间 C 肽没有重叠，所以 C 肽测定能很好地反映 β 细胞的分泌能力。

但是，由于肾脏是 C 肽代谢的主要器官，在慢性肾衰竭时，尿 C 肽水平下降，所以测得的 C 肽值不能反映胰岛素分泌能力。

51 什么是 C 肽试验

在口服葡萄糖耐量试验同时测定 C 肽浓度，称为 C 肽释放试验。正常人进食后，血浆 C 肽水平迅速上升，1 小时后达到高峰，约为空腹值的 8 倍，第 2、第 3 小时后逐渐下降。部分糖尿病患者空腹及餐后血浆 C 肽均低于最小可测值，这种情况说明患者无残存 β 细胞功能；一些患者在空腹及餐后血浆 C 肽值都显著高于正常，表明这些患者经常处于高胰岛素血症状态。

52 什么是胰岛素抵抗

胰岛素抵抗是指机体对一定量（一定浓度）胰岛素的生物学效应减低，主要是指机体胰岛素介导的葡萄糖摄取和代谢能力减低，包括胰岛素的敏感性下降、反应性降低。例如在正常人群中，循环浓度的胰岛素能有效地抑制肝糖产生，但在胰岛素抵抗患者中，该循环浓度的胰岛素则不能发挥此作用。

53 什么是苏木杰反应

苏木杰反应是糖尿病患者经常出现的现象。症状表现为：在治疗糖尿病的过程中，发生低血糖反应之后，继发性出现高血糖现象。也可以称为低血糖后高血糖反应。

54 出现苏木杰反应的病因

主要病因是人体内调节血糖的因素失调。

55 反应胰岛素敏感性的指标有哪些

（1）空腹血胰岛素活性。

（2）空腹血糖/空腹胰岛素比值及口服葡萄糖耐量试验血糖曲线下面积/胰岛素曲线下面积比值。

（3）胰岛素敏感性指数法。

（4）定量胰岛素敏感性检测指数。

56 胰岛素抵抗综合征的防治措施有哪些

胰岛素抵抗综合征的预防措施一般是指：以针对改善胰岛素抵抗作为基础的全面防治心血管危险因素的综合防治。所以只要能纠正胰岛素信号传导通路中所有障碍，增加胰岛素感应器官对其敏感性的措施均可治疗胰岛素抵抗。首先以饮食控制和运动疗法作为长期干预的基础措施，此外应强化血压控制、降低血糖和纠正血脂紊乱。

57 中医是如何认识糖尿病的

糖尿病是现代医学病名，相当于中医学的"消渴病"。中医将糖尿病分为上、中、下三消。认为上消多偏实热证，位在肺胃，治宜清热养阴为主。中消多见实证，位在中焦脾胃，治宜清热泻火。下焦多属虚证，位在肝肾，治宜气阴双补，阴阳两益。同时提出了糖尿病病机是阴虚为本，燥热为标，气滞血瘀为基本病机学说，治以清热润燥、益气养阴、治肾为本，注重活血化瘀的治疗原则。

58 中医对糖尿病的病因认识

（1）饮食因素：《素问·奇病论》云："此人必数食甘美而多肥也，肥者令人内热，甘者令人中满，故其气上溢，转为消渴。"久嗜肥厚油腻，停滞于中，每碍脾呆胃，蕴酿成热，热气内积，酷好甘美，多食甜食，甘者令人中满，中州困顿，久郁化热。恣食炙煿煎炸之物，日久燥热伤阴化火。

（2）情志因素：五志过极，暴怒伤肝，皆能化火，郁火内生，伤耗阴津，可成消渴。生活节奏加快，精神过度紧张，亦易致消渴。

（3）房劳不节：房劳过度，肾精亏虚，阴虚肾燥，或真元匮乏，命门火衰，肾气不固，均可导致消渴。肾虚在消渴中的地位尤为重要，而房劳是引起肾虚的主要原因。

（4）体质因素：素体肥胖，每多痰湿，蕴积脾胃，化热生火，易致消渴。身体丰腴者，又易见阳气不足，阳气虚弱，不能升腾布达津液，饮食不为所用，亦致消渴。

（5）瘀血痰浊：气血本为一体，相互为用，消渴日久，多有血脉循行不畅，遂瘀血诸症则现。

59 中医对糖尿病的辨证分型

（1）根据临床主要症状分型：在中医文献中常把消渴病分为上、中、下三消论治。上消主症为烦渴多饮、口干舌燥；中消主症为多食易饥，形体消瘦，大便干结；下消主症为尿频量多，尿如脂膏。此病症也可同时兼见，因为临床上三多症状并不是截然分开的，往往同时存在，仅表现程度上有轻重不同而已，故治疗上应三焦兼顾、三消同治。《医学心悟·三消篇》说："治上消者宜润其肺，兼清其胃""治中消者宜清其胃，兼滋其肾"、"治下消者宜滋其肾，兼补其肺"可谓经验之谈。

（2）根据阴阳盛衰分型：分为阴虚型、阳虚型、阴阳两虚型。中国中医科学院广安门医院将其分为阴虚热盛型、气阴两虚型、阴阳两虚型。

（3）阴阳辨证与脏腑辨证、气血津液辨证相结合分型：北京协和医院祝谌予老师将其分为阴虚型、阴虚火旺型、气阴两虚型、气阴两虚火旺型、阴阳两虚型、阴阳两虚火旺型、血瘀型共七个证型。

60　上消的症状与治疗

症状：烦渴多饮，口干舌燥，尿频量多，舌边尖红，苔薄黄，脉洪数。

辨证与治法：属肺热津伤。宜清热润肺，生津止渴。

方药：消渴方。方中重用天花粉以生津清热，佐黄连清热降火，生地黄、藕汁等养阴增液，尚可酌加葛根、麦冬以加强生津止渴的作用。若烦渴不止，小便频数，而脉数乏力者，为肺热津亏，气阴两伤，可选用玉泉丸或二冬汤。玉泉丸方，以人参、黄芪、茯苓益气，天花粉、葛根、麦冬、乌梅、甘草等清热生津止渴。二冬汤重用人参益气生津，天冬、麦冬、天花粉、黄芩、知母清热生津止渴。二方同中有异，前者益气作用较强，而后者清热作用较强，可根据临床需要加以选用。

61　中消的症状与治疗

症状：多食易饥，口渴，尿多，形体消瘦，大便干燥，苔黄，脉滑实有力。

辨证与治法：属胃热炽盛。宜清胃泻火，养阴增液。

方药：玉女煎。方中以生石膏、知母清肺胃之热，生地黄、麦冬滋肺胃之阴，川牛膝活血化瘀，引热下行。可加黄连、栀子清热泻火。大便秘结不行，可用增液承气汤润燥通腑、"增水行舟"，待大便通后，再转上方治疗。本证亦可选用白虎加人参汤。方中以生石膏、知母清肺胃、除烦热，人参益气扶正，甘草、粳米益胃护津，共奏益气养胃、清热生津之效。

对于病程较久，以及过用寒凉而致脾胃气虚，表现口渴引饮，能食与便溏并见，或饮食减少，精神不振，四肢乏力，舌淡，苔白而干，脉弱者，治宜健脾益气、生津止渴，可用七味白术散。方中用四君子汤健脾益气，木香、藿香醒脾行气散津，葛根升清生津止渴。《医宗金鉴》等书将本方列为治消渴病的常用方之一。

62　下消的症状与治疗

症状：尿频量多，混浊如脂膏，或尿甜，腰膝酸软，乏力，头晕耳鸣，口干唇燥，皮肤干燥、瘙痒，舌红苔，脉细数。

辨证与治法：属肾阴亏虚。滋阴补肾，润燥止渴。

方药：六味地黄丸。方中以熟地滋肾填精为主药；山萸肉固肾益精，山药滋补脾阴、固摄精微，该二药在治疗时用量可稍大；茯苓健脾渗湿，泽泻、丹皮清泄肝肾火热，共奏滋阴补肾，补而不腻之效。阴虚火旺而烦躁，五心烦热，盗汗，失眠者，可加知母、黄柏滋阴泻火。尿量多而混浊者，加益智仁、桑螵蛸、五味子等益肾缩泉。气阴两虚而伴困倦，气短乏力，舌质淡红者，可加党参、黄芪、黄精补益正气。

63　阴阳两虚的症状与治疗

症状：小便频数，混浊如膏，甚至饮一溲一，面容憔悴，耳轮干枯，腰膝酸软，四肢欠温，畏寒肢冷，阳痿或月经不调，舌苔淡白而干，脉沉细无力。

治法：温阳滋阴，补肾固摄。

方药：金匮肾气丸。方中以六味地黄丸滋阴补肾，并用附子、肉桂以温补肾阳。本方以温阳药和滋阴药并用。《医贯·消渴论》更对本方在消渴病中的应用作了较详细的阐述："盖因命门火衰，不能蒸腐水谷，水谷之气，不能熏蒸上润于肺，如釜底无薪，锅盖干燥，故渴。至于肺亦无所禀，不能四布水津，并行五经，其所饮之水，未经火化，直入膀胱，正谓饮一升溲一升，饮一斗溲一斗，试尝其味，甘而不咸可知矣。故用附子、肉桂之辛热，壮其少火，灶底加薪，枯笼蒸溽，槁禾得雨，生意维新。"

第二章
糖尿病的诊断与检查

64 怎样早期发现糖尿病

中老年人、肥胖者、高血压患者、高脂血证患者等都是糖尿病的易感人群。以上人群应定期到医院检查以便早期发现糖尿病。另外，若出现以下症状应考虑是否与糖尿病有关。

（1）常发生疖肿或毛囊炎等皮肤感染。

（2）有异常分娩史，如原因不明的多次流产史、死胎、死产、早产、畸形儿或巨大儿等。

（3）女性外阴瘙痒，按阴道炎治疗效果不佳。

（4）男性性功能障碍，排除了泌尿生殖道局部病变。

（5）年轻患者发生动脉硬化、冠心病、眼底病变等。

65 确诊糖尿病需做哪些检查

（1）血糖检查。包括空腹和餐后2小时血糖，是诊断糖尿病的依据。

（2）尿糖检查。仅可作为糖尿病的诊断线索，不能根据尿糖阳性或阴性确诊或排除糖尿病。

（3）口服葡萄糖耐量试验（OGTT）。当患者空腹或餐后血糖比正常人偏高，而又达不到糖尿病诊断标准时，就需要进一步做口服葡萄糖耐量试验来最终确定有无糖尿病。

（4）胰岛功能测定。这个试验包括胰岛素释放试验和C肽释放试验，通过测定空腹及餐后各个时间点胰岛素及C肽的分泌水平，可以了解患者胰岛功能的衰竭程度，有利于明确糖尿病的分型。

（5）自身抗体检查。包括谷氨酸脱羧酶抗体、胰岛素自身抗体、胰岛细胞抗体等。1型糖尿病患者通常抗体呈阳性，2型糖尿病患者则通常呈阴性。

66 为什么要查空腹血糖

空腹血糖测定非常重要，它主要反映在基础状态，没有加上饮食负荷时的血糖水平，是诊断糖尿病的重要依据。正常人空腹血糖小于6.1毫摩/升，超过此值就算是血糖升高，如空腹血糖大于或等于7.0毫摩/升，就可以诊断为糖尿病了。空腹血糖能反映自身胰岛素分泌能力，1型糖尿病患者空腹血糖往往很高。另外许多其他检查，像肝肾功能、血脂、血胰岛素等也需要空腹进行，而这些测值对将来糖尿病的治疗很有益。因此，要诊断糖尿病必须空腹抽血。

67 为何要测试餐后2小时血糖

餐后2小时血糖是监测血糖控制中一个非常有用的指标，一个医生或一家医院如果从来不做餐后2小时血糖监测，那就说明这位医生或这家医院还缺乏对糖尿病监测方法的起码了解，这种说法是有道理的。

68 测试餐后2小时血糖的优点有哪些

（1）首先是容易抓住可能存在的餐后高血糖值。

（2）餐后2小时血糖能较好地反映吃饭及服药是不是合适，这是空腹血糖所不能代替的。

（3）餐后2小时血糖不影响正常服药和打针，也不影响正常进餐，所以不会引起血糖波动。

值得提醒的有以下两个问题：一是测定餐后2小时血糖前必须和平时一样吃药或打针，吃饭的质与量也要和平时一样。二是餐后2小时血糖应该从进餐第一口开始计算时间。否则有可能影响测试结果。

69 为什么要做口服葡萄糖耐量试验（OGTT）

口服葡萄糖耐量实验是检查人体血糖调节功能的一种方法。正常人一次食入大量葡萄糖后其血糖浓度略有升高，一般不会超过8.88毫摩/升，于2小时内恢复正常，这种现象称为耐糖现象。若内分泌失调（如应激与某些内分泌疾病）或神经系统功能紊乱而引起糖代谢失常时，食入大量葡萄糖后血糖浓度可急剧升高，2小时内不能恢复到正常水平，称为糖耐量减低。

70 口服葡萄糖耐量试验（OGTT）实验的方法是什么

试验当天先抽取一管静脉血，再将75克无水葡萄糖粉溶解于250～300毫升水中，待糖粉完全溶解后在3～5分钟内将糖水喝完。从喝的第一口开始计时，到30分钟、1小时、2小时、3小时时分别再次抽取静脉血。如试验中发生面色苍白、恶心、呕吐或食用其他食品、饮料，将影响试验结果，应终止试验。

儿童做糖耐量检查时，服用葡萄糖用量应根据自身体重计算，按每千克体重1.75克葡萄糖计算，最大量不超过75克。

71 葡萄糖耐量试验结果如何判定

（1）当静脉空腹血糖小于6.1毫摩/升，口服葡萄糖耐量试验2小时血糖大于7.8毫摩/升，表明人体对进食葡萄糖后的血糖调节能力正常，为糖耐量正常。

（2）当静脉空腹血糖大于或等于7.0毫摩/升或口服葡萄糖耐量试验2小时血糖大于或等于11.1毫摩/升，尿糖为5个加号，说明人体处理进食后葡萄糖的能力明显降低，已达到糖尿病的诊断标准。

（3）当静脉空腹血糖小于7.0毫摩/升，并且口服葡萄糖耐量试验2小时血糖为7.8~11.1毫摩/升，说明人体对葡萄糖的调节能力轻度下降，已达到糖耐量低减的诊断标准。

（4）当静脉空腹血糖为6.1~7.0毫摩/升，且口服葡萄糖耐量试验2小时血糖小于或等于7.8毫摩/升，说明人体对进食葡萄糖后的血糖调节能力尚好，但对空腹血糖调节能力轻度减退，已达到空腹血糖受损的诊断标准。

72 口服葡萄糖耐量试验应注意哪些事项

（1）前3日，每日进食糖类（碳水化合物）不得少于150克。
（2）试验开始前应禁食10~16小时，可以饮水，但禁止喝茶或咖啡。
（3）试验前和试验过程中不能吸烟并禁止剧烈体力活动。
（4）若在检查期间出现面色苍白、恶心、晕厥等症状时，要停止试验。
（5）已经确诊的糖尿病患者，不适合再做本试验。
（6）许多药物可使葡萄糖耐量低减，因此在试验前应停药。
（7）儿童按体重每千克1.75克予以葡萄糖负荷，总量不超过75克。

73 糖尿病患者检查须知是什么

（1）患者检查前一天晚饭后至第二天检查前不再进食水和药物，过夜空腹10~14小时。

（2）带当天夜间零点后第一次尿20毫升送化验室。

（3）抽空腹血后立即口服含75克葡萄糖水300毫升或吃100克馒头，准确记录服糖水或吃馒头后的时间，分别于1小时、2小时、3小时准时到化验室抽血。

（4）除吃馒头时饮少量水（水量控制在 50 毫升左右）以外，检查过程中不能进食、饮水、服药物。

（5）试验前 3 天必须正常活动，过度及长期卧床可使糖耐量受损。

（6）应静坐至少半小时。因为如果试验前剧烈活动，可加速葡萄糖的利用。

（7）不能在疾病和创伤状态，如发热、急性心脑血管病等，使机体处于应激状态。这会使血糖暂时升高，糖耐量低减，应待病愈后恢复正常活动时，再做此试验。

（8）某些药物需要停药。如皮质激素、生长激素可升高血糖，而单胺氧化酶抑制剂可降低血糖，由于这些药物的影响，应在试验前停药 3~7 天，甚至 1 个月。

74 糖尿病患者应该定期做哪些检查

糖尿病患者的定期检查是很重要的，这有助于监控病情的发展，为药物的使用提供依据。

（1）血压、脉搏、体重及腰臀围情况，应至少每周测定 1 次。

（2）血糖及尿常规。尿常规中尤其应注意尿糖、尿蛋白、尿酮体的情况，至少每个月检查 1 次。

（3）糖化血红蛋白情况，每 2~3 个月检查 1 次。

（4）尿微量白蛋白，每半年至 1 年检查 1 次。

（5）眼部情况，每半年至 1 年检查 1 次。

（6）肝功能、肾功能、血脂情况，每半年检查 1 次。

75 自我监测血糖的优点有哪些

（1）血糖测试比尿糖测试更为精确。

（2）更简捷地预防高血糖和低血糖。

（3）可记录日常的血糖值的变化情况。

（4）有利于制定最佳的治疗指标。

（5）有利于及时调整治疗程序。

76 自我监测血糖有哪些注意事项

（1）血量不够、血糖试纸超过有效期、手指消毒 75% 乙醇（酒精）未干、未将血糖仪代码调到和试纸一样时，都会影响检测的准确性。

（2）采血部位要交替轮换，不要长期刺扎一个地方，防止形成瘢痕。在手指侧边采血疼痛较轻，而且血量足。

（3）妥善保管用过的乙醇（酒精）棉球、针头等，最好集中送到社区卫生站处理。

（4）血糖仪要放置在干燥清洁处，不要让小孩、宠物触及和玩耍。

（5）血糖仪都应该有售后服务，要定期到购买的商店或厂家指定处校正血糖仪是否准确，到医院与抽血检查结果对比也可知道其准确性。

77 测试静脉血糖和测试手指血糖测值是否一致

两者是同时测定的，理论上讲，测值应该一致，但实际上并非如此。通常情况，空腹时毛细血管血糖与静脉血糖相差不多，饭后2小时内毛细血管血糖应该略高于静脉血糖。因为静脉血糖采血于静脉，手指血糖是从指尖毛细血管中采的血。众所周知，血是从毛细血管流到静脉的，在到达静脉之前，身体利用了一部分葡萄糖，结果就使静脉血糖比手指血糖低了，尤其是餐后2小时内的血浆或者血清，不包括血细胞，而手指血测试血糖用的是全血，包括血细胞和血浆，血细胞中糖分比血浆或者血清低，这又使手指血糖低于静脉血糖。因此，总的看来，如果两者都测得准确，测试静脉血糖和测试手指血糖测值应该一致。

78 血糖自我监测的间隔时间如何确定

（1）胰岛素强化治疗、不稳定的1型糖尿病或在改变治疗方案时。每日检测三餐前和睡前血糖，必要时测凌晨3时和餐后2小时血糖。

（2）稳定的1型糖尿病。每日检测1~2次空腹或餐后2小时血糖。

（3）有低血糖症状者应随时测定。

（4）2型糖尿病口服降糖药者。每周可测数次空腹及餐后2小时血糖。

（5）稳定的2型糖尿病。每周至少测1~2次餐前或餐后2小时血糖。

79 血糖自我检测日记包括哪些内容

每位患者都应有自己的血糖自我监测日记，并养成每天记录的良好习惯，血糖自我监测的日记内容包括：

（1）测血糖、尿糖或糖化血红蛋白（HbA1c）的日期、时间。

（2）与吃饭的关系，即饭前还是饭后。

（3）血糖或尿糖的结果。

（4）注射胰岛素或服口服降糖药的时间和种类、剂量。

（5）任何影响血糖的因素，如进食的食物种类及数量、运动量、生病情况等。

（6）低血糖症状出现的时间、与药物、进食或运动的关系、症状的体验等。

每次去医院看病时应带好你的血糖监测日记，与医生讨论如何调整治疗。如果出现任何健康问题，应及时与医生联系。

80 购买血糖仪时应注意什么

（1）选择售后服务好并且试纸能保证长期供应的血糖仪。因为不同品牌血糖仪的试纸不同，不能互相换用。

（2）选择易操作的血糖仪。在购买时要求销售人员为你示范，并确认你可单独操作。

（3）血糖仪的显示屏所显示的数字应易辨认。

（4）如果你视力不佳，应选择一种可以用声音报告测定值的血糖仪。

（5）最好选择一种有记忆功能的血糖仪，以便将你测定的血糖值储存起来加以对比。

81 了解某段时间血糖水平控制的检查有哪些

反映血糖平均控制水平的检查不管是空腹还是餐后血糖，反映的均是某一时刻的血糖值，其结果受很多偶然因素的影响，血糖波动大的患者更是如此。要了解一段时期内血糖控制的真实水平，就要查：

（1）糖化血红蛋白。可以反映近2～3个月内总的血糖水平，正常值为4%～6%。

（2）糖化血清蛋白。可以反映近2～3个月内总的血糖水平，正常值为1.5～2.4毫摩/升。

82 无创性和无痛性监测血糖可能吗

除去胰岛素每日注射带来的皮肉之苦外，糖尿病患者还要忍受血糖监测手指被采血时的针刺痛了。糖尿病患者一直梦寐以求无痛苦、无创伤的检测装置。

目前世界上已经有两种无损伤或极小损伤的血糖监测系统即将应用于临床。

一种是葡萄糖手表，另一种是葡萄糖持续监测系统。两者都是检测皮下组织的葡萄糖浓度，与血糖水平比较没有太大差别。

83 妊娠糖尿病怎么测血糖

于妊娠24～28周时，经过口服50克的葡萄糖筛检及100克口服葡萄糖耐受试验，测出空腹、餐后1小时、2小时及3小时的血糖浓度，如果发现其中至少有两项数值高于标准值（空腹5.88毫摩/升；餐后1小时10.64毫摩/升；餐后2小时9.24毫摩/升；餐后3小时8.12毫摩/升），则诊断为妊娠期糖尿病。

84 服用维生素C影响血糖检测吗

维生素C可以还原尿糖检测试剂中的酶，会导致尿糖检测的结果失真，对于糖尿病患者来说，服用维生素要谨慎。

维生素C的影响到底有多大？试验发现，如果1个糖尿病患者，没吃维生素C以前的尿糖是2个加号（＋＋），吃了9片维生素C后，就可能是1个加号（＋），甚至会出现阴性结果。因此，检测血糖时应禁服维生素C。

85 什么是糖化血红蛋白（HbA1c）

血液中主要物质是红细胞，在红细胞的表面有一种蛋白被称为血红蛋白。血液中的葡萄糖与血红蛋白在酶的催化下相结合，形成的产物就是糖化血红蛋白（HbA1c）。葡萄糖与血红蛋白的结合过程是缓慢的，同时也是不可逆的。糖化血红蛋白的多少与血中葡萄糖的含量成正比关系，因此，糖化血红蛋白可以间接反映血糖浓度。

86 果糖胺测定有何意义

果糖胺是血浆中的蛋白质在葡萄糖非酶糖化过程中形成的一种物质，由于血浆蛋白的半衰期为17天，故果糖胺反映的是1～3周内的血糖水平。果糖胺的测定快速而价廉，是反映糖尿病控制情况的一个指标，特别是对血糖波动较大的脆性糖尿病及妊娠糖尿病，了解其平均血糖水平更有实际意义。但是果糖胺受每次进食的影响，因此不能用来直接指导每日胰岛素及口服降糖药的用量。血清果糖胺正常值为（2.13±0.24）毫摩/升，血浆中果糖胺较血清低0.3毫摩/升。

87 为什么要测尿糖

正常状况下，尿中没有葡萄糖，若血糖浓度太高，肾脏无法有效地将葡萄糖再吸收，就会出现葡萄糖从尿中排出，称为尿糖。检查尿糖，可以略知血糖的高低，并了解糖尿病控制的情况。

88　尿糖测定的方法

（1）24 小时尿糖：收集 24 小时的尿，或每次收集一部分，记录总尿量，可做尿糖定性与定量，正常定性为"阴性"，24 小时尿糖定量 <1 克。

（2）段尿：指早餐至午餐，午餐至晚餐，晚餐至睡觉前，睡觉至次日晨，这 4 段时间的尿，它反映餐后至下一次就餐前血糖的变化。

（3）次尿：为早、中、晚与睡前半小时排尿一次，弃之不要（等于排空膀胱），在半小时后再留尿，做尿糖定性。

89　如何用试纸自测尿糖

首先将尿糖试纸浸入尿液中，湿透约 1 秒后取出，在 1 分钟内观察试纸的颜色，并与标准色板对照，即能得出测定结果。化验结果表明，根据尿中含糖量的多少，试纸呈现出深浅度不同的颜色变化。因试纸的颜色变化各异，故得出的化验结果也不一样，有阴性和阳性之分。如试纸色为蓝色，说明尿中无糖，代表阴性结果，符号为 1 个减号（-）；呈绿色，为 1 个加号（+）；呈黄绿色，为 2 个加号（++）；呈橘黄色，为 3 个加号（+++）；呈砖红色，为 4 个加号（++++）或以上。使用试纸时，需把一次所需要的试纸全部取出，其余保存在阴凉干燥处。

但试纸检测有时不够准确，使用时应注意不要过期，试纸浸入的时间和比较颜色的时间都要按规定严格执行，不然易发生误差。值得提醒的是，不同厂家的试纸质量差别较大。尿糖测定简单易行，但准确性较差，只能大概反映血糖水平的高低。

90　留取尿液标本时应注意什么

（1）容器要干燥和清洁，最好用一次性的容器。

（2）女性要防止阴道分泌物或月经血混入尿内；男性则要防止前列腺液或精液混入。最好接中段尿。

（3）留取标本后应即刻检查，防止因细菌污染造成尿的化学物质和有形成分发生改变而影响检验结果。

91　为什么要测尿酮

当身体缺乏胰岛素时，糖分无法进入细胞，只好分解脂肪作为燃料。脂肪在分解的过程中，会释放酸性物质，叫作酮体。由尿中排出即为尿酮，出现尿酮表示糖尿病病情控制不好。因此经常检测尿酮，对监测糖尿病的控制有重要意义。

92 什么时候需要测尿酮

（1）连续2次尿糖浓度都在0.06毫摩/升以上时。

（2）有发热、恶心、呕吐等症状时。

（3）遇有外伤、压力或手术时。

（4）血糖浓度超过14毫摩/升时。

（5）女性在怀孕时。

若尿酮体在"＋＋"或40毫克/分升以上，应迅速到医院就诊。

93 血尿酮体检查有何意义

酮体的存在可能提示将发生或已发生了酮症酸中毒，它要求立即进行处理。

酮体在肝脏产生，包括β羟丁酸、乙酰乙酸、丙酮，三者之间可以相互转换。正常人血清中也存在微量的酮体。禁食、长期体力活动后浓度增加。糖尿病酮症酸中毒时，由于胰岛素缺乏血糖不能被利用，脂肪分解加速超过肝脏的代谢能力，酮体大量生成，血酮显著增加。通常用硝基氢氰酸盐来检测酮体，只能测定乙酰乙酸，在酮症酸中毒时测定结果可早期出现假阴性，后期出现假阳性。尿酮体定性试验的方法较灵敏，但假阳性更高，半定量结果与临床症状及血酮体水平不成比例。

94 为什么要做尿微量白蛋白测定

糖尿病肾病早期无明显临床症状，而一旦出现临床蛋白尿，病情进展快且不可逆，故早期诊断尤为重要。目前尿微量白蛋白的排出仍然是早期糖尿病肾病的诊断标准。糖尿病肾病早期肾小球滤过孔的电荷变化，使白蛋白滤过增加，此时肾脏并没有明显病理变化，若进行干预治疗，可以使白蛋白的排出减少。

目前测定尿微量白蛋白多采用放射免疫法、免疫比浊法。

95 糖尿病的检查误区有哪些

在临床工作中，发现绝大多数糖尿病患者得病几年或几十年，只做过空腹血糖、尿糖的检查，就认为糖尿病已经确诊，开始服用降糖药，其实这是错误的。血糖、尿糖增高只是糖尿病的标，其根本在"胰岛功能低下"。因此诊断糖尿病的客观指标是胰岛素释放试验、C肽试验，有条件的还可以检查胰岛素受体结合率。另外，尿糖的多少受肾糖阈控制，病理情况下尿糖与血糖常不成正比。有些患者往往以检查尿糖加号（＋）多少作为调整使用降糖药、胰岛素剂量的依据，这是十分危险的。

96 患者应做的与并发症有关的检查有哪些

（1）血压、血脂、血酮体、肝肾功能、尿常规、尿微量白蛋白定量。这些检查是为了了解是否合并高血压、直立性低血压、脂代谢紊乱、糖尿病肾病、酮症酸中毒等。

（2）眼科检查。了解有无糖尿病视网膜病变及白内障、青光眼。

（3）神经科检查。用10克单尼龙丝进行触觉检查，可以早期发现糖尿病性周围神经病变。

（4）心电图、心脏彩超检查。了解有无冠心病及心功能不全。

（5）下肢血管超声及造影。了解是否有下肢动脉硬化或狭窄。

（6）X线胸片。明确是否有同时合并肺结核或肺部感染。

（7）骨密度检查。了解有无骨质疏松。

97 自测脉率有什么意义

糖尿病患者自测脉搏除了可以观察心率是否增快外，还可以发现有无心律失常如期前收缩（早搏）等，有助于及早发现并治疗糖尿病心血管病变。

98 患者如何自做足部检查

（1）须除去所有鞋袜、护具、敷料，认真查看双足。

（2）观察外形、脚趾、趾甲，是否存在不正常情况；是否有挤压胼胝，即硬茧；脚的卫生溃疡状况和趾甲的修剪；足部皮肤颜色；是否有肿胀；是否有因鞋袜造成压痕和发红；每个趾间、脚面、脚底、脚后跟是否有皮肤破损、真菌感染。

（3）用手背放在脚背上滑动，从踝以上慢慢滑至脚趾，感觉有无温度变化，若感觉足皮肤温度凉，提示下肢末端缺血，足皮肤热感则提示有感染；检查肿胀或水肿；摸足部搏动；测试感觉。若发现有异常应及时与医生联系。

99 怎样用生物震感阈测量仪检查糖尿病神经病变

将一个探头置于患足大趾，使探头产生震动，并逐渐加大输出强度，同时指针显示读数；受试者一感觉到震动立即告诉操作者，这时读取记录读数。该仪器可显示0～50伏的数值，健康人对震动敏感，测试出的读数很低；若受试者的测试结果大于40伏，说明存在着较高的神经病变的风险，该法主要用于测量震动感觉。

100 怎样用单丝法检查糖尿病神经病变

用一根标准化的细丝，以末端接触足部某处，细丝弯曲时，顶端施加的压力刚好是 10 克，故此法又被称为 10 克单丝法。若受试者不能准确说出接触点位置，则说明其有相当程度的感觉缺失，有发生足部溃疡的风险。单丝法具有成本低，结果明确的优点。但前提是，单丝必须校准为 10 克力（1 千克力 =9.8 牛顿）。患者如果生物震感阈测量仪测量读数大于 40 伏，而 10 克单纤丝不能感知，则说明其有发生足部溃疡的高度风险。应该注意的是，不能单凭有无疼痛来判断神经病变性足部溃疡。

101 如何确认糖尿病外周血管病变

测量上臂血压（收缩压），称为臂压，为基准值。在脚踝部位测量血压，称为踝压。

计算：踝臂压力指数 = 踝压/臂压

踝臂压力指数参考值如下：

0.9~1.2：正常血管病变足部溃疡，风险小。

0.6~0.9：轻度血管病变，风险中等，检查其他风险因子。

0~0.6：严重血管病变足部溃疡，风险很高。

部分踝动脉血管钙化者，使血压测量值不可靠。这时可测量大足趾血压，其值小于 0.5 时提示存在外周血管病变。

102 从眼睛能发现糖尿病吗

有些糖尿病患者最先出现的症状是在眼睛上，如视力下降、眼底出血、上睑下垂、视物成双影、斜视等。而这些症状主要是眼底出血造成的，对视力影响较大。医生多次遇到这类出现视力下降或斜视等症状来眼科就诊的患者，经详细地询问病史和检查，却发现患者的眼部症状是糖尿病引起的。

103 糖尿病患者做眼部检查有何意义

糖尿病患者应定期进行眼科检查，是因为糖尿病对眼睛的影响极大。糖尿病眼病种类很多，对视力影响最大的就是糖尿病性眼底病变，或者说视网膜病变。

对刚刚作出诊断的糖尿病患者，必须要求他们进行 1 次眼底检查，以了解视网膜的受损程度，并留下一个初始眼底的情况记录，以作为将来的对照资料。若眼底检查情况比较好，以后每年应复查 1 次。若眼底已发展到 Ⅱ~

Ⅲ期，则应该每半年查 1 次眼底，眼底已达到Ⅲ期以上者，更要增加检查的次数，可每 3 个月检查 1 次，必要时进行激光治疗。

104 糖尿病患者为什么要检查腿部

专家表示，50 岁以上的糖尿病患者应定期到医院对腿部进行检查，看看是否患上了末梢动脉血管疾病。末梢动脉血管疾病会导致截肢，严重时能引起患者腿部的动脉发生堵塞，从而引起心脏动脉也出现同样的问题。末梢动脉血管疾病患者患心肌梗死或脑卒中的危险较常人高出 4 倍。因此，预先了解自己是否患有这种疾病，并采取积极的预防和治疗措施非常重要。专家建议，50 岁以上的糖尿病患者应每 5 年上医院做一下腿部的检查。

除了到医院去检查外，糖尿病患者也应该经常注意自己是否有以下症状：走路时腿部有疼痛感或容易感到疲劳。若有这些症状，应及时到医院检查。

105 糖尿病患者需要定期检查肾功能吗

糖尿病可以引发肾损害，称之为糖尿病肾病。当糖尿病患者出现蛋白尿时，已是糖尿病肾病较晚期的表现了。通常在患糖尿病的前 4 ~ 5 年内，临床上没有肾脏病的表现，此期可持续 10 ~ 15 年。虽无症状，但糖尿病对肾脏的损害已经开始，并缓慢地在进展。这时，通过 B 超检查、X 线摄片以及 CT 检查，会发现肾脏比正常同龄人的大，肾小球滤过率增加并与肾的增大成正比，但通常情况下不会出现蛋白尿，在增加体力负荷的情况下，早期糖尿病性肾病患者会出现生理性蛋白尿。若能在此期及早发现，通过积极的控制糖尿病后，肾脏的损害大多可以逆转，甚至完全恢复。

所以，糖尿病患者应定期检查肾脏大小，有条件者应定期检测肌酐清除率及肾小球滤过率，以及采用放射性免疫方法测定尿中的微量白蛋白，还可做运动激发试验，看尿蛋白是否会由阴性转阳性等，这些都有利于早期发现糖尿病性肾病。

第三章
糖尿病的特殊人群

106 什么是妊娠糖尿病

妊娠糖尿病就是指在怀孕以前没有糖尿病，而在怀孕的中期或晚期出现的糖尿病。分娩以后，大多数人会发展成为2型糖尿病，少部分人可能是1型糖尿病，还有一部分人血糖正常了，但是这类人有可能在多年后也变成2型糖尿病。临床数据表明，有将近30%的妊娠糖尿病妇女以后可能发展为2型糖尿病，妊娠糖尿病更容易发生在肥胖和高龄产妇。

切忌妊娠期减肥，这不但不利于胎儿发育，对母亲也有害，而且在此期间糖尿病酮症发生的机会也大大增加。

107 妊娠糖尿病与糖尿病妊娠有什么区别

妊娠糖尿病是在怀孕以前没有糖尿病，而在怀孕的中期或晚期出现糖尿病，分娩以后，血糖大部分会正常。糖尿病妊娠就是先有糖尿病而后才怀孕，妊娠之后糖尿病仍会持续存在。不管是妊娠糖尿病还是糖尿病妊娠，都属于高危妊娠，不仅容易分娩出体重在4 000克以上的巨大儿，还会增加新生儿的病死率。对母亲自身而言，也会产生较大的危害。

108 妊娠期糖尿病的特点有哪些

妊娠糖尿病临床包含3种情况：
（1）妊娠前确诊为糖尿病。
（2）妊娠前为无症状糖尿病，妊娠后发展为有症状的糖尿病。
（3）妊娠前为无糖尿病，妊娠后患有糖尿病，而产后可恢复者。
妊娠期糖尿病，最明显的特点是"三多一少"，还伴有呕吐。值得提醒的是，不要将其混同为一般的妊娠反应，妊娠合并糖尿病的呕吐可以为剧吐，即严重的恶心、呕吐加重，甚至会导致脱水及电解质紊乱。

另外一个常见的特点是疲乏无力。由于吃进的葡萄糖不能充分利用而且分解代谢又增快，体力得不到补充。因为葡萄糖的异常代谢加速，引起血液中、尿液中葡萄糖的含量增加。妊娠早期合并糖尿病易发生真菌感染，妊娠中期症状可减轻。

妊娠晚期分娩、引产、剖宫产也容易导致细菌感染，而使糖尿病症状进一步加重。部分患者肾排糖阈值高，即使血糖浓度已经很高，尿中也没有排出葡萄糖。这样的患者因为掩盖了症状会显得更危险。

109 妊娠期糖尿病有哪些类型

（1）显性糖尿病。孕妇有糖尿病的临床表现（"三多一少"），空腹血糖升高，尿糖阳性，糖耐量低减。

（2）潜在糖尿病。这类孕妇妊娠前后均无糖尿病的临床表现，但糖耐量异常，经过一定时间后，会发展为显性糖尿病。

（3）妊娠期糖尿病。妊娠前无糖尿病的临床表现，糖代谢功能正常。妊娠后会出现糖尿病的症状和体征。

（4）糖尿病前期。这类孕妇有糖尿病的家族史，但孕妇则无明显糖代谢紊乱，会在妊娠后出现类似糖尿病孕妇的并发症（巨大胎儿、畸形儿及羊水过多等），多年以后多数将出现显性糖尿病。

110 糖尿病妇女怀孕期间血糖维持在多少合适

糖尿病妊娠时或妊娠糖尿病血糖要求控制较非妊娠时严格，糖尿病妇女怀孕期间血糖应控制在：空腹血糖小于6.4毫摩/升，餐后2小时血糖小于9.0毫摩/升，糖化血红蛋白小于8.0%。这样，巨大儿和胎死宫内的可能性才会减小。

111 妊娠对糖尿病的影响有哪些

（1）妊娠会加重糖尿病。因为胰岛β细胞功能不全，机体神经内分泌调节失常，胎盘激素的抗胰岛素作用，会导致空腹及餐后高血糖、高血脂、高氨基酸血症。

（2）妊娠期隐性糖尿病患者会增多。

（3）糖尿病性肾病会加重。

（4）导致糖尿病性神经损害加重。

（5）造成糖尿病增殖性视网膜病发生率增高。

（6）导致糖尿病酮症酸中毒发生率增高。

112 分娩期胰岛素如何使用

分娩日早晨用产前胰岛素的 1/3 ~ 1/2，同时适量进餐或静脉滴注 5% ~ 10% 葡萄糖溶液，每小时 10 ~ 20 毫升，使产妇的血糖保持稳定，防止发生新生儿低血糖。剖宫产前 3 ~ 7 天停用长效胰岛素。术中和术后必须随时监测血糖、尿糖、酮体，并相应调整糖和胰岛素的比例。术中可采用葡萄糖与胰岛素同时均匀滴注，病情轻者以 5 ~ 8 克葡萄糖与 1 单位胰岛素的比例滴入，病重者可以以 2 ~ 5 克葡萄糖与 1 单位胰岛素的比例滴入。术中一般补充葡萄糖 70 ~ 100 克。剖宫产或自然分娩后，胰岛素剂量可减少到产前的 1/3 或 1/2，使尿糖保持在 1 ~ 2 个加号（＋）为宜。通常需 3 ~ 6 周才能恢复到妊娠前剂量。

113 哺乳期能服用降糖药吗

妇女在哺乳期是不能服用口服降糖药的。因为口服降糖药可以通过乳汁让婴儿吸取。口服降糖药在降低母体血糖的同时，容易导致婴儿低血糖，很可能会引发其他一些疾病。因此哺乳期应该用胰岛素治疗，这样胰岛素不会通过乳汁让婴儿吸收。

114 孕妇在分娩期前后应注意什么问题

孕妇患糖尿病容易引起流产、分娩畸形儿甚至死产等症，因此无论是糖尿病对怀孕的影响，或是怀孕对糖尿病的影响，都应被重视起来。

因此要合理指导孕妇如何饮食、预防并发症，并与主治医师保持密切联系，应特别小心怀孕至分娩的过程，以此减少孕妇的忧虑。

115 妊娠期糖尿病的药物治疗应注意什么问题

（1）妊娠期间切忌使用一切口服降糖药。

（2）胰岛素治疗运用于国际 White 分类 B 组以上的妊娠期糖尿病，其使用指征为空腹血糖大于 6.6 毫摩/升。通常妊娠早期胰岛素需要量较妊娠前约减少 1/3，妊娠中期胰岛素需要量逐渐增多，到妊娠后期用量可较妊娠前增加 2/3 以上。胰岛素剂型可用短效、中效或短长效混合注射，每天分 2 ~ 3 次注射。控制指标为：空腹血糖小于 5.5 毫摩/升（孕期正常值为 3.3 ~ 4.4 毫摩/升），无低血糖及酮症酸中毒。

116 妊娠期糖尿病的饮食原则

（1）营养的供给要充足合理：妊娠糖尿病患者的营养原则，应是营养素的供给量在保证满足母体和胎儿生长发育需要的同时，还要维持孕妇体重的合理增长，不应使体重增长过多。为此妊娠前 4 个月，营养供给量与非妊娠糖尿病患者相近似；后 5 个月，每日增加热量 200～300 千卡，一般主张妊娠期热量供给为 1 804～2 105 千卡；增加蛋白质 25 克，全天不应少于 100 克左右，其中优质蛋白质应占 1/3 以上；碳水化合物在妊娠后期不应低于 250 克，过低不利于胎儿生长。钙、锌、铁和多种维生素必须充足。尽量选用乳、蛋、肉、豆制品和绿叶、黄色蔬菜。必要时补充无机盐和维生素制剂。凡有浮肿或浮肿倾向者需限制钠盐摄入量，可以用低盐或无盐饮食，少用或不用食盐和酱油。对于肥胖的孕妇，不宜选用低热量饮食降低体重，否则易影响胎儿的发育。

（2）餐次安排：合理安排餐次，既可以预防高血糖，又可以防止低血糖的发生。对妊娠患者最重要的是至少保持一日三餐，这是防止低血糖的重要措施。即使有妊娠反应也要坚持吃早餐。轻度反应者可选食一些清淡无油的食品代替常规饮食。重度妊娠反应者需在医生指导下予以治疗。使用胰岛素者要有 2～3 次加餐，尤其是临睡前的加餐必不可少，以防出现低血糖。加餐时间放在下午 3～4 时和睡前为宜。加餐食品除馒头、面包、饼干外可加些蛋白质类食品如鸡蛋、豆浆、豆腐干等。

117 妊娠期糖尿病的饮食安排

根据孕妇体重和胎儿发育情况妊娠期饮食分为 3 个阶段。

（1）妊娠早期（1～3 月）：这一阶段，孕妇往往有妊娠反应，其饮食基本与孕前相似，但必须遵循糖尿病的饮食原则。

（2）妊娠中期（4～6 月）：这一阶段胎儿生长发育较快，故每日热量供应要增加 200 千卡，即所摄入热量由每日每公斤体重 25 千卡增加至 30 千卡。这些热量的最佳分配是：40% 为碳水化合物，25% 为蛋白质和 35% 为脂肪。为了使早餐后血糖正常，早餐量适当要少，少食多餐要比大餐一顿能更好地维持血糖正常。因此热量分配应该是：早餐占 12%，午餐 30%，晚餐 30%，剩余的 28% 分配在下午和睡前的加餐上。碳水化合物摄入量不能太少，主食一天不低于 300 克。若注射胰岛素应每日分 5～6 次进餐。妊娠期肾排糖阈值降低，光凭尿糖不能准确反映血糖的水平，应勤查血糖，还要避免酮体产生。

（3）妊娠后期（7～9 月）：这一阶段每日蛋白质摄入应较孕前增加 25～30 克，相当于 1 份肉蛋类食品。主食每日不得少于 300 克，分 5～6 次进食，多选用乳类、海带、瘦肉类、肝及绿叶蔬菜。整个怀孕期间，体重增加不应超过 12 公斤。

妊娠期糖尿病患者若治疗得法，待妊娠结束后血糖即可恢复正常，若治疗不得法，如产后肥胖不注意节食减肥，有 50% 会发展为终生糖尿病。此外，治疗不合理还易出现羊水过多、妊娠中毒、流产、早产以及巨大儿、畸形儿，其发生率均高于非糖尿病孕妇。因此，应加强对妊娠糖尿病患者的管理（包括饮食管理），使之能得到合理治疗。早期治疗是保证母体和胎儿健康绝对不容忽视的问题。

118 老年糖尿病有什么特点

老年糖尿病是指60岁以上发生的糖尿病，绝大多数为2型糖尿病，多数起病缓慢，早期一般没有明显症状，有些老年糖尿病在出现了并发症之后才确诊为糖尿病。老年糖尿病患者大多没有"三多一少"的典型症状，而且容易并发心、脑、肝、肾疾病。

119 老年糖尿病患者平时应注意哪些问题

（1）谨记一个"慢"字。凡是经常眩晕、血压过高或过低以及心脏功能欠佳者，平时干活、走路、上楼都应注意一个慢字，起身要慢，因为慢才能稳，稳就不易跌倒。

（2）在用药后不应立即活动。等用过降压药、降糖药、镇静药之后，应在床上休息1小时后再活动。

（3）忌去危险地带活动。冬季冰雪天时、夏天雨后、闹市区等危险之地，老年人不应前往，避免发生意外。

（4）选择一根合适的拐杖。它可以成为老年人的第三条腿，对稳定重心和防止滑倒起一定作用。

（5）选择合适的鞋。鞋应合脚，鞋带注意不要太长，以防松开时被绊倒，应选用防滑性能好的布底或橡胶底的鞋。

（6）坚持锻炼。注意加强体育锻炼，不但能强筋健骨，还能增强灵活性。

120 老年糖尿病患者怎样合理饮食

（1）由于老年人的体质、饮食习惯、嗜好等不同，对各类食物或营养素的需要也不一致，所以，要根据具体情况对各类食物的控制量进行调整。

（2）每餐以七八分饱腹感为进食量的标准。

（3）烹调力求清淡，菜肴要少油腻，防止血脂过高引起一系列疾病。在保证膳食蛋白质供给量的前提下，少吃荤，多吃素。食盐用量以每日6克左右为宜。

（4）为使老年人消化功能有规律地运转，应定时定量地进食，食物要烧熟煮透。进食要细嚼慢咽，睡前不宜进食。少吃油炸、坚硬的食物。

（5）鉴于老年糖尿病患者对低血糖的耐受力差，每日以少食多餐（如每日 4～5 餐）为原则。这对保持血糖稳定是大有好处的。

（6）进食的环境要整齐、清洁、安静，进食时要心情舒畅，这有助于食物充分消化吸收。

121　老年糖尿病患者夏天为什么宜多喝水

老年糖尿病患者因为高血糖导致利尿，失水量比一般老年人更多，特别是夏季，气温高，人体出汗多，老年人更易缺水。缺水使血容量下降，出现头昏、记忆力减退等表现；少尿、少汗使代谢废物排泄减少，遗留在体内易引发泌尿系统结石、感染，夏季易中暑；消化液分泌不足导致食欲减退、腹胀、消化不良、便秘；血液浓缩、血黏度上升易引起血糖进一步升高或诱发冠心病、脑血栓等疾病的发生。

122　儿童糖尿病如何诊断

儿童糖尿病通常有明显的症状，血糖与尿糖显著增高，任意时间血糖大于 11.1 毫摩/升，并常有尿酮体阳性。大多数儿童糖尿病可以通过血糖测定及时诊断并治疗。此时不必要也不适宜做葡萄糖耐量试验。

少数儿童糖尿病没有明显症状，需做葡萄糖耐量试验以明确诊断。口服葡萄糖耐量为每千克体重 1.75 克，总量不超过 75 克。诊断标准与成人糖尿病略有不同。无症状者，应具备下列两条，才可诊断为糖尿病。

（1）空腹血糖大于 7.8 毫摩/升。

（2）服糖后 2 小时血糖大于 11.1 毫摩/升，并且在 0.5 小时、1 小时、1.5 小时中至少有一次血糖大于 11.1 毫摩/升。

123　如何及早发现儿童糖尿病

小儿糖尿病与成人相比有许多特殊的地方。1 周岁以内的小婴儿，饮食以奶为主，而多数多尿的症状不易被发现。首先发现的是吃奶不少，但不长胖，以及突然发生的、不易纠正的眼窝、囟门凹陷。2～3 岁的幼儿初发症状仅可为夜间小便次数增多或突然出现的尿床现象；多吃也非小儿糖尿病的必有症状，甚至有的病儿食欲正常或减低，短时间内出现体重下降和消瘦，表现为疲乏无力、无精打采、活动减少、反复发热、咳嗽、皮肤经常长疖子、小伤口不易愈合、女孩常说外阴部瘙痒等，这些都是糖尿病的早期症状。

若小儿有以上症状出现，就要找儿科医生咨询，检查一下尿中是否有糖的排出。必要时查一查血糖，称量一下体重是否符合标准。

124 哪两种激素可区分儿童糖尿病类型

测量血液中脂联素和瘦素的水平能帮助确定儿童所患糖尿病的类型。脂联素和瘦素是由脂肪细胞分泌的两种蛋白，与调节食物摄入和体重有关。佛罗里达州大学的 Atkinson 和同事对 41 名患 1 型糖尿病青少年、17 名患 2 型糖尿病青少年和 43 名健康青少年进行了比较研究。研究发现，1 型糖尿病和健康个体的血液中的脂联素水平很相近，但 2 型糖尿病比 1 型和健康个体具有更高水平的瘦素。Atkinson 说，这些发现不仅有助于区别两种类型的糖尿病，而且还可能为每种类型糖尿病背后隐藏的机制研究提供线索，并且指向了预防糖尿病的靶标。

125 为什么 14～18 岁是儿童糖尿病高发期

14～18 岁是孩子生长发育的高峰期，也是肥胖儿童 2 型糖尿病的高发期。这个年龄的肥胖儿童家长，要特别注意带孩子去医院检查血糖。除了遗传因素，青春期肥胖儿童的胰岛素抵抗是这个年龄儿童高发糖尿病的主要因素。随着这个年龄段生长激素的增加，胰岛素敏感度下降，并伴有高胰岛素血症，加上肥胖因素的影响，就容易导致糖尿病。

另外，肥胖不仅是儿童 2 型糖尿病的一个显著特征，而中心性肥胖更是发生胰岛素抵抗的决定性因素。85% 以上 2 型糖尿病患儿超重或肥胖，并且都是典型的中心性肥胖。

126 儿童 1 型糖尿病的治疗方案有哪些

（1）胰岛素治疗。儿童 1 型糖尿病一经确诊，常需依赖外源性胰岛素替代治疗。因为患儿胰岛残余 β 细胞功能有差异，治疗要注意个体化。

（2）饮食治疗。①有计划地饮食，控制总热量，但要保证儿童正常生长发育的需要。②均衡膳食，保证足够营养，尤其是蛋白质的供应。应防止高糖高脂食物，多选择高纤维素食物，烹调以清淡为主。③定时定量，少量多餐，最好每日 3 顿饭，另加 3 次点心。需注意进正餐和加餐的时间要与胰岛素注射时间及作用时间相配合。

（3）运动治疗。儿童 1 型糖尿病患者病情稳定后都可以参加学校的各种体育活动，这对糖尿病的病情控制有良好作用。运动方式和运动量应个体化，强度适当，量力而行，循序渐进，注意安全，包括防止运动后低血糖。

（4）心理治疗和教育。这是糖尿病患儿综合治疗的一部分，应呼吁社会、学校、家庭给予糖尿病儿童更多的关心和爱护，使他们能与正常儿童一样健康成长。

127　儿童2型糖尿病的症状有哪些

发病较隐匿，通常见于肥胖儿童，发病初期呈超重状态，以后慢慢消瘦，不易发生酮症酸中毒，一些患儿伴有黑棘皮病，常见于颈部或腋下。

128　儿童2型糖尿病的治疗原则有哪些

（1）饮食治疗。饮食控制的目的是维持标准体重，矫正已发生的代谢紊乱，减轻胰岛β细胞的负担。

（2）运动治疗。运动治疗在儿童青少年2型糖尿病的治疗上占有十分重要的地位，有助于控制体重，增加胰岛素的敏感性，有利于血糖的控制，同时可促进生长发育。

（3）药物治疗。对儿童青少年2型糖尿病原则上可先用饮食、运动和口服降糖药治疗，观察2~3个月，如果血糖仍未达标，可使用口服降糖药或胰岛素治疗以保证儿童的正常发育，对口服降糖药的选择及应用基本同成年人一样，但要注意用药个体化。胰岛素的应用和注意事项与儿童1型糖尿病相同。

（4）心理教育和自我监控。同1型糖尿病。

（5）监测。肥胖儿童应每半年至1年到门诊随访一次，进行身高、体重、血压、血脂、血糖的检查，以便早期发现糖尿病。

129　糖尿病患儿门诊复查应注意哪些事项

通常患儿应每2~3个月到糖尿病专业门诊复查。

（1）每次携带病情记录本，以供医生对病情控制情况进行了解，作为指导治疗的依据。

（2）每次随访均应测量身高、体重、血压、尿常规、尿糖及酮体、餐后2小时血糖和糖化血红蛋白。

（3）每半年至1年应检测血脂、尿微量白蛋白、眼底及空腹或负荷后C肽水平等，以便早期发现糖尿病的慢性并发症，并了解胰岛β细胞的功能变化。

130　糖尿病患儿怎样科学饮食

（1）对儿童糖尿病患者的饮食治疗应根据儿童生长发育旺盛的特点，提供足够的热量和蛋白质以保证营养平衡，满足生长发育的需要。此外还要注意多进食富含维生素和微量元素的食物，有新鲜蔬菜、低糖水果（含糖量在14%以下），必要时给予补充。

（2）脂肪摄入量不宜过多，特别是动物脂肪要严格限制，以避免心血管并发症的发生。蛋白质、脂肪和糖类（碳水化合物）占总量的比例分别为20%、30%和50%。

131 儿童糖尿病营养的原则与要求

（1）热量和各种营养素的供给量要随着年龄的增长及时予以调整，目的在于维持患儿的正常生长发育。身高、体重可作为初步评价儿童营养状况的指标。热量供给要充足，供给量可参考中国营养学会"推荐的每日膳食中营养素供给量"或按简单公式计算。

总热量 = 1 000 千卡 + 100（年龄 − 1）千卡。例如 5 岁儿童全日热量供给量为 1 000 千卡 + 100（5 − 1）千卡 = 1 000 千卡 + 400 千卡 = 1 400 千卡（注：1 千卡 = 4.19 千焦）。

（2）为预防心血管并发症的发生，饮食中脂肪量不宜过高，尤其要控制动物脂肪的摄入。

（3）蛋白质供给充足有利于患儿的生长发育。按每日每千克体重 2～3 克供给，年龄越小的儿童蛋白质相对需要量越多。多选用乳、蛋、肉等优质蛋白质。脂肪和碳水化合物供给量适中。蛋白质、脂肪、碳水化合物占总热量的比值分别为 20%，30%～35% 和 45%～50% 为宜。

（4）无机盐、微量元素和维生素要充足，必要时补充钙、铁、锌及多种维生素片剂。儿童糖尿病的饮食既要强调定时、定量和定餐，又要注意根据正常活动量的增减灵活调整饮食摄量，使饮食量、胰岛素量和活动量三者之间维持平衡。

（5）为了防止低血糖和保持血糖稳定，饮食一定要注意定时定量，除 3 次正餐外，另应加餐 2～3 次。一日进餐 5～6 次，可从正餐中匀出少部分主食作为加餐用，以防止血糖的过度波动。

132 发育期患儿热量需求如何计算

分年龄段计算：

（1）5 岁以下。每日每千克体重 293 千焦。

（2）10 岁以下。每日每千克体重 251 千焦。

（3）15 岁以下。每日每千克体重 209 千焦。

考虑到患儿生长发育的特殊性，蛋白质应占总热量的 20%、脂肪占 30%、糖类（碳水化合物）占 50%。患儿的餐次分配，除 3 次正餐外，还应有 2～3 次加餐。

133 孩子饭量突增可能患糖尿病吗

如果孩子出现饭量突然增大，体重却未见增加，或者反而降低，孩子饮水的次数和量都有明显增加，抵抗力变得低下，皮肤明显粗糙或暗黑等不良症状时，应想到患糖尿病的可能性，及时到医院诊治。

134 食用蔬菜也会导致儿童糖尿病吗

澳大利亚蒙纳什大学的一项研究成果表明，儿童患糖尿病与食用部分有毒蔬菜有关。

研究人员发现，受土壤中一种微生物感染的某些蔬菜能够产生一种危害人体胰脏的化学毒素，破坏产生胰岛素的细胞，导致糖尿病。这种毒素对大多数健康者是无害的，但有1型糖尿病遗传因子的人对它则十分敏感，可能诱发糖尿病。

135 碳酸饮料可导致儿童糖尿病吗

碳酸类饮料不会导致糖尿病，但会引发肥胖，而肥胖恰恰是儿童2型糖尿病的重要致病因素。肥胖者的组织细胞容易产生胰岛素抵抗，尽管患者体内胰岛素分泌水平并不低，而作用却大打折扣，最终导致血糖升高而引发糖尿病。

136 为什么病毒引起糖尿病的多为儿童

儿童的抵抗力相对较差，在春季容易感染病毒，如柯萨奇病毒、腮腺炎病毒、心肌炎病毒等。病毒可直接破坏胰岛β细胞，导致β细胞功能损伤，并触发胰腺组织的自身免疫反应，使β细胞功能受损，明显降低胰岛素的分泌。抵抗力差的儿童较易诱发糖尿病。

137 肥胖者易患糖尿病吗

肥胖者的糖尿病患病率明显高于非肥胖者，为后者的3～5倍。医学研究认为，肥胖者容易患糖尿病的原因是体内肥大的脂肪细胞膜上胰岛素受体数目相对减少，使胰岛素的亲和力降低，对胰岛素不敏感，即胰岛素抵抗（IR），长期可导致胰岛β细胞功能减低而致糖耐量异常，甚至出现糖尿病。肥胖的程度与肥胖持续时间均能影响高血糖的出现，肥胖程度越高、持续时间越长，发生糖尿病的机会越大。

138 为什么大多数的2型糖尿病患者都是肥胖者

肥胖与糖尿病特别是2型糖尿病常常合并存在。据统计，2型糖尿病患者60%～70%伴有肥胖或既往有肥胖史，肥胖者易伴有糖耐量减低或糖尿病，因为肥胖的程度和类型不同，肥胖者的糖尿病合并率在68%～100%，中度肥胖者糖尿病患病率为正常体重者的4倍，而严重肥胖者则为其21倍。内脏型肥胖者糖尿病患病率明显高于皮下型肥胖者。肥胖和糖尿病一般伴随的原因是它们有着共同的滋生土壤和病理基础，即胰岛素抵抗，遗传因素和生活方式决定了胰岛素抵抗的状态。肥胖常常表现为胰岛素抵抗，肥胖者存在高胰岛素血症，组织对胰岛素的敏感性下降，肥胖者体内葡萄糖的氧化降低，脂肪氧化升高，使得游离脂肪酸增加，外周糖摄取率降低，中心性肥胖即腹部肥胖有更高程度的胰岛素抵抗和血胰岛素水平，而胰岛素抵抗则可导致或加重糖尿病。

139 肥胖型糖尿病如何先治肥胖

已经诊断为2型糖尿病，又存在明显肥胖的患者，首先要治疗不是立即服降糖药，而是适度减轻体重7%～10%，除控制饮食和加强运动外，应在医生指导下，选择合适的减重药物适度减轻体重，这样比用许多降糖药物效果要明显。

而对于体重超过100千克的超级肥胖合并的2型糖尿病，应毫不犹豫地选择腹腔镜胃减容手术，手术后体重至少减轻20%，这样血糖、血压、血脂往往能恢复正常。

140 肥胖人的糖尿病与体型有何关系

肥胖人产生糖尿病与人的体型有关系。美国威斯康星医学院的研究人员发现，脂肪主要在腰以上的超重妇女，比那些多余脂肪在臀部和大腿的梨形妇女患2型糖尿病的概率更大。显微镜下对脂肪细胞的分析说明了这个原因：上身重的妇女，具有填塞极多东西的脂肪细胞（也许由于这些细胞尺寸太大）就只有少数的胰岛素受体来吸收血糖或葡萄糖到细胞中去，同时摄取葡萄糖也低于代谢。另外，梨形妇女的脂肪细胞不大可能发挥胰岛素作用。日本的研究也发现上半身肥胖的人易患糖尿病、痛风、动脉硬化。研究发现大部分患糖尿病的肥胖人，男性全身肥胖，特别是腹型肥胖腹峰向下的人易患糖尿病；而女性则以上半身肥胖，腹峰向上的人易患糖尿病。美国医学家已证实，肥胖者臀围，腰围比率与糖尿病患病率呈正相关。

141 哪些降糖药对减轻体重有协同作用

（1）双胍类口服降糖药。包括二甲双胍、苯乙双胍等。苯乙双胍可以引起乳酸性酸中毒，现临床大多已不多用。二甲双胍通过抑制肝脏的糖原异生降低肝糖输出，促使葡萄糖向细胞内转运，增加骨骼肌、脂肪等外周胰岛素靶组织对葡萄糖的摄取和利用，以及使血细胞的胰岛素受体数目增加来改善机体的胰岛素敏感性，在不增加胰岛素水平的情况下降低血糖及患者的体重。

（2）α-葡萄糖苷酶抑制剂。包括阿卡波糖、伏格列波糖、米格列醇等。

该药除在小肠中竞争性抑制葡萄糖苷酶，通过抑制对葡萄糖的吸收，明显降低餐后血糖和一定程度的空腹血糖及糖化血红蛋白，还能降低餐后高胰岛素血症，调节高胰岛素状态，并改善外周组织对胰岛素的敏感性。

142 肥胖型糖尿病患者的减肥措施有哪些

（1）控制饮食和运动。根据肥胖程度可采取低热量饮食（每日 3 347 ~ 5 021 千焦）和极低热量饮食（每日 1 674 ~ 3 347 千焦），定时进餐，不吃零食，改变食物结构。体力活动与膳食控制对减肥有协同作用，运动疗法宜采用每日摄取热量的 10% 为运动量，以轻度或中度活动为佳。时间为每日 1 ~ 2 小时，活动时心率 = （220 – 年龄）（60% ~ 70%），将其作为参考，活动时间一般在餐后 1.5 小时以后，时间为 45 ~ 60 分钟。

（2）合理选择降血糖药物。首选对减轻体重有协同作用的双胍类药物和 α – 葡萄糖苷酶抑制剂；也可选择不增加血浆胰岛素水平的胰岛素增敏剂噻唑烷二酮类，或作用于 β 细胞而不会引起胰岛素持久分泌的药物，如餐时血糖调节剂诺和龙或磺脲类药物如格列苯脲、格列吡嗪。

（3）使用减体重药物。饮食和运动治疗之外，根据病情也可考虑减重药物治疗，包括作用于中枢神经系统抑制食欲的减重药，如西布曲明、芬氟拉明等，作用于胃肠系统而影响脂肪摄入和吸收的减重药。

143 肥胖型糖尿病的饮食原则

（1）控制总热量：采用低热量饮食减轻体重，是治疗肥胖型糖尿病的首要措施。对糖尿病患者减体重不宜过快，应逐渐降低。如欲每 2 周减体重 1 公斤，每日应减少热量摄入 502 ~ 603 千卡，热量总摄入量不应低于 1000 千卡，最好控制在 1 000 ~ 1 500 千卡范围内。

（2）蛋白质的供给：饮食中蛋白质的含量不要过分限制，按占总热能的 20% 左右供给。因为蛋白质食物既有充饥作用，又可减少体组织的消耗，如过分限制可使患者产生极度疲劳和饥饿感。但也不可过高，以免增加肾脏负担。

（3）限制脂肪摄入：饮食中脂肪量要适当降低，以促进体脂消耗。忌用脂肪含量高的食物，包括花生、核桃、瓜子等硬果类等。烹调方法以蒸、煮、炖、拌等少油做法为宜，忌用油煎炸法。

（4）供给充足的维生素和无机盐：由于饮食总量受限，各种营养素的摄入也相应减少。为此，应尽量选用富含无机盐、维生素的新鲜蔬菜，必要时补充维生素制剂。可多选用含糖量在 1% ~ 3% 的新鲜蔬菜，即可补充维生素和无机盐，还可以饱腹充饥。此外，在控制饮食的同时，活动量不应减少，必要时还应适当增加。运动可促进糖的利用，减轻胰岛负担。

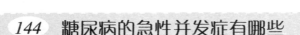

第四章
糖尿病的并发症

144 糖尿病的急性并发症有哪些

糖尿病急性并发症包括糖尿病酮症酸中毒、高渗性非酮症糖尿病昏迷、糖尿病乳酸性酸中毒，三者可独立亦可合并发生。因为糖尿病急性并发症可能直接危及患者的生命，因此，要及早预防，及时发现和治疗。

145 糖尿病的三大并发症是什么

在所有并发症中，出现率最高的是视网膜病症、肾病和神经障碍，被称为糖尿病的三大并发症。糖尿病患者 20 年以内有 80% 的人一定会患这些疾病。动脉硬化也包括在里面，这是因为血液中过剩的葡萄糖逐渐腐蚀全身器官及其组织的恶果。

146 急性并发症的危害有哪些

糖尿病对人体健康有非常大的危害，因为这种危害往往是在不知不觉中出现，患者如果平时不注意，一旦发生了糖尿病的急性并发症，极有可能会危及生命。糖尿病的急性并发症的危害有：导致酮症酸中毒、血糖明显升高、尿中出现酮体、血气有酸中毒，严重者出现昏迷，如果抢救治疗不及时可危及生命。在胰岛素问世以前，1 型糖尿病患者常常死于酮症酸中毒；而非酮症高渗性昏迷见于 2 型糖尿病患者，血糖异常升高，但尿中可不出现酮体，血渗透压升高，容易发生昏迷、死亡；低血糖反应是糖尿病在治疗过程中经常会碰到的一种并发症，轻度低血糖时会产生心慌、手抖、饥饿、出冷汗等表现。严重时会出现昏迷甚至死亡。

147 什么是糖尿病酮症酸中毒

糖尿病酮症酸中毒是糖尿病最常见的急性严重并发症，多发生于 1 型糖尿病患者。主要是由于各种诱因作用下胰岛素明显不足，胰岛素拮抗激素升高，造成代谢紊乱而导致的高血糖、高血酮、酮尿、代谢性酸中毒、电解质紊乱等一组症候群。病情严重时可出现昏迷，甚至合并心、脑、肾并发症群。在胰岛素没有发明前，该症的病死率高达 70%，约占糖尿病患者死亡原因的40%。在胰岛素问世后，病死率明显下降，目前仅占糖尿患者病死数的 1%以下。

148 糖尿病酮症酸中毒的诱因有哪些

任何可引起或加重胰岛素绝对或相对不足及拮抗激素增多的因素，均可诱发。诱因常多个同时存在：

（1）治疗方法不适当。由于药物治疗的中断，特别是胰岛素的治疗中断，治疗药物剂量不足、抗药性产生等。这是 1 型糖尿病患者的主要诱因。

（2）感染。这是糖尿病酮症酸中毒最重要的诱因。如全身性感染、败血症、肺炎、化脓性软组织感染、胃肠道急性感染、急性胰腺炎、胆囊胆管炎、腹膜炎、肾盂肾炎、盆腔炎等。

（3）各种应激状态。如外伤、手术、麻醉、妊娠、分娩、心肌梗死（急性）、心力衰竭、严重的精神刺激等可诱发此症。

（4）不规律的饮食及胃肠功能紊乱。因为饮食过量或不足，大量进食甜品或酗酒，或因胃肠功能紊乱引起恶心、呕吐或腹泻增重使代谢紊乱而诱发糖尿病酮症酸中毒。

（5）胰岛素耐药性（抵抗）包括受体不敏感、受体抗体或胰岛素抗体的产生。

（6）脂肪分解加速继发性糖尿病伴应激，或采用糖皮质激素治疗等加速脂肪分解时。

149 糖尿病酮症酸中毒临床表现有哪些

糖尿病酮症酸中毒的临床表现一般为高血糖与酸中毒、水电解质紊乱所表现的症状与体征。

按其程度可分为轻度、中度、重度。当有酮症、尚无酸中毒时为轻症；有轻、中度酸中毒者可列为中度；有酸中毒同时伴昏迷，或虽无昏迷但二氧化碳结合力低于 10 毫摩/升者为重度。

（1）糖尿病的病情加重。多饮、多尿、消瘦加重、身体疲倦。

（2）消化道特征。表现为食欲减退、呕吐、恶心。部分可有腹痛特征，更会误诊为急腹症。严重低钾血症会得肠麻痹。

（3）呼吸系统特征。由酸中毒导致，当血液 pH 小于 7.2 时呼吸会变得深快，肺通气量达到最大，以利排酸；当血液 pH 小于 7.1 时，肺通气量降得比较低，出现酸中毒呼吸；当血液 pH 小于 7.0 时，呼吸中枢就会受抑制，发生呼吸衰竭，少数患者可并发呼吸窘迫综合征。

（4）神经系统的特征。轻度的糖尿病酮症酸中毒只出现头痛、委靡、头晕、烦躁等状况，严重的则会发生嗜睡、痉挛、瞳孔对称性扩大、肌张力下降、肌腱反射减退或消失、昏迷。

（5）脱水。中、重度的糖尿病酮症酸中毒患者普遍会出现脱水特征，脱水达体重 5% 者就会有尿量减少、皮肤干燥、眼球下陷、皮肤弹性差等；脱水超过体重的 15% 时会出现循环衰竭，如出现心率加快、脉搏细弱、血压及体温下降等，严重者会有生命危险。

150 什么是非酮症高渗性糖尿病昏迷

非酮症高渗性糖尿病昏迷，又称为糖尿病高渗性昏迷或高血糖脱水综合征。这是糖尿病急性代谢紊乱的一种临床特征，其特点为血糖严重升高、高血钠导致血浆渗透压升高，但是没有显著的酮症酸中毒，患者常出现不同程度的神经精神特征、低血压严重的脱水和肾功能不全等。得病后极易死亡，国外报道其病死率为 15%～20%，国内报道病死率为 50%～60%，故应给予足够的警惕、及时的诊断和有效的治疗。糖尿病非酮症高渗性昏迷常发生在老年和 2 型糖尿病患者，易发年龄为 50～70 岁，男女发病率大致相同，大概 2/3 的患者于发病前无糖尿病病史或只有轻型的 2 型糖尿病病史。

151 导致非酮症高渗性糖尿病昏迷的因素

导致本症的一个基本病理基础是血糖过高，此为以下 3 种因素共同作用的结果：

（1）体内胰岛素供应不足：因原有糖尿病加重，或随意停用降糖药物等，也可于应激状态下内源性儿茶酚胺分泌增加，抑制了胰岛素分泌。

（2）体内胰岛素降血糖效应减弱：如感染、手术、外伤等应激状态下大量拮抗胰岛素的激素分泌，而拮抗和抑制了胰岛素生理效应，亦可抑制组织对葡萄糖的摄取。

（3）机体葡萄糖负荷增加，可分为内源、外源两个途径，内源性的主要是应激引起升糖激素增加，如皮质醇、儿茶酚胺、生长激素、胰升糖素；外源性的如进食高糖饮料，静脉高营养等。

152　非酮症酸中毒的临床表现有哪些

前期出现烦渴、多尿、乏力、头昏、食欲不振、恶心、呕吐等。慢慢发展成为严重脱水、四肢肌肉抽动、神志恍惚，定向障碍，烦躁或淡漠甚至昏迷。检查发现皮肤干燥、弹性降低，舌干，眼球凹陷，血压下降，甚至休克；呼吸浅，心率快。神经系统体征多种多样，除昏迷外还会出现癫痫样大发作、轻偏瘫、失语、自发性肌肉收缩、偏盲、眼球震颤、视觉障碍、病理反射阳性、中枢性体温升高等。

153　非酮症高渗性糖尿病昏迷症状有哪些

非酮症高渗性昏迷临床表现为严重高血糖、血浆高渗透压、脱水，并伴随意识障碍或昏迷。多发生于老年患者和先前没有病史或仅轻度不需胰岛素治疗的患者，一般伴有肾功能不全。老年原有脑血管和肾功能异常者，多发生口渴中枢功能障碍（高渗状态和严重高血糖也影响下丘脑口渴中枢的功能），肾脏调节水、电解质和排糖功能不全，引起脱水，严重高血糖，一般患者有高血钠和氮质血症。

154　如何防治非酮症高渗性糖尿病昏迷

（1）尽早发现并严格控制糖尿病。糖尿病的发病率可随年龄增高而逐渐增多，特别是 50 岁以上者可达 5% 以上。所以，对老年人或老年前期应加强卫生保健工作，在身体检查中应定期检查血糖，尿糖，以便早日发现，及时治疗。

（2）避免本症的各种诱发因素，如感染、高热、胃肠道疾病等，尤其要注意容易引起严重失水者，以避免发生高渗状态。

（3）慎用能引起血糖升高或失水的各种药物。

155　什么是乳酸性酸中毒

乳酸是糖无氧分解的最终产物。在通常情况下，大部分乳酸在肝脏内转化为糖原储存起来，小部分经肾脏排出体外，以保持体内代谢平衡。当乳酸在人体内堆积而影响代谢时，血清乳酸就会升高，当乳酸超过 2 毫克/升，酸碱度（pH 值）小于 7.37 时，患者就会有不适的感觉继而会出现恶心、呕吐、腹痛、呼吸急促、休克，甚至昏迷。临床称为乳酸性酸中毒，而且常与酮症酸中毒等急性并发症同时存在。乳酸性酸中毒病死率较高，是糖尿病的急性并发症。

156 乳酸性酸中毒的原因是什么

（1）糖尿病控制效果不佳。

（2）伴有较严重的心血管、肺、肾病变，在心排血量降低、血压下降及缺氧状态下极易发生酸中毒。

（3）大量服用苯乙双胍（降糖灵）。

（4）其他，如一氧化碳中毒，儿茶酚胺、乳糖过量等。

157 糖尿病易引发的远期并发症有哪些

（1）糖尿病患者很容易患上动脉粥样硬化、心脏病和脑卒中。

（2）糖尿病患者容易受感染，尤其是下肢，即使有嵌甲、鞋子磨脚等小问题也会引起感染性溃疡，很小的足部毛病也必须就诊。

（3）糖尿病患者还易患肾病。患糖尿病数十年后，容易患肾衰竭。

（4）糖尿病患者可能导致失明。

另外，糖尿病并发高血压、糖尿病性冠心病、糖尿病胃肠道疾病、糖尿病足等都是比较常见的并发症。

158 什么是糖尿病肾病

糖尿病肾病是临床常见和多发的糖尿病并发症，是糖尿病最严重的并发症之一，糖尿病肾病为糖尿病主要的微血管并发症，主要指糖尿病性肾小球硬化症，一种以血管损害为主的肾小球病变。早期多无症状，血压可正常或偏高。其发生率随着糖尿病的病程延长而增高。糖尿病早期肾体积增大，肾小球滤过率增加，呈高滤过状态，以后逐渐出现间隙蛋白尿或微量白蛋白尿，随着病程的延长出现持续蛋白尿、水肿、高血压、肾小球滤过率降低，进而肾功能不全、尿毒症，是糖尿病主要的死亡原因之一。

159 哪些因素影响糖尿病肾病的发生

除了遗传因素外，高血糖、高血压同样影响糖尿病肾病的发生发展，其他因素如糖尿病神经病变、血脂异常、血黏度及血管内易凝血等也是影响糖尿病肾病发生、发展的原因。对糖尿病肾病的防治要采取早期诊断、尽早治疗的原则。

160 如何防治糖尿病肾病的发生

（1）严格控制血糖，使血糖控制在正常水平。

（2）严格控制血压，使用血管紧张素转换酶抑制剂，可以选择的有卡托普利、依那普利、贝那普利（洛汀新）、培垛普利（雅施达）、福辛普利钠（蒙诺）、雷米普利（瑞泰）等，若血压仍控制不满意，可酌情增加钙抗拮剂等降压药物，最好把血压控制到 17.3/11.3 千帕（130/85 毫米汞柱）以下。

（3）低盐优质蛋白质饮食，因为食盐过多会导致血压增高、水肿，如果长期大量摄入蛋白质会加重糖尿病患者肾脏负担，对肾脏不利。

（4）定期检查微量尿白蛋白排泄率，以便发现早期糖尿病肾病。

161　糖尿病引起肾脏损害需要多长时间

糖尿病肾病指糖尿病导致的各种不同性质的肾损害。糖尿病肾病的发生率：1 型糖尿病占 33%～44%，2 型糖尿病占 15%～60%。其中微量蛋白尿多出现在诊断糖尿病 5 年后，大量蛋白尿多发生在诊断糖尿病 10 年后，出现蛋白尿到死于尿毒症平均间隔 10 年，而每日尿蛋白超过 3.0 克者一般在 6 年内死亡。

162　糖尿病肾病怎样治疗

（1）严格控制血糖。1 型糖尿病用胰岛素强化治疗，糖尿病肾病发生的危险性就会减少 35%～55%。研究显示，2 型糖尿病患者严格控制血糖也能防治糖尿病肾病。

（2）控制高血压。高血压会促进肾衰竭的发展，有效的降压治疗可以减慢肾小球滤过率下降的速率，减少尿蛋白排出量。血压应控制在 17.3/10.7 千帕（130/80 毫米汞柱）以下。

（3）限制蛋白质摄入。合理减少饮食中蛋白质数量（0.8 千克/天）可以减低肾小球内压力，减轻高滤过和减少蛋白尿。相反，给高蛋白质饮食会加重肾小球组织学病变。已经出现肾功能不全者更应该限制蛋白质的摄入，并食用含必需氨基酸的蛋白质。

（4）透析治疗和肾移植。万一出现肾衰竭，透析治疗和肾移植是唯一有效的办法。

163　糖尿病肾病应用降糖药物的治疗原则

初期可以使用格列喹酮（糖适平），该药 5% 从肾脏排泄，95% 由胆汁排出。还可根据具体情况选择其他中短效口服降糖药，如格列齐特（达美康）、格列吡嗪（美吡达），但应用时剂量应减少。使用降糖片时剂量要小，如果有条件可监测乳酸。格列本脲（优降糖）、苯乙双胍（降糖灵）等降糖药在肾功能不全时从体内排出减少、蓄积后容易发生低血糖，一定要慎用。新近出现的口服降糖药物像阿卡波糖（拜糖平）、伏格列波糖（倍欣）、罗格列酮、吡格列酮等，在糖尿病肾病早期同样可以使用，但晚期应使用胰岛素治疗。由于肾脏也是胰岛素代谢和排泄的重要器官，故肾功能严重受损时最好采用短效胰岛素治疗，剂量要小，监测要勤，防止发生低血糖。

164 糖尿病患者为什么容易得高血压

糖尿病与高血压有共同的发病因素。随着经济的发展和人们生活水平的改善，人们摄入的热量增加而活动消耗的热量在减少，糖尿病与高血压的发病率都在不断增高。在肥胖人群，特别是中心型肥胖的人中，糖尿病及高血压的发病率都比正常人群中高许多。研究认为，糖尿病与高血压病共同发病因素是糖代谢的异常，导致高胰岛素血症，过高的胰岛素促进肾小管对钠的重吸收，引起钠潴留。高胰岛素也可刺激交感神经，使血管收缩，长时间的高胰岛素血症会使血脂增高，促使动脉硬化，对高血压的发生都起重要作用。

165 糖尿病并发高血压的临床表现有哪些

（1）肾脏病变。糖尿病高血压患者部分可以以高血压为首发疾病，但大部分是进行性糖尿病肾病后发展至肾功能不全、肾衰竭而出现高血压。临床表现有蛋白尿、水肿、乏力、疲倦等。

（2）心血管病变。由于糖尿病高血压患者具备两个冠心病的独立的危险因素，所以冠心病的危险性增加，致左心肥厚的主要原因是由于未治疗高血压，所以可能较早出现左心功能衰竭。

（3）脑血管病变。脑梗死的主要危险因素是高血压。糖尿病患者发生中风的危险性是非糖尿病患者的2～6倍，并且在糖尿病患者中有高血压者发生脑卒中（中风）的危险性是血压一般人的2倍。所以脑卒中是糖尿病高血压者的临床特征。

（4）其他。一般情况下临床上可有头晕、头痛等，导致糖尿病微血管病变发生率增加，例如发生视网膜病变而导致视力减退等。

166 糖尿病并发高血压的发病机制是什么

糖尿病并发高血压的病因错综复杂。高血压与糖尿病同时发生，则有4种可能性：

（1）为糖尿病动脉粥样硬化所引起的糖尿病高血压。

（2）为原发性高血压。

（3）为原发性高血压基础上的糖尿病性高血压。

（4）为糖尿病肾病性高血压。

167　糖尿病性高血压如何治疗

糖尿病并发高血压的治疗不只是药物治疗，适当运动、低盐饮食、戒烟、戒酒等都是相当重要的。应着重强调的是，先不予药物治疗的患者应定期随诊和监测血压，并按随诊结果考虑是否给予抗高血压药物，防止延误病情。一般来说高血压要终身治疗，若自行停药，血压将会回复到治疗前水平。

研究资料显示，糖尿病患者的血压要控制在 17.3/11.3 千帕（130/85 毫米汞柱），达不到这个要求就要选用降压药物治疗。选择降压药物时要注意到糖尿病患者常常有合并直立性低血压、肾病、血脂异常、冠心病、胰岛素抵抗，与非糖尿病患者有所不同，应兼顾和不加重这些病情。首选药物有血管紧张素转换酶抑制剂（ACEI）、钙离子拮抗剂等，需要时还可加用小剂量利尿剂，临床试验已经证明，血管紧张素转换酶抑制剂能有效地防止和改善糖尿病肾病的发生、发展。

168　糖尿病神经病变有什么症状

糖尿病神经病变的主要症状为麻木或疼痛。麻木表现为双下肢或双上肢对称性的麻、木、蚁走感、发冷感等症状。疼痛表现为下肢远端、大腿内侧、小腹和会阴部会有自发性灼痛、闪电样疼痛，活动后和夜间则会加重。检查可以发现手套、袜子样感觉障碍、腱反射减弱或消失异常。糖尿病自主神经病变也很常见，表现形式也多种多样，包括瞳孔和泪腺分泌障碍、心血管功能障碍、胃肠道功能障碍、泌尿生殖系统功能障碍、体温调节和汗液分泌障碍、神经源性骨关节病以及低血糖等。

169　如何治疗糖尿病神经病变

糖尿病神经病变的治疗可分一般治疗和特殊的治疗。一般治疗包括控制血糖、血压、血脂让其保持在正常范围；避免高血糖在短期内幅度波动过大，戒烟、酒；要选择合适的药物，可以是甲基维生素 B_{12}、尼莫地平、神经生长因子、醛糖还原酶抑制剂等。糖尿病自主神经病变的特殊治疗依据不同的临床表现而不同。腹泻者可用可乐定，便秘者可用通便灵、麻仁润肠丸等；胃排空延迟者可用多潘立酮（吗丁啉）、甲氧氯普胺（胃复安）等；尿排空障碍者可予以下腹加压、理疗等治疗；直立性低血压者可穿紧身裤袜，缓慢站立。

170 什么是痛性糖尿病神经病变

痛性糖尿病神经病变也是周围神经病变的一种，主要表现为自发性疼痛。它的特点是有非常严重的疼痛感，休息时明显，夜间加重，穿鞋袜及盖被也会使疼痛加重，这种疼痛往往使人难以忍受，甚至彻夜不眠。治疗更为棘手，部分为自愈性的。如果是足部可涂用辣椒辣素，口服卡马西平、苯妥英钠等对部分患者有效。

171 什么是对称性多发性周围神经病变

这种疾病是糖尿病神经病变中最常见的类型之一，常见特征包括肢体麻、发凉或灼热刺痛等感觉异常。通常起病缓慢，在糖尿病早期，以肢端无力、麻木不适为主要表现。部分患者可见两侧肢体远端对称感觉障碍、踝反射减低、下肢比上肢重。

有些患者无阳性体征属亚临床表现，只见神经传导速度减慢，表现为针刺样和刀割样痛，有时很难忍受，多在夜间加重。有时表现痛觉减退，检查时发现四肢远端对称性"手套"或"袜子"型感觉障碍，音叉震颤觉及位置觉减退或消失，肌萎缩及自主神经功能紊乱可同时产生。

172 自主神经病变有哪些临床表现

（1）心血管系统。主要是血管运动反射受损，表现为心率与血压的变动，特别是体位变换时出现心率血压变动，常表现为静息性心动过速和心率固定。

（2）胃肠道系统。食管蠕动减慢，胃的张力减低，排空时间相应延长。

（3）泌尿生殖系统。膀胱功能障碍非常容易见，易引起泌尿系感染，性功能减低也是常见特征。

（4）体温调节和出汗改变。一般为肢体过冷、半身出汗，部分患者可有味觉性出汗，也就是发生在进食数秒时出汗，偶有非低血糖性夜间出汗。

173 引发中枢神经病变的原因有哪些

（1）脊髓病变。会出现步态不稳、闭目难立、走路像踩棉花样，双下肢深感觉明显减退。脊髓侧索损害表现有双下肢无力，肌张力增高，痉挛性步态，腱反射亢进。

（2）脑部病变。与脑动脉硬化、高血压、高血脂、高凝状态等导致脑血管意外相联系。临床上表现为多发性腔隙性脑梗死以及多发性脑梗死，依据发生部位不同而有不同的临床表现。

174 如何治疗中枢神经病变

（1）控制血糖：糖尿病患者除胰岛素治疗以外，还可以进行饮食控制和口服降糖药。

（2）药物治疗：对轻型早期病例一般选用神经营养药物，比如大量多种 B 族维生素、维生素 C 和烟酸等。同时使用活血化瘀、改善微循环的药物像山莨菪碱、复方丹参、烟酸等，如为面神经麻痹和腓总神经麻痹，可加用理疗、针灸、按摩等治疗。

（3）心理治疗：通过谈话了解患者现在的心理，消除患者的顾虑与积郁，提高其对疾病的认识和治疗信心，对糖尿病性精神障碍和焦虑、抑郁、情感不稳定有非常好的疗效。

175 糖尿病患者手足发麻都是糖尿病引起的神经病变吗

这种说法是片面的。糖尿病患者经常会出现典型的手套、袜子样感觉异常、麻木，肌电图检查出现神经性损害者，可以认为该症状是由糖尿病的神经病变引起。而一侧肢体的麻木就应该考虑是否为脑缺血的改变所致，而单侧上肢或下肢的麻木最常见的原因为颈椎病、腰椎病和坐骨神经痛。因此说糖尿病患者手足发麻不一定都是糖尿病引起的神经病变。

176 什么是骨质疏松

骨质疏松就是骨质中的成分减少了。骨质是由两部分组成，一部分是支撑骨头的架子，主要是由蛋白质、胶原等构成，医学上被称作骨基质；另一部分是矿物质，由钙、磷等构成。两部分有机地结合在一起就组成了坚硬的骨头。而所谓骨质疏松就是这两部分成分都有减少，骨组织结构破坏，失去正常功能，极易发生骨折。

177 糖尿病与骨质疏松有什么关系

一般老年人和绝经后妇女易患骨质疏松。糖尿病患者也容易患骨质疏松，发生率为 20% ~ 40%，明显高于非糖尿病患者。患糖尿病后，身体的钙、磷、镁、锌、氮等常呈负平衡，也就是说每天钙、镁、磷、锌、氮等排出体外的数量超过进入身体的量，时间长了，骨头变就得不结实了。还有，能促进肠道吸收钙的维生素D不足，摄入的钙在胃肠道吸收不充分；有的患者过度限制饮食或偏食，这些都是糖尿病患者容易发生骨质疏松的原因。

178 糖尿病合并骨质疏松有哪些症状

（1）糖尿病自身的一些症状。

（2）骨头疼痛，以腰背部疼痛较为常见。

（3）骨折，多见的有椎体压缩性骨折（骨头本身没有断开，但被压扁了），X线摄片可确诊。其他常见骨折部位有髋骨、桡骨，较轻外力就会导致这些部位骨折。

179 如何确定发生了骨质疏松

骨质疏松早期并无明显症状。骨密度检查是诊断早期骨质疏松最有效的方法，表现为骨密度降低。严重者拍X线片也能看出骨质疏松的表现。

180 骨质疏松如何治疗

（1）良好地控制糖尿病。如果血糖控制正常或接近正常就会使钙、磷、镁、锌、氮等呈正平衡，有利于这些物质在骨头中沉积。

（2）多运动、多照阳光。营养成分要合理、多样化。

（3）及时补充维生素D。维生素D每天1 000单位。

（4）补充钙制剂。每天补充钙元素500～1 000毫克，分次餐后服。

（5）在医生指导下合理应用雌激素、降钙素、二酸盐。

181 什么是糖尿病足

糖尿病足又叫糖尿病肢端坏疽，是糖尿病慢性致残性并发症，主要是由下肢中小血管及微循环障碍和周围神经病变并发感染所致。通常发生在糖尿病病程5年以上，多见男性患者。发生部位以足趾多见，其中有5%～10%的患者需要进行截肢手术，占所有非创伤性截肢的50%以上。糖尿病足的病因有血管病变、神经病变和足部受压、感染。常见的病因有穿鞋过紧、足趾挤压伤、烫脚致伤、足癣、小创伤感染、皮肤水疱、动脉血栓、鸡眼、胼胝、修脚外伤、足畸形等。

182 糖尿病足的临床表现有哪些

（1）患者皮肤瘙痒，干而无汗，肢端皮肤温度减低，出现水肿、干枯、颜色变暗及色素斑等现象。

（2）肢端刺痛、灼痛、麻木、感觉迟钝或丧失感觉，鸭步行走，间歇跛行，双下肢休息痛，下蹲起立艰难。

（3）肢端发生营养不良，肌肉萎缩、张力差，关节韧带极易损伤，骨质破坏导致病理性骨折。

（4）跖骨会下陷，趾关节弯曲形成足状趾、鸡爪趾等。

（5）肢端动脉搏动减弱或消失，血管狭窄处能听见血管杂音，反射迟钝或消失。

（6）肢端皮肤出现干裂或小疱、血疱、糜烂、坏疽或坏死。

183 哪些人易患糖尿病足

（1）有溃疡、穿透性足底溃疡和截肢病史的患者。

（2）间歇性跛行者。

（3）足部畸形、包括受压点胶质层增厚、爪样趾、平足。

（4）温度辨别、疼痛或震动感消失者。

（5）有周围血管病变者。

184 糖尿病足的发病原因有哪些

研究表明，肢端缺血和周围神经病变是糖尿病足的独立危险因素，感染则加重病变程度。在年轻的 1 型糖尿病患者中，主要是神经病变，而在病程长、血糖控制不理想的 2 型糖尿病患者中，血管病变和神经病变几乎处于同等重要的地位。

（1）周围血管病变。是糖尿病足的最基本的危险因素之一。糖尿病患者大、小动脉粥样硬化及血栓形成，导致血管腔狭窄或阻塞；毛细血管基底膜增厚，内皮细胞增生，红细胞变形能力下降；血小板聚集能力增强，血液黏度增加，血流缓慢，微循环发生障碍。

（2）周围神经病变。由于动脉粥样硬化导致肢端缺血、代谢紊乱导致神经营养不良、神经轴突、神经髓鞘变性等原因，可引起糖尿病周围神经病变，包括感觉神经病变、运动神经病变和自主神经病变，以多发对称性感觉运动神经病变最为常见。皮肤韧性减低，皮肤就会干燥，而触觉和痛觉减退及足部肌肉萎缩和反馈调节失灵，使行走时双足发生压力性改变致使足部损伤。

（3）感染。糖尿病患者由于高血糖、低蛋白血症以及免疫功能受损等因素，极易感染。由于血管病变和神经病变的存在，足部微小的创伤也可引起病原微生物的入侵和蔓延，尤其是容易出现厌氧菌感染，而且感染容易扩散。感染可以是浅表的，也可以是广泛深层，组织坏疽后出现率更高。

（4）其他。主要由于神经和血管病变引发，在日常生活中因为穿过紧的鞋引发足趾压伤、烫伤、足癣、皮肤小疱，修脚外伤或其他原因导致足损伤、皮肤破损和足部感染，若不及时处理就会成为糖尿病足发生和加重的主要原因。

185　怎样预防糖尿病足

（1）每晚温水洗脚，水勿过热，泡脚时先用手或肘部试水温，以免患者感觉障碍发生烫伤，泡足后要特别将趾间缝隙处轻柔擦干。

（2）皮肤干燥者可涂羊毛脂、婴儿油或其他润滑剂，每周2~3次。

（3）避免足部受伤，不宜赤脚行走。

（4）若视力不佳，不要自己剪趾甲。

（5）细心选择合适的鞋，穿鞋前保证鞋内无异物。每周至少换2次鞋，避免穿高跟鞋和长时间穿新鞋。

（6）冬季注意保暖，提倡穿羊毛袜。为缓解夜间足凉可穿袜套，但不宜用热水袋或小水炉暖脚。

（7）勿长时间双腿交叉，以免压迫血管和神经。

（8）出现足畸形和损伤时，应及时就诊。

186　怎样治疗糖尿病足

糖尿病足的治疗要求综合、全面治疗。其基本原则是在严格代谢控制的基础上，积极抗感染和系统、全面的局部治疗及护理，三者缺一不可。在出现糖尿病足后，必须采用胰岛素治疗来控制血糖，病情严重者和1型患者还需要胰岛素强化治疗，如胰岛素泵等。

（1）严格控制血糖、营养神经、改善循环系统。

（2）对于浅表感染，应局部使用药物如过氧化氢（双氧水）、庆大霉素、山莨菪碱、胰岛素、苯妥英钠等。

（3）对于足部溃疡，应彻底清创、去除坏死组织或引流，正确使用抗生素，阻滞溃疡向深部发展，预防双重感染。禁用油膏。

（4）手术治疗。血管重建、搭桥、旋切、支架等，必要时截肢。

187 手术治疗糖尿病足的优点有哪些

（1）通过移植正常组织的有效缓冲，为早期救治争取了时间。

（2）血液丰富的正常组织有利于控制感染扩散。

（3）可以最大限度地降低截肢面积。

188 糖尿病与冠心病有何关系

糖尿病是一种全身性代谢紊乱疾病，很容易引发冠心病。糖尿病患者合并冠心病时，冠心病的某些临床特征出现较迟或被掩盖，这更应引起临床医生的关注。因为糖尿病性神经病变能累及神经系统的任何一部分，特别是神经末梢，当患者的神经末梢受损时，痛阈升高，即便发生了严重的心肌缺血，疼痛也较轻微，甚至没有心绞痛症状，无痛性心肌梗死的发生率高，而且休克、心力衰竭、猝死的并发症也较多，预后较严重。所以，糖尿病患者应定期到医院检查心脏，并加以合理的膳食和体育锻炼，以降低冠心病的发生率，提高患者的生存质量。

189 哪类糖尿病患者容易并发冠心病

（1）长期反复出现高血糖，有利于脂肪进入血管壁。

（2）糖尿病患者经常伴有高脂血症，易导致动脉粥样硬化。

（3）糖尿病患者体内性激素内环境稳定性发生改变，容易使心血管疾病的发生率增高。

（4）糖尿病患者体内血液常呈高凝状态而形成血栓，使微血管闭塞，导致组织缺氧。

（5）糖尿病伴有高血压患者。

（6）2 型糖尿病患者中肥胖型患者。

（7）有高胰岛素血症的患者，增强了动脉内膜细胞的溶脂作用，从而加速动脉硬化的过程。

190 糖尿病并发冠心病用药时应注意哪些问题

对于患有糖尿病的冠心病患者在服药时要特别注意，最好选择非糖衣包片剂的药物。薄膜包衣与以前采用的糖衣相比有很多优点，它采用符合包衣要求的高分子物料，如玉米朊（玉米中的蛋白质），形成了坚固的薄膜，更加有利于老年人和糖尿病患者服用，无毒性，理化性质稳定，在消化道可迅速溶解或崩解。该包衣层比糖衣薄得多，并且十分安全，非常适合冠心病患者长期服用。

191 什么是糖尿病性心肌病

就是糖尿病患者心肌出现大范围结构改变,最终引起左心室肥大,心脏舒张和收缩功能障碍的疾病过程。糖尿病使心肌在细胞水平上发生改变,进而导致结构异常,糖尿病心肌病这一概念就是基于此。

192 糖尿病性心肌病的临床表现

糖尿病性心肌病临床上是很常见的,特别是在糖尿病的基础上并发的冠心病、自主神经病变。本病的主要病理改变是心肌微血管的内皮细胞和内膜纤维增生、毛细血管基膜增厚、血管腔变窄,使心肌发生广泛而持久的慢性缺血缺氧,导致心肌退行变性和广泛的坏死,最终导致心功能减退、心脏扩大和各种心律失常。该病的诊断主要借助病史以及参考有心脏扩大、心力衰竭等临床症状者,实验室检查提示有心肌病存在,并能排除其他病因的心肌病和心脏病者,就可作出此诊断。

193 糖尿病性心肌病的治疗对策

控制血糖是糖尿病性心肌病防治的一项治疗措施。节制饮食,并进行体育锻炼,不仅能提高胰岛素敏感性,还是一种有效预防因肥胖而加重心肌功能异常的辅助措施。应按病情变化给予患者包括胰岛素在内的降糖药物,使血糖迅速得到控制。研究显示,糖尿病性心肌病患者,经1年严格的血糖控制后,其心力衰竭发生率下降了29%。

194 什么是糖尿病性胃肠病

糖尿病性胃肠病是糖尿病常见的慢性并发症之一。1型糖尿病患者早期就有合并胃肠道功能紊乱的趋势,而2型糖尿病患者随着病程的推延,胃肠道症状的发生同样会增高。糖尿病性胃肠病发病率为30%～76%,然而出现明显的消化道症状者仅占糖尿病患者的20%～40%。

195 糖尿病主要并发哪些胃肠病

(1)胃的病变主要是糖尿病性胃轻瘫。可能为短期的或间歇的,也可能延续几个星期,甚至更长。

(2)小肠的病变主要是腹泻。以往临床比较少见,近几年有增加的趋势。临床表现:腹泻多数是间歇性。发作时腹痛轻微,腹泻1日数次,有的可达 20 余次，且大便失禁也较常见。多数患者同时伴有周围神经病变的表现。

（3）大肠的病变主要是糖尿病性便秘。临床特征：便秘大多为间断性的，29% 的患者便秘与腹泻交替发生。

（4）肛门括约肌的病变主要是大便失禁。临床特征：大便失禁和腹泻同时存在者为多见，常伴有自主神经病变的表现。

196 糖尿病并发胃肠道疾病的临床表现

糖尿病性胃肠病常累及消化系统的多个脏器。76% 的患者有胃运动功能障碍，即"糖尿病性胃轻瘫"，其病理生理特点是胃肠张力和收缩力都会下降，蠕动减慢，排空延迟。患者主要表现为腹胀、上腹不适感、易饱、恶心和呕吐等症状。这种状况应与功能性胃肠道病变表现的习惯性便秘、肠易激综合征、功能性消化不良等现象区别开来。多数患者无临床特征。有表现特征的常为上腹部不适和胃灼热的特征，且吞咽困难。对这种现象的吞咽不畅者应注意可能是食管的器质性疾变及糖尿病念珠菌性食管炎。

197 糖尿病胃肠道疾病对食管的影响

有人做过实验，对 14 例糖尿病患者采用 X 线电影照相术进行食管蠕动观察，发现仅有 2 例糖尿病患者有临床特征。所以说，一般病情严重的糖尿病并发神经损害患者才会被糖尿病引起食管动力异常现象，另外，一些患者的食管病变是由于念珠菌性食管炎的原因。多数患者无临床特征。有表现特征的常为上腹部不适和胃灼热的特征，且吞咽困难。

198 如何确诊糖尿病胃肠道疾病

（1）糖尿病史及临床特征。
（2）食管钡餐和食管镜检查。
（3）对可疑的糖尿病念珠菌性食管炎者可作咽部分泌物真菌培养。
（4）排除因焦虑、抑郁等精神因素引起的特征。

199 如何治疗糖尿病胃肠道疾病

（1）对症下药是关键。氢氧化铝等制酸药应针对的是有胃灼热感的，对于细菌培养阳性的念珠菌性食管炎，应选用酮康唑、氟康唑等抗真菌的药物来治疗，医生对吞咽困难者应先考虑选用甲氧氯普胺（胃复安）或多潘立酮（吗丁啉）类药品。

（2）控制糖尿病，改善食管动力状态。

200　糖尿病胃轻瘫的临床表现

常见临床表现为：腹痛，上腹部饱胀，恶心，呕吐，呕吐物中含数小时前的进食物质或宿食，恶心呕吐长达数天或数周，血糖很难控制，同时有体重减轻的特征。

201　糖尿病胃轻瘫需要做哪些检查

（1）胃肠造影。可见胃蠕动减弱或消失、胃扩张，排空延迟和十二指肠球部没有张力，饭后 12 小时是否有食物留滞胃内。

（2）放射性核素法。以 $99^{m}Tc$ 拌在固体或液体食物中，进行放射性核素扫描检查，确定胃排空能力。

（3）胃 B 超检查。通过 B 超检查了解胃的蠕动和排空情况。

（4）胃肌电图。反映胃的蠕动功能，了解胃肌电活动情况。

（5）胃镜检查。把握胃蠕动及黏膜情况，排除幽门梗阻。

202　糖尿病性肠病如何进行辅助检查

（1）消化道钡餐。可发现小肠吸收不好，肠蠕动减弱及十二指肠炎。

（2）纤维结肠镜检查。多见肠黏膜充血水肿，没有异常变化。

（3）胃肠肌电图检查。把握肠肌电情况。

（4）大便常规及细菌培养，可均为阴性。

203　糖尿病与感染有什么关系

糖尿病患者并发感染概率远高于非糖尿病患者。糖尿病患者感染率较高。糖尿病同感染是相互影响，互为因果的。感染引起和加重糖尿病，而糖尿病患者感染后会加重病情，使原有的糖尿病不容易控制。

204　糖尿病易感染的发病原因有哪些

（1）高血糖。血糖越高，感染的概率也会越高。当血糖大于 11.1 毫摩/升的时候感染机会增加。

（2）神经病变。有神经性病变的糖尿病患者一般都有神经性膀胱炎、尿潴留，再加上需经常导尿，容易尿路感染；而发生周围神经病变的患者四肢肢端麻木，痛觉、温觉、触觉减退，且因不易早期发现而导致感染。

（3）血管病变。糖尿病引发中小血管功能和形态改变，引发血流缓慢，组织供血、供氧障碍，利于厌氧菌的生长和降低血细胞依赖的杀菌效果。

（4）免疫功能低下。

205　糖尿病并发感染的防治措施有哪些

（1）积极治疗糖尿病。严格控制血糖，使体内代谢正常或接近正常。

（2）适当的体育锻炼。不但增强体质，而且可提高抗病能力。

（3）时刻注意个人卫生。保持口腔、皮肤、足部的卫生，减少感染的机会。

（4）合理使用抗生素。抗生素使用应以药物敏感度为指导，根据足量、足够疗程，严重感染者静脉给药、联合用药。但不能长期用药或预防性用药。

（5）必要时配合外科治疗。如肾脓肿、痈、蜂窝织炎及某些少见感染应配合外科手术治疗。

206　糖尿病临床常见的感染性疾病有哪些

（1）呼吸道感染。

（2）泌尿道感染。

（3）皮肤软组织感染。

（4）败血症。

（5）恶性外耳道炎。

（6）真菌感染。

207　糖尿病患者的皮肤会出现病变吗

皮肤往往能体现内脏的健康状况，它和其他脏器息息相关，许多内脏发生病变，往往通过皮肤表现出来。糖尿病也如此。皮肤参与糖的储存、分解和排泄，糖尿病患者由于长期存在着多种代谢的障碍，导致血管、神经等方面的变化，因而会出现各种皮肤的病变。根据有关资料表明，30%的糖尿病患者有皮肤损害，因此了解糖尿病的皮肤表现，通常是早期诊断的依据。

208　糖尿病常并发哪些皮肤病

（1）皮肤真菌感染。这是糖尿病患者最容易并发的皮肤病，特别是未被控制的糖尿病患者，并发真菌感染者高达40%。

（2）皮肤化脓性感染。在糖尿病中并发皮肤化脓性感染者约20%，为金黄色葡萄球菌感染，临床表现为疖、痈、毛囊炎、汗腺炎，甚者能加重糖尿病病情，诱发酸中毒。

（3）皮肤瘙痒。多见于老年性糖尿病患者，其发病时间、程度、部位都不相同，女性外阴瘙痒更为多见。

（4）结缔组织代谢障碍引起的皮肤病。如糖尿病性硬化性水肿、淀粉样变性苔藓、黏液水肿性苔藓。

（5）脂肪代谢障碍引起的皮肤病。有糖尿病性黄色瘤、睑黄斑瘤、胡萝卜素沉着症等。

（6）血管性障碍引起的皮肤病。有糖尿病性坏疽、糖尿病性脂肪萎缩，糖尿病性皮肤潮红、紫癜、胫前色素斑、糖尿病性大疱、糖尿病性类脂质渐进性坏死。

（7）其他。如末梢神经障碍引起的糖尿病性无汗症。

209 糖尿病与牙周炎有什么关系

许多研究显示，糖尿病患者的牙周病发生率和严重程度都大于无糖尿病者，控制不良的糖尿病患者，其牙周炎的症状非常明显，并且牙周疾病的进展加速，易发生牙周脓肿。有学者提出，牙周炎是糖尿病的第六个并发症。糖尿病和牙周病之间存在双向关系，牙周感染对糖尿病也会产生影响，会影响血糖的控制，增加发生糖尿病并发症的风险。

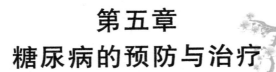

第五章
糖尿病的预防与治疗

210　糖尿病的预防原则

有专家把糖尿病的预防归纳为"四个一点"，即"多懂一点、少吃一点、勤动一点和放松一点"。

多懂一点，即对糖尿病的知识多懂一点，对其危害多懂一点，对其防治知识多懂一点。

少吃一点，就是摄取的总热量少一点，不只是主食要少吃，而且副食，特别是高热量的副食也要少吃。

勤动一点，要经常保持一定的运动量。这样既控制了饮食，又增强了锻炼，体重就不至于过胖。

放松一点，是指心理放松乐观。好的心态对糖尿病的预防有积极作用。

211　预防糖尿病有什么重要意义

（1）有利于减少糖尿病的发病率。积极开展糖尿病预防知识，让全民了解糖尿病的诱发原因，提高群众的自觉防治意识，可大大降低糖尿病特别是2型糖尿病的发病几率。

（2）有利于早期诊断和早期治疗，减少致残、致死率。积极有效地开展糖尿病预防，可早期发现糖尿病患者，减少和延缓糖尿病并发症的发生和发展，提高患者的生活质量，降低致残率，延长寿命。

（3）有助于减轻国家和个人的经济负担。加强糖尿病预防，进行糖尿病早期防治，可减少投入的人力、财力，从而达到事半功倍的效果，既有益于国家，也有益于个人。

212　糖尿病一级预防有什么意义

一级预防即初级预防，是对糖尿病易感人群和已有糖尿病潜在表现的人群，通过有针对性地改变和减少不利的环境和行为因素，并采用非药物或药物预防措施，从而最大限度地减少糖尿病的发生。

213 1型糖尿病一级预防措施有哪些

1型糖尿病的发病因素与遗传和环境因素有关，是一种自身免疫相关性疾病。其一级预防措施有：

（1）避免接触对胰岛 β 细胞有损害的化学物质：如四氧嘧啶、链脲佐菌素等。

（2）新生儿及婴儿早期不吃牛奶。新近一些研究发现，新生儿喂食牛奶者，1型糖尿病的发病率较高，可能与牛奶蛋白刺激儿童产生抗牛血清抗体有关。

（3）积极预防并治疗病毒感染。有人在新发现的 1 型糖尿病患者血中，检测出柯萨基 B_4 病毒、腮腺炎病毒、巨细胞病毒及风疹病毒的抗体，提示某些病毒感染可触发 1 型糖尿病。

（4）筛选易感者，并及时采取干预措施。1 型糖尿病发病前静脉葡萄糖耐量试验早期第一时相胰岛素释放减少。这些检查可用来筛选 1 型糖尿病前期患者。

214 2型糖尿病一级预防的主要对象有哪些

（1）有糖尿病家族史者。

（2）传统生活方式发生改变者，从体力活动为主转变为脑力劳动者，由主食为主改变为肉副食为主者，经济收入迅速增高者。

（3）肥胖者，特别是体质指数大于 25 者，是糖尿病高危险人群。

（4）高血压、高脂血及早发冠心病者，经大量研究证实，三者均是糖尿病的独立危险因素。

（5）曾有过妊娠血糖增高或巨大儿生育史，有多次流产者。

（6）年龄40岁以上者。有资料表明，40 岁以上中老年糖尿病患病率较年轻人显著增高。

（7）饮酒过多者。

215 2型糖尿病一级预防有哪些策略

（1）可通过公共媒体，如报纸、广播、电视等宣传糖尿病的易患因素，普及糖尿病防治常识。

（2）出版发行关于糖尿病方面的知识手册及其他声像出版物，提高对糖尿病防治的理论认识水平。

（3）举办糖尿病社区知识讲座及糖尿病患者联谊活动，建立社区糖尿病防治体系。

（4）成立糖尿病康复协会等糖尿病患者群众团体。

216　2 型糖尿病一级预防措施有哪些

（1）避免和纠正肥胖。

（2）避免高脂肪饮食。

（3）饮食要合理保证体重及工作、生活的需要。

（4）增加体力活动，积极参与体育锻炼。

（5）禁止或少用对糖代谢不利的药物。

（6）积极发现并治疗高血压、高脂血和冠心病。

（7）戒除烟酒等不良生活习惯。

217　2 型糖尿病二级预防的意义是什么

二级预防的目的是筛选和发现无明显症状的糖尿病及糖耐量低减者，找出早期干预治疗的最有效方法，以降低糖尿病发病率及减少糖尿病并发症。

218　2 型糖尿病二级预防的筛选对象包括哪些

25 岁以上人群，反映率不少于 85%。特别是对 2 型糖尿病患者的父母、子女、兄弟、姐妹中的肥胖者，有妊娠期糖耐量异常、巨大儿生育史者，高血压、冠心病、高脂血症者及 50 岁以上人群。

219　2 型糖尿病二级预防的筛选方法是什么

首先要禁食 10～12 小时，并于早晨空腹进食 100 克馒头或米饭，并用 200～300 毫升水协助在 10 分钟内吃完，餐后 2 小时用微量血糖计测指尖血糖指数。若血糖为 6.1～13.8 毫摩/升，就要做口服葡萄糖耐量试验；若餐后 2 小时指尖血糖大于或等于 13.9 毫摩/升，数天后用 100 克标准面粉或米做成的早餐，代替 75 克葡萄糖的标准口服葡萄糖耐量试验，测静脉血糖，若高于 13.9 毫摩/升，则可诊断糖尿病。若上述两部分人数不是调查人数的 5%，那么就要适当降低血糖水平，使做口服葡萄糖耐量试验的人数达 5%。筛选用餐后 2 小时血糖而不能用空腹血糖，因为空腹血糖会遗漏不少糖尿病，特别是糖耐量低减患者。

220　二级预防的关键是什么

大量研究表明，糖耐量低减的特点是肥胖、高血压病、冠心病、高脂血的患者较正常人显著增多。虽然糖尿病的患病率国外较国内高，然而大量研究发现，中国人糖耐量低减的发病率（每年约 10%）较国外（每年 2.5%）要高。

对糖耐量低减患者进行饮食、运动和药物干预治疗，可使其年发病率减少30%～50%，因此抓紧糖耐量低减防治，不但有利于降低糖尿病的发病率，而对冠心病的防治有帮助。所以，糖耐量低减干预治疗是糖尿病二级预防的关键。

221 1型糖尿病二级预防的目的意义是什么

1型糖尿病二级预防的目的就是通过一些筛选试验，以便发现临床前期和早期1型糖尿病，并及时采取有效的预防措施，使临床前期1型糖尿病避免或延缓发展为临床期1型糖尿病，或使早期1型糖尿病缓解。由于1型糖尿病发病率比较低，采用大规模筛查收益较小，因此1型糖尿病二级预防远不如2型糖尿病二级预防意义重大。

222 如何对1型糖尿病前期筛查

1型糖尿病二级预防，首先应进行临床前期1型糖尿病筛查。筛查试验可分两类：一类是免疫学指标，如胰岛细胞抗体（ICA）、胰岛素自身抗体（IAA）、抗GAD抗体等；另一类是组织相容性抗原（HLA）基因分型。其中，ICA是敏感性、特异性、重复性、可行性均较好的指标。多次筛选试验会更适合1型糖尿病的预测，因为任何一种指标的敏感性或特异性均达不到100%。ICA、IAA和抗GAD抗体反映了1型糖尿病的不同方面，若将它们联合检测，会对提高疾病的预测性更具有价值。现今还没有更多的证据表明，免疫学指标与HLA分型联合应用对1型糖尿病的预测准确性更高。

223 如何对1型糖尿病前期干预治疗

（1）烟酰胺。烟酰胺可以增加胰岛素合成，降低高血糖。而高浓度的烟酰胺可抑制多聚核糖合成酶活性，这有利于脱氧核糖核酸修复。同时，烟酰胺作为自由基清除剂，可减少胰岛自身免疫反应产生的自由基对胰岛β细胞脱氧核糖核酸的破坏损伤。

（2）免疫抑制剂。如应用环孢素等。

（3）胰岛素。糖尿病前期给予胰岛素可延缓其自然病程，起到预防作用。

（4）单克隆抗体。单克隆抗体已经用于新诊断的1型和2型糖尿病高危患者。

（5）光照射治疗。将患者的淋巴细胞在体外用甲氧沙林发出的紫外光照射4～5小时，然后再输入体内。

224 糖尿病三级预防目的是什么

（1）有效预防急性并发症。如低血糖、糖尿病酮症酸中毒、非酮症性高渗性昏迷、乳酸酸性酸中毒、感染等。

（2）积极防治慢性并发症。特别是对新发现的糖尿病患者尽早、定期检查，明确有无大血管病变及微血管病变。

225 糖尿病患者如何预防低血糖

首先，要广泛开展糖尿病教育，使患者了解低血糖的危害性，熟悉低血糖反应的表现，及时发现低血糖症。其次，鼓励患者使用微量血糖仪进行血糖自我监测。当怀疑有低血糖反应时，立即测定指尖血糖即可明确诊断。再次，患者可随身携带糖尿病卡，以备发生意外时，向救护者警示低血糖症的可能性。此外，患者应随身携带饼干、糖果等，以备不时之需。夜间有低血糖发作者，可适量减少晚餐前或睡前胰岛素剂量，或睡前少量加餐。

具体措施如下：

（1）避免过度劳累及剧烈运动，一日三餐按时进食。

（2）如果是正在应用胰岛素的患者，应严格计算好胰岛素与长效胰岛素的用量比例。

（3）若发现白天尿量多、尿糖多，而夜间常发生低血糖时，应及时检查，注射部位若因吸收不良引起，则应改变注射部位。

（4）糖尿病患者应随身携带一些水果糖、饼干等食品以备用。

226 出现低血糖如何急救

（1）立即卧床休息，迅速补充葡萄糖是决定预后的关键。因此，应强调在低血糖发作的当时，立即给予含糖较高的物质，如饼干、果汁等。

（2）能自己进食的低血糖患者，饮食应低糖类、高蛋白质、高脂肪、少食多餐，必要时午夜可饮用加糖饮料1次。

（3）静脉推注50%葡萄糖溶液40～60毫升，是低血糖抢救最常用和有效的方法。若病情不严重，又没有造成严重脑功能损害，则症状会迅速缓解。

227 2型糖尿病患者夜间发生低血糖的主要原因有哪些

（1）在家使用胰岛素不规范，对长效和短效胰岛素的剂量和维持时间掌握不好。

（2）晚餐进食较少，晚饭后活动过多又未及时补充食物。

（3）大便次数多，以致营养物质大量丢失。

228 糖尿病患者夜间低血糖如何急救

糖尿病患者夜间发生低血糖多在凌晨 1~3 时，患者主要症状表现为头晕、出汗多、全身发抖，甚至手脚抽搐或昏迷，若不及时发现很可能会危及生命。家属碰到这种情况，首先要冷静，并给患者吃些糖果或 25% 的葡萄糖水适量，同时给予快速检测血糖，做到心中有数，经过处理，多数患者的低血糖症状会自行缓解。有条件的患者也可在床边静脉注射 25%~50% 葡萄糖溶液 20~30 毫升，以快速纠正低血糖重症状，然后急送附近医院进一步治疗。

专家建议，家中有糖尿病患者，最好要备有快速血糖检测仪，身边放有含糖食物，单独外出时随身带上医疗急救卡、果糖、开水及饼干等食物，以便应急。

229 什么是黎明现象

黎明现象是指夜间血糖控制良好，也无低血糖发生，仅于黎明一段时间出现高血糖的现象。引起黎明现象的原因可能是由于皮质醇，生长激素等胰岛素拮抗激素分泌增加所致的。如果血糖控制得较好可不加药物的剂量，如果药量过大会引起低血糖后反应性高血糖，注意监测血糖。

230 诱发糖尿病患者昏迷的原因有哪些

（1）糖尿病意外伤害的急性感染。

（2）因吃含糖分、脂肪过多食物，或使用胰岛素量不足或中断。

（3）出现严重呕吐、腹泻及饥饿。

（4）心肌梗死。

（5）因过度疲劳、紧张及妊娠。

231 发生糖尿病昏迷时如何护理

（1）糖尿病患者发生昏迷时，如果不及时抢救，很可能会有生命危险，护理人员及家属必须随时观察患者的病情变化。

（2）记住患者的液体出入量，以及饮水量或输液量、尿量等。

（3）患者脱离危险，恢复意识后，应积极治疗糖尿病，调节饮食，合理使用胰岛素，使体内代谢恢复正常，防止糖尿病性昏迷的再度发生。

（4）糖尿病是一种慢性而需要长期治疗的疾病，患者及家属都要帮助患者消除顾虑，树立信心，学习有关糖尿病的知识。

（5）为预防意外，糖尿病患者应经常随身携带标有"患有糖尿病"等字样的卡片，卡片上还可记录一些治疗方法及患者姓名、住址等，以便突然意识丧失时供其他人及医生参考。

232 糖尿病昏迷如何采取急救措施

糖尿病患者突然丧失意识的话，家人应立即将患者的衣服解开，并让患者成昏睡体位，要保证呼吸道畅通。在救护车到来之前最好不做其他处置。

233 糖尿病昏迷急救的要点是什么

（1）如果患者过去有糖尿病史，突然发生昏迷，又找不到其他病因，首先怀疑糖尿病昏迷。

（2）按昏迷的急救原则处理：即保持呼吸道通畅，防止呕吐物误吸。

（3）紧急呼叫120急救人员，及时将患者送到医院，首先要检查血糖，以确定病情及治疗方向。

（4）不要随便给昏迷患者喂食糖水，以防造成呛咳甚至窒息。

234 如何鉴别高血糖昏迷与低血糖昏迷

两种昏迷的鉴别，简单地说就是低血糖性昏迷常见于肌力弛缓，体温下降而呼吸平顺，皮肤潮湿，呼吸无特殊气味；而高血糖性昏迷的患者，则多见于呼吸深而快、口渴、皮肤及口唇干燥、呼出气体有甜似苹果的气味。但是，两者的最后确诊，还要靠实验室检查。

235 糖尿病高渗性昏迷应怎样补液

（1）补液性质。目前多数主张开始输等渗液，优点是大量等渗液不会引起溶血，有利于恢复血容量和避免因血渗透压下降过快而导致脑水肿。

（2）补液剂量。一般按患者的失水量相当其体重的10%～12%估计。

（3）补液速度。按先快后慢的原则，一般前2小时输1 000～2 000毫升，前4小时输液量占总失水量的1/3，以后可以逐渐减慢，一般第1日可补给估计失水总量的1/2左右。

236 糖尿病高渗性昏迷的预防措施有哪些

（1）早期发现并严格控制糖尿病。

（2）防治各种感染、应激、高热、胃肠失水、灼伤等多种情况，以防止发生高渗状态。

（3）注意避免使用使血糖升高的药物，注意各种脱水疗法、高营养流失、腹膜及血液透析时引起失水。

（4）对中年以上患者，无论是否有糖尿病史都应警惕本症的发生，并及时做实验室检查。

237 哪些人应警惕糖尿病高渗性昏迷

（1）有进行性意识障碍和明显脱水表现者。

（2）有中枢神经系统症状和体征者，如癫痫样抽搐和病理反射征阳性者。

（3）在感染、心肌梗死、手术等应激情况下出现多尿的患者。

（4）在大量摄取糖或应用某些引起血糖升高的药物之后，出现多尿和意识改变者。

（5）有进水量不足或失水病史者。

238 糖尿病患者跌倒后急救措施要点是什么

（1）要判断是猝死还是昏迷。

（2）要判断是短暂性脑缺血发作（TIA）还是脑卒中。

（3）要判断有无骨折。

239 糖尿病的治疗原则有哪些

（1）教育与心理治疗。通过健康教育，让糖尿病患者了解糖尿病的相关知识，树立战胜病魔的信心和决心。

（2）饮食治疗。指导糖尿病患者学会计算每天饮食的热量，做到合理用餐，饮食有度，达到与运动治疗有机结合。

（3）运动治疗。依据患者的年龄、病情和全身状况，合理制定适当的运动计划，防止盲目锻炼带来危害。

（4）药物治疗。在单纯依靠饮食及运动治疗不能使血糖维持基本正常水平时，依据血糖水平和个体特点，适当选用口服降糖药或胰岛素，结合据临床需要，服用降压、调脂、降血黏度及其他药物。

（5）病情监测。定期给糖尿病患者检查血、尿各项指标，心电图以及眼底检查，按病情发展情况，指导治疗。

240 糖尿病的药物治疗应注意哪些问题

糖尿病患者服药以后，应该长期坚持，定期监测血糖，根据病情发展情况及时调整治疗方案，切忌随意停药。多数降糖药在餐前20~30分钟服用，可以在体内营造一个药物环境，使饭后血糖不升高。如餐后服药，因为药物吸收需要一定时间，往往是餐后血糖先升高，后降低，也能引起低血糖现象。

在餐后即时服用，是因该药引起的胃肠反应较大，如二甲双胍等。此外，也有些降糖药要求餐后即刻服用或进餐开始同时服用。所以在服用降糖药时必须严格按照医嘱，并认真阅读药物说明书，看清楚该药物的服用原则。

241 糖尿病患者用药需注意哪些事项

（1）合理选药。市面上治疗糖尿病的中西药物有上百种，各有各的适应证。每个患者也各有不同的情况。并非一种好药，百人皆宜。

（2）用药要因人而异。选好药物，具体药量必须因人而异。要有专业医生的指导，根据血糖的高低、体质的不同、年龄老少等，决定具体的用药量。不要盲从说明书或照搬别人的用量。老年人及肝、肾功能不良者，用药量宜小不宜大。

（3）注意服药的时间和方法。不同的药物有不同的服药方法，磺脲药应在饭前半小时服。双胍药一般应在饭后服。α-葡萄糖苷酶抑制剂应在开始进餐时随饭嚼碎服。如果不按规定服，不仅会降低疗效，而且会增加不良反应，出现不良后果。

242 常用的口服降糖药有哪些

口服降糖药主要有 5 类。

第 1 类是磺脲类，包括甲苯磺丁脲（D860）、格列本脲（优降糖）、格列齐特（达美康）、格列吡嗪（美吡达）、格列喹酮（糖适平）等。该类药适用于 2 型糖尿病患者。

第 2 类药是双胍类，如二甲双胍，适用于肥胖的 2 型糖尿病患者。

第 3 类药为 α-葡萄糖苷酶抑制剂。包括阿卡波糖（拜糖平）、伏格列波糖（倍欣），适用于大多数 1 型和 2 型糖尿病患者。

第 4 类药噻唑烷二酮类，为胰岛素增敏剂，包括罗格列酮（文迪雅）、吡格列酮（瑞彤）。

第 5 类为苯甲酸衍生物，是胰岛素促泌剂，包括瑞格列奈（诺和龙）等，是速效餐后降糖药。

243 如何选用口服降糖药

要根据患者病情选用药物。肥胖者宜选用不增加体重、不刺激胰岛素分泌的药物，如双胍类和 α-葡萄糖苷酶抑制剂，也可两者联合。此外，肥胖者大多伴有胰岛素抵抗，可用胰岛素增敏剂，如罗格列酮或吡格列酮。以上药物治疗不满意时，可加磺脲类或胰岛素促泌剂。其他患者一般先选用促胰岛素分泌剂药物如格列吡嗪（美吡达）、格列美脲（亚莫利）；对年龄较大、有慢性疾病者，应选用作用弱一些的药物，如格列齐特（达美康）、格列喹酮。格列喹酮主要从肠道排泄，轻度肾功能不全者可以使用。瑞格列奈主要从肠道排泄，有肾功能损害者也能使用。磺脲类和胰岛素促泌剂的降糖作用强弱与药物使用剂量密切相关，糖尿病患者对药物的降血糖作用个体差异较大，一般应先采用小剂量，然后根据血糖变化调整用量，以达到控制血糖的目的。

244 口服降血糖药联合应用有什么好处

糖尿病患者常用的 5 类口服降血糖药物是通过不同的机制起降血糖作用的，因此联用降糖药能从不同方面降低血糖，比单用效果好。像磺脲类 + 双胍类、磺脲类 + 胰岛素增敏剂，双胍类 + α - 葡萄糖苷酶抑制剂，胰岛素促泌剂 + 双胍类等。同类作用药物不联用，如格列本脲（优降糖）+ 格列吡嗪（美吡达），磺脲类也不要与胰岛素促泌剂联用，药物联用以 2 种为好，通常不超过 3 种。

245 糖尿病患者能否自我调整口服降糖药物的剂量

口服降糖药剂量是可以自己调整的。每个糖尿病患者对用口服降糖药的效果不完全一样，有的需要小剂量，有的需要大剂量。即使同一个患者，开始用小剂量药物就有效，但在数月或数年后需要量不断增加，最终会对这种药物无效。因此，应根据血糖控制水平来调整剂量或增加品种。也有的患者开始要用较大口服降糖药剂量才能控制病情，而随着饮食和运动治疗的规范和奏效，口服降糖药剂量可以减少，个别甚至可停用。所以，每个患者应根据血糖水平及时合理调整用药，以达到控制标准要求，并尽量防止发生低血糖现象。

246 血糖正常可以停药吗

部分糖尿病患者通过综合治疗可以使血糖得到控制，然而并不意味着糖尿病已经根治了，如果停了药，血糖水平很有可能会再次升高。然而也有一部分轻度 2 型糖尿病患者经治疗后，体重恢复正常，胰岛素抵抗可减轻，如果通过严格的饮食控制及体育锻炼就能使血糖控制良好，可以减少原用药量，或停一段时间的药。

必须注意的是无论是减药或者停药，都是渐进的过程，需要经常监测血糖，坚持饮食治疗和运动治疗。若血糖再次升高，应立即恢复用药。因此，不可在血糖正常后立刻减药或停药。

247 磺脲类降糖药由什么构成?

磺脲类降糖药在结构上都有磺基、脲酰基及两个辅基。其中磺基和脲酰基为基本结构。由于两个辅基不同，而形成不同的磺脲类药物，从而决定药物作用强度、作用时间、代谢特点。

248 常见磺脲类降糖药有哪些

主要有第 1 代的甲苯磺丁脲，第 2 代的格列苯脲、格列吡嗪、格列齐特、格列波脲、格列喹酮等。格列苯脲有人称之为第 3 代磺脲类降糖药。

磺脲类（SU）口服降糖药最初应用于 20 世纪 50 年代，第 1 代药物有氯磺丙脲、甲苯磺丁脲，它的不良反应较大，现已逐渐淘汰。第 2 代药物在 20 世纪 60 年末用于临床，有格列苯脲、格列喹酮、格列波脲等，它的特点较第 1 代作用强、剂量小、疗效好、不良反应少，临床上广泛应用。近年又推出了第 3 代的格列苯脲。该药作用时间长、生物利用度高、低血糖发生率低、剂量小，对肾功能损害患者同样可应用。

249 磺脲类口服降糖药的好处有哪些

（1）不刺激胰岛素的合成，促进胰岛 β 细胞释放胰岛素。

（2）促进钙离子纳入三磷腺苷依赖性钾离子通道，即磺脲素降糖药的共同受体。

（3）提高磷酸二酯酶的活性，让细胞内环 - 磷酸腺苷（cAMP）水平提升，从而促进胰岛素释放。

（4）细胞内三磷酸肌醇水平升高，促使细胞内储存钙离子释放，进而胰岛素释放。

（5）通过对靶组织受体或受体后作用，增强周围组织对胰岛素的敏感性。

（6）促使肝糖原合成，减少肝糖的产生。

（7）降低血小板的黏附和聚集，增加纤维蛋白的溶解，改善动脉硬化与微血管病变。

250 磺脲类降糖药的适应人群是哪些

由于磺脲类降糖药主要是通过刺激胰岛素的分泌发挥降血糖作用的，故一般应用于经饮食、运动等治疗控制不佳的 2 型糖尿病患者，这类患者的胰岛尚存在一定的胰岛素分泌功能。对于病程较长的 2 型糖尿病和起病缓慢的 1 型糖尿病患者，经胰岛素释放试验证实尚有一定的胰岛素分泌功能，亦可使用该药，但仍主张尽早使用胰岛素或合用胰岛素。磺脲类药物继发失效时可与其他降糖药联合应用。对于不能耐受双胍类降糖药，或单用该类药效果差的肥胖体型的 2 型糖尿病患者，可从小剂量开始加用磺脲类药物。

251 甲苯磺丁脲应该怎样服用

为第一代磺脲类降糖药物，每片0.5克，每次0.5~1.0克，每日2~3次。最大剂量为每日3.0克。本品现已不常使用。

252 格列脲（优降糖）应该怎样服用

为第二代磺脲类药，在磺脲类药物中，降糖作用较强，且价格便宜，是中长效制剂。每片剂量为2.5毫克，每日2~3次。

（1）开始剂量：一般每天1.25~2.5毫克，和早餐或第1次主餐一起服用，也可分别于早晚餐前服用。

（2）维持剂量：以控制血糖为标准，1.25~20毫克均可。如日用量≤2.5毫克宜早餐前1次性服用，2.5~10毫克宜分早、晚两次服用，10毫克以上则宜分早、午、晚3次服用。增加剂量通常每周不超过1片，老年人则宜半片。但口服降糖药尤其磺脲类治疗较久者，往往对磺脲类药较不敏感。如果已经充分了解患者病情的个性特征，为了迅速控制血糖，也可以根据患者的具体情况，1次性增加2.5~5毫克。

（3）最大剂量：每天≤20毫克。

（4）服药次数：据量而定，宜同时吃少量无糖饮食或蔬菜，以减少对胃的刺激。

本品口服后90分钟达到高峰，半衰期为12~24小时，作用持续时间16~24小时。它在肝内代谢，其代谢产物经胆汁和肾脏排出者各占50%。

格列本脲引起的低血糖反应得到处理后，要继续观察2~3日，因本药半衰期较长，否则有可能再次引起低血糖反应。

253 格列吡嗪应该怎样服用

格列吡嗪口服吸收好，达峰时间为1~3小时，半衰期约为5小时。每片5毫克。为常用的第二代磺脲类降糖药。

（1）初始剂量：一般5毫克，老年患者或有肝脏病者用2.5毫克，早餐前半小时服药。需增加药量时，通常每次增加2.5~5毫克。

（2）每天最大剂量30毫克。

（3）维持剂量：不固定，以最低有效剂量维持，一般5毫克即可。

（4）服药次数可根据血糖高峰出现的时间安排，小剂量（每天≤10毫克）可安排一日服1次；如剂量较大（每天≥15毫克），最好分为2次或3次服用。

（5）常用于控制餐后高血糖，服药时间根据具体情况安排在出现餐后高血糖的当餐之前。

254 格列喹酮（糖适平）怎样服用

每片 30 毫克，饭前 30 分钟服用。作用持续时间为 10~12 小时。

（1）开始剂量：一般 15~30 毫克。

（2）维持剂量：不固定，常 30~60 毫克足以控制病情。

（3）最大剂量：每天 120 毫克。

（4）服药次数：每天 15~30 毫克者，于早餐前 1 次服下，大于 30 毫克则分早、晚两次服为宜。

本品只有 5% 通过肾脏排出，其余 95% 通过胆道经肠道排出体外，所以轻度至中度肾功能不全患者可以服用。但严重的肾功能不全者应用胰岛素治疗。

255 格列美脲（亚莫利）怎样服用

为磺脲类降糖药中的中长效制剂，有每片 1 毫克、2 毫克两种片剂，一般每日 1 次顿服，建议在早餐前服用，若不吃早餐，可于第一次正餐之前即刻服用。服用时不得嚼碎。

（1）初始剂量：根据空腹血糖而定，一般每天 1~2 毫克。

（2）最大剂量：一般 6 毫克，极量不得超过 8 毫克。

（3）维持剂量：因人因血糖而定，一般不宜超过 2~4 毫克，否则加用其他口服降糖药或改用胰岛素。

（4）服用次数：每天 4 毫克以下宜每天 1 次；如大于 4 毫克可分早晚两次服用。但没有必要每天 3 次服药。

256 双胍类药物主要有哪些品种

双胍类降糖药包括二甲双胍、苯乙双胍、正丁双胍等。苯乙双胍由于可能引发乳酸中毒等较严重不良反应，国外发达国家已经停止使用。但由于其价格低廉，国内一些偏远的地方仍应用于临床。正丁双胍国内基本没有应用。而目前临床广泛使用的是二甲双胍。

257 双胍类药物有哪些特点

口服降糖药中的元老。降糖作用肯定，不诱发低血糖，具有降糖作用以外的心血管保护作用，如调脂、抗血小板凝集等，但对于有严重心、肝、肺、肾功能不良的患者，不推荐使用。

258 双胍类药物的作用机制是什么

　　双胍类降糖药可通过多途径来控制高血糖，如增加肌肉对葡萄糖的摄取、利用及促进肌肉内葡萄糖的无氧酵解，抑制糖异生及减少肝糖的输出，抑制葡萄糖从肠道的吸收。此外，还可增加靶细胞中胰岛素受体的数目和受体对胰岛素的亲和力，减少胰岛素的分泌，从而增加胰岛素的敏感性。其降糖效果与磺脲类相似，且不增加体重。因不刺激胰岛素的释放，一般不独立引发低血糖反应，但可增强胰岛素的作用效果。

259 双胍类降糖药有哪些适应症

　　（1）肥胖的2型糖尿病患者。
　　（2）磺脲类药物治疗未达到良好血糖控制者。
　　（3）可用于预防糖耐量低减的糖尿病患者。

260 双胍类药物临床中适用哪些人群

　　（1）适应于肥胖型2型糖尿病经饮食和运动疗法仍未达标者，作为首选降糖药。
　　（2）在非肥胖型2型糖尿病患者与磺脲类药联用以增强降糖效应。
　　（3）在1型糖尿病患者中与胰岛素联用，可加强胰岛素作用，减少胰岛素剂量。
　　（4）在不稳定型（脆型）糖尿病患者中应用，可使血糖波动性下降，有利于血糖的控制。

261 双胍类降糖药物有什么禁忌症

　　（1）对于有肾功能不全、严重肝功能损害及重度动脉硬化，或伴心、脑、眼底并发症者不宜用本类药。
　　（2）处于较强的应激状态或伴缺氧性疾病者，有诱发乳酸性酸中毒的危险，宜慎用或减量，重者不宜用。
　　（3）中重度贫血慎用或不用。
　　（4）伴充血性心力衰竭的患者、1型糖尿病有酮症者。

262 服用双胍类药物有哪些注意事项

　　（1）从小剂量开始，根据血糖调整用药剂量，必要时可与磺脲类降糖药联合用药。

（2）进餐时或进餐后服用，以减少胃肠反应。

（3）定期检查肝、肾功能及有无贫血。

（4）与磺脲类联合使用可增强降血糖作用。

（5）如出现禁忌症情况，应立即停药。

（6）单独使用双胍类一般不会引起低血糖反应，与磺脲类或胰岛素合用时可发生。

263 双胍类药物有哪些毒性和不良反应

（1）乳酸性酸中毒：双胍类降糖药，尤其是苯乙双胍（降糖灵）的最严重的不良反应就是乳酸性酸中毒。当苯乙双胍（降糖灵）的剂量大于每日150毫克时，就会使体内乳酸的生成量有所增加。老年人，或者年龄虽然不太大，但心血管、肺、肝、肾有问题的糖尿病患者，由于体内缺氧，乳酸的生成增多，而其代谢、清除发生障碍，容易发生乳酸性酸中毒，这类患者如服用较大量的苯乙双胍（降糖灵），发生乳酸性酸中毒的危险性就明显增多。

（2）消化道反应：表现为食欲下降、恶心、呕吐、口干、口苦、腹胀、腹泻等，苯乙双胍（降糖灵）引起胃肠道症状的可能性比二甲双胍大，其程度也比二甲双胍严重。

（3）肝、肾损害：对于肝功能不正常、转氨酶升高的糖尿病患者，或是对肾功能不好，尿蛋白持续阳性，甚至血中肌酐和尿素氮等废物堆积、升高的患者，双胍类降糖药有使肝、肾功能进一步变坏的危险，最好不用。

（4）加重酮症酸中毒：苯乙双胍（降糖灵）能促进酮体的生成，所以有酮症酸中毒或酮症酸中毒倾向的糖尿病患者不宜使用。

264 二甲双胍有什么功效

（1）只降高血糖，不致低血糖：确切地说，二甲双胍应为抗高血糖药，它对正常人无降血糖作用。糖尿病患者服后可使增高的血糖降低，但极少引起低血糖。这与磺脲类降糖药是不同的，所以老年糖尿病患者适宜选用。

（2）改善胰岛素抵抗，保护β细胞：二甲双胍不刺激胰岛素分泌，主要作用于胰岛外组织，增加周围组织对胰岛素的敏感性，增加葡萄糖的摄取和利用，抑制肠壁对葡萄糖的吸收，利于降低餐后血糖。还可抑制肝糖原的产生和输出，利于控制空腹血糖。

（3）控制体重：二甲双胍与磺脲类降糖药相比，其主要优点是不会增加体重，却可使体重减轻。有报道，服用二甲双胍治疗3～6个月，体重减轻最明显可达 1% ~3% 。

（4）调节脂代谢、降血压：2型糖尿病患者约50%伴有脂肪代谢紊乱，二甲双胍能有效地降低血三酸甘油（甘油三酯）、游离脂肪酸、低密度脂蛋白胆固醇。还可使血压和周围血管阻力降低，增加局部血液供应和营养交换。

265 哪些人适用二甲双胍

（1）超重或肥胖的2型糖尿病患者首选药。

（2）磺脲类药治疗效果不满意时，加用二甲双胍可能取得较好的降糖效果。

（3）可用于儿童2型糖尿病患者。迄今为止，二甲双胍（格华止）是唯一对青少年进行过临床试验，证明疗效和耐受性均较好的口服抗糖尿病药物，并被美国食品和药品管理局和欧盟批准用于治疗青少年2型糖尿病。

（4）1型糖尿病患者，可将二甲双胍与胰岛素联合应用，提高疗效，减少胰岛素用量。

（5）近年来研究认为，糖耐量受损者服用二甲双胍，可减少2型糖尿病的发病率。

（6）还可以用于一些因胰岛素抵抗引起的疾病，如多囊卵巢综合征、肥胖症等。

266 哪些情况下停止或禁用二甲双胍

（1）出现酮症及酮症酸中毒时。

（2）肾功能有损害者，男性血肌酐≥1.5毫克/分升、女性血肌酐≥1.4毫克/分升时禁用。

（3）有严重心、肺疾病时。

（4）有肝病或肝功能异常时。

（5）酗酒者不能使用。

（6）严重感染、外伤和进行外科手术时。

（7）血管内使用放射性造影剂者，一般应在检查前48小时至检查后48小时内停用二甲双胍。

（8）缺乏维生素 B_{12} 和叶酸未纠正者，或曾有乳酸性酸中毒病史者，不能服用二甲双胍。

267 服用二甲双胍还有哪些注意事项

在用药期间，出现发热、腹泻或呕吐导致脱水；出现肝、肾功能损害等，应立即停药。此外，在计划怀孕或怀孕期间不宜服用二甲双胍，应改用胰岛素控制血糖。1 型糖尿病患者不能单独依靠二甲双胍降糖，可在使用胰岛素的同时，加服二甲双胍。

268 服二甲双胍期间为什么要检查肾功能

服用二甲双胍期间，为什么医生总要检查肾功能，难道它对肾脏有损害吗？口服二甲双胍后，从小肠吸收入血，12 小时内 90% 经肾脏排出体外。二甲双胍本身不损害肾脏，而是依赖正常的肾功能发挥作用。当其应用于慢性肾病肾功能减退的患者时，由于排泄受阻，可能会在体内蓄积，导致乳酸性酸中毒。因此，在服用二甲双胍前，患者应该检查肾功能，以后每年至少检查两次，以明确肾功能是否正常，确保二甲双胍能顺利地从肾脏排出，不发生蓄积。

269 二甲双胍有哪些不良反应

与其他任何药一样，二甲双胍也有不良反应。普通片剂在用药初期，尤其是空腹服药，约有 20% 的人出现胃部不适反应，引起恶心、呕吐、厌食、口中有金属异味、大便稀薄及腹泻等胃肠道反应。原因可能是由于二甲双胍在胃内立即溶解，高浓度的盐酸二甲双胍附着在上消化道黏膜上，产生刺激作用导致消化道不适。如改为饭中或饭后服用，不良反应要小一些。因此，不宜在空腹或饭前服用，应在餐中或饭后即服，以减少这些反应。肠溶二甲双胍应该餐前 15 分钟到半小时服，餐中或餐后服用需避免与碱性溶液混合，否则影响疗效。

乳酸性酸中毒是双胍类药物最严重的不良反应。这是一种急症，老年患者或者有心、肺、肝、肾病变及缺氧者易发生。严重的乳酸性酸中毒死亡率较高。目前国内外常用的二甲双胍很少发生乳酸性酸中毒，每 10 万人中只有 2~5 人，远较苯乙双胍少。只要掌握剂量适当，肾功能良好，就不会发生。

270 二甲双胍用量是多少

一般主张，若用药量为 500 毫克/片，每日 1 片，可早餐时服用；若用药量为 500 毫克/片，每日 2 片，可早、晚餐各服 1 片；若用药量为 500 毫克/片，每日 3 片，可早、晚餐两次或早、午、晚餐 3 次服用。全天最大剂量不超过 2 000 毫克。

二甲双胍和其他药物有相互作用。所以当医生建议你服用二甲双胍时，一定把你正在服用的其他药物详细告诉医生；如果你正在服用二甲双胍，由于其他疾病，医生打算给你开药时，请告诉他你正在服用二甲双胍。

271 苯乙双胍有什么作用

苯乙双胍多用于治疗成人非胰岛素依赖型糖尿病，及部分胰岛素依赖型糖尿病。功效是促进肌肉细胞对葡萄糖的摄取和糖酵解，减少肝脏产生葡萄糖而起抗高血糖作用，可与胰岛素合用，较易控制血糖，可减少胰岛素用量。对肥胖型糖尿病者，尚可利用其抑制食欲及肠吸收葡萄糖而减轻体重。

272 苯乙双胍的用法用量

口服：常用量 1 日 50～200 毫克，分 3 次服。开始时 1 次 25 毫克，每日 2～3 次，饭前服。可逐渐增至每日 50～100 毫克。一般于服药 1 周后血糖即降低，但欲达到正常血糖水平，尚需继续用药 3～4 周。如与胰岛素或磺脲类合用时，剂量应根据病情作适当调整。

273 服用苯乙双胍有哪些注意事项是怎样的

（1）胃肠道反应有厌食、恶心、呕吐、口中金属味等，服大剂量时可发生腹泻。

（2）应用本品时，因组织中葡萄糖无氧酵解增加而产生大量乳酸，可引起严重的乳酸性酸血症，死亡率约50%。肝、肾功能不全患者尤为危险，故禁用。

（3）糖尿病伴酮症酸中毒、昏迷、急性传染病、坏疽或进行手术等，均禁用本品，应改用胰岛素。

（4）治疗过程中，尤其在开始调节剂量时，需密切观察，要防止发生低血糖、昏迷或酸血症。

（5）糖尿病患者昏迷禁用。

（6）因本品能增强胰岛素的作用，比甲苯磺丁脲（D860）强 10 倍。

274 噻唑烷二酮类药物有哪些品种

最先开发成功的噻唑烷二酮类药物是环格列酮、恩格列酮和曲格列酮。在药效较低、严重不良反应及肝毒性的影响下，这些药物逐渐被淘汰或撤市。目前临床使用的胰岛素增敏剂有日本武田的吡格列酮，葛兰素史克的马来酸罗格列酮。这两个品种在我国抗糖尿病药物中占据了4.52%的市场份额，虽说所占比例小，但是年增长率却很高。

275 噻唑烷二酮类药物有哪些特点

噻唑烷二酮类药物的特点是能明显增强机体组织对胰岛素的敏感性，改善胰岛 β 细胞功能，实现对血糖的长期控制，以此降低糖尿病并发症发生的危险。由于其同时具有良好的耐受性与安全性，因此具有延缓糖尿病进展的潜力。

276 噻唑烷二酮类药物有哪些适应症

（1）因仅改善胰岛素抵抗而并不提供或增加血中胰岛素，故重点适用于胰岛素相对不足的 2 型糖尿病患者。

（2）胰岛素绝对不足的 2 型糖尿病患者，联合使用其他降糖药尤其磺脲类与胰岛素，可提高治疗的效果。

277 噻唑烷二酮类药物的不良反应是什么

肝功能异常，水肿，体重增加，轻中度的贫血。与二甲双胍合用时贫血的发生率高于单用本品或与磺脲类药物合用。

278 罗格列酮的用法用量是怎样的

（1）初始剂量：单用本药，或与磺脲类或二甲双胍联用时，每天服 1 次量 4 毫克。

（2）最大剂量：未明确，一般 8 毫克，分 2 次或 1 次服用均可。

（3）维持剂量：以理想控制血糖为标准，每天 4～8 毫克均可。

（4）服用方法：空腹或进餐时服用均可。

279 罗格列酮在用药时应注意哪些事项

（1）用药期间要检测肝功能，若血清氨基转移酶超过正常高限的 2.5 倍时不可使用本药。对肝酶基线正常的患者，建议在开始服用本品后的 12 个月内，每 2 个月检测 1 次肝功能。以后也应定期检测。若是服用该药的患者血清氨基转移酶大于正常上限 3 倍时，一定要尽快复查肝酶，如果复查结果肝酶仍大于正常上限 3 倍时，则应停药。

（2）服用该药期间会出现水肿，因此有心功能不全时不宜使用；原有水肿患者慎用。

（3）该药治疗时可能导致尚未绝经而不排卵的胰岛素抵抗患者重新排卵，所以还应加强避孕措施。

（4）本品在受体后水平增加组织对胰岛素的敏感性，降低胰岛素抵抗，保护胰岛功能，因此应尽早应用。

（5）该药半衰期为 3~4 小时，所以患者每日服药最好为 2 次。

280 吡格列酮的用法和用量是怎样的

（1）初始剂量：一般为每天 1 次 15 毫克或 30 毫克。

（2）最大剂量：未明确，一般 45 毫克。

（3）维持剂量：以患者能耐受的最小有效剂量维持，一般 15 毫克至 30 毫克。

（4）服用方法：服药与进食无关，每天服 1 次即可。

281 吡格列酮可与哪些药物联合使用

（1）与磺脲类合用。合用开始时磺脲类药物剂量维持不变，加吡格列酮每日 1 次 15 毫克或 30 毫克。若发生低血糖，应减少磺脲类药物剂量。

（2）与二甲双胍合用。开始时二甲双胍剂量维持不变，加吡格列酮每日 1 次 15 毫克或 30 毫克。两者合用通常不会产生低血糖反应。

（3）与胰岛素合用。合用开始时胰岛素剂量维持不变，加吡格列酮每日 1 次 15 毫克或 30 毫克。若发生低血糖，应减少胰岛素剂量的 10%~25%，进一步根据血糖结果进行个体化调整。

282 吡格列酮用药时需注意哪些事项

（1）吡格列酮剂量不应超过每日 1 次 45 毫克，因为超过这个剂量用药尚未进行安慰剂对照的临床研究。剂量超过 30 毫克的联合用药也尚未进行安慰剂对照的临床研究。

（2）该药主要由胆道排泄，即使肾功能不全的患者，剂量也无需调整。

（3）治疗开始前，患者如果出现活动性肝病的临床表现或血清氨基转移酶水平升高，就不宜用吡格列酮治疗。所有患者在开始使用吡格列酮前者应检测肝酶，治疗中也应检测。

（4）目前还没有盐酸吡格列酮在 18 岁以下患者使用的数据，所以盐酸吡格列酮不宜用于儿童。

（5）服用该药期间会出现水肿，因此有心功能不全时不宜使用。

（6）该药治疗时可能会导致尚未绝经而不排卵的胰岛素抵抗患者重新排卵，因此要加强避孕措施。

（7）该药在降低血糖同时，明显降低胰岛素水平，降低胰岛素抵抗，保护胰岛功能，因此应尽早应用。

283 什么是 α - 葡萄糖苷酶抑制剂

α - 葡萄糖苷酶抑制剂是一类以延缓肠道碳水化合物吸收，从而达到治疗糖尿病的口服降糖药物。α - 葡萄糖苷酶抑制剂是比较成熟的治疗糖尿病药物，已广泛应用于临床。药物代表有阿卡波糖、米格列醇和伏格列波糖。

284 α - 葡萄糖苷酶抑制剂的作用机制是什么

通过竞争性地抑制小肠刷状缘的近腔上皮细胞内的 α - 葡萄糖苷酶，延缓糖类的消化作用，延迟双糖、低聚糖、多糖的葡萄糖吸收，延迟并减低餐后血糖升高。长期应用可以降低空腹血糖水平。这种抑制作用是不完全的，而且是可逆的，不影响电解质、维生素 B_{12} 的浓度，也不影响糖类的吸收。它在脂肪组织中的作用为降低脂肪组织的体积和重量，减少脂肪生成和脂肪酸代谢，减少身体脂肪和血中三酰甘油水平。

285 α - 葡萄糖苷酶抑制剂有什么功效

此类药几乎不被吸收入血，在肠道内发挥效果，只抑制小肠上皮细胞表面的 α - 葡萄糖苷酶，延缓碳水化合物分离和吸收，降低餐后血糖幅度，使餐后血糖曲线比较正常。长期应用可减轻葡萄糖毒性，改善胰岛素的敏感性，也有利于降低空腹血糖。特别适用于以碳水化合物为主的饮食，对于蛋白质为主的饮食，效果欠佳。

286 α - 葡萄糖苷酶抑制剂适应症有哪些

（1）适用于各型糖尿病患者，长期应用也可降低糖基化血红蛋白及血浆胰岛素水平。在 2 型糖尿病并餐后高血糖时，α - 葡萄糖苷酶抑制剂可与饮食疗法合用。

（2）也可与磺脲类药物并用，能降低血胆固醇、三酰甘油水平，减少尿糖。

（3）在 1 型糖尿病患者中，α - 葡萄糖苷酶抑制剂常与饮食疗法及胰岛素治疗同用，以降低餐后血糖，减少胰岛素用量，能使血糖比较平稳地控制。

287 α - 葡萄糖苷酶抑制剂禁忌症有哪些

（1）严重酮症、多种原因引起的昏迷或昏迷前患者，以及严重感染、创伤和对本类药过敏者。

（2）对手术前后、有腹部手术史或肠梗阻史、伴有消化或吸收障碍的慢性肠道疾病、Roemheld 综合征、重度疝、大肠狭窄、溃疡及肝、肾功能不全者，不宜用本类制剂。

（3）慎用于高龄及正在服用其他降糖药的患者。

（4）与双胍类药同用可显著增加胃肠道不良反应，对老年人二者不提倡联用。

288 使用 α - 葡萄糖苷酶抑制剂应注意哪些事项

（1）孕妇、哺乳期妇女、儿童不要使用。

（2）严重肝、肾功能及严重慢性胃肠疾病者慎用。

（3）药物本身不会引起低血糖，若与磺脲类药物、胰岛素合用时可会发生低血糖。

（4）不宜和助消化的淀粉酶、胰酶合用，否则有反作用。

289 α - 葡萄糖苷酶抑制剂有哪些不良反应

最常见的是胃肠道不良反应，如腹部不适、胀气、排气等，腹泻较少见。通常随治疗的延长，不良反应会逐渐消失。若不良反应较为严重，可适当加用胃动力药如多潘立酮（吗丁啉）、西沙比利。单用 α - 葡萄糖苷酶抑制剂不会出现低血糖。

290 阿卡波糖的用法用量是怎样的

每片 50 毫克，初起量为 1 天 3 次，每次 1 片，以后可增加到每天 3 次，每次 2 片。剂量可在 1 ~ 2 周内增加，也可根据需要在以后的治疗中加大剂量，严格控制饮食后，如果仍有明显的不良反应，则剂量不应增加，必要时可稍微降低剂量，本品只有在服药后立即吃饭，或与饭同时才有效，疗程不限。

291 阿卡波糖的禁忌症是什么

（1）对阿卡波糖过敏者禁用。

（2）有明显消化和吸收障碍的慢性胃肠功能紊乱患者禁用。

（3）患有由于肠胀气而可能恶化的疾患（如 Roemheld 综合征、严重的疝、肠梗阻、肠道术后和肠溃疡）的患者禁用。

（4）严重肾功能损害（肌酐清除率 < 25 毫升/分钟）的患者禁用。

292 阿卡波糖的注意事项是什么

（1）患者应遵医嘱调整剂量。

（2）如果患者在服药 4 ~ 8 周后疗效不明显，可以增加剂量。当患者坚持严格的糖尿病饮食仍有不适时，就不能再增加剂量，有时还需要适当减少剂量，平均剂量为每次 0.1 克，每日 3 次。

（3）个别患者，尤其是在使用大剂量时，会发生无症状的肝酶升高，故应考虑在用药的前 6~12 个月监测肝酶的变化。停药后肝酶值会恢复正常。

（4）如出现低血糖，应使用葡萄糖纠正，而不宜使用蔗糖。

293 阿卡波糖的不良反应有哪些

（1）常有胃肠胀气和肠鸣音，偶有腹泻，极少见有腹痛。

（2）如果不控制饮食，则胃肠道不良反应可能加重。如果控制饮食后仍有严重不适的症状，应咨询医生以便暂时或长期减小剂量。个别病例可能出现诸如红斑、皮疹和荨麻疹等皮肤变态（过敏）反应。

（3）极个别病例观察到水肿的发生。极个别病例发生轻度肠梗阻或肠梗阻。

（4）据报道在极个别情况可出现黄疸和/（或）肝炎合并肝损害。在日本发现个别患者发生急发性肝炎而死亡，但是否与阿卡波糖有关还不明确。

（5）在接受阿卡波糖每日 150~300 毫克治疗的患者，观察到个别患者发生与临床有关的肝功能检查异常，这种异常在阿卡波糖治疗过程中是一过性的（起过正常高限 3 倍，参考注意事项部分）。

294 什么是格列奈类药物

格列奈类药物是一种新的非磺脲类促胰岛素分泌剂，通过与胰岛 β 细胞膜上的磺酰脲受体结合，刺激胰腺在进餐后更快、更多地分泌胰岛素，从而有效地控制餐后高血糖。

295 什么是瑞格列奈

瑞格列奈，商品名诺和龙，是新型短效促胰岛素分泌降糖药，主要作用于胰腺 β 细胞，促进胰岛素分泌，使血糖水平快速降低。此功能依赖于有功能的胰岛 β 细胞，它与受体结合后，关闭 β 细胞膜上三磷腺苷敏感性钾通道，刺激胰岛素分泌。通过抑制钾离子外流和细胞膜的去极化，导致细胞外钙离子通过电压依赖性钙通道内流入细胞，细胞内钙离子浓度升高，刺激胰岛素分泌。它与磺脲类不同的是：在 β 细胞上的结合位点不同；不进入细胞内；不抑制细胞内蛋白质合成。

296 瑞格列奈用法与用量是怎样的

（1）初始剂量：如尚未服其他降糖药，每次服 0.5 毫克，每天 3 次；如

已用 α－糖苷酶抑制药，停用后加诺和龙 0.5 毫克，每天 3 次；如已服磺脲类降糖药，停用后加诺和龙 0.5～1.0 毫克，每天 3 次。

（2）最大剂量：一般每天 3 毫克，如血糖控制不理想，加用其他降糖药尤其二甲双胍。如仍不理想，更换其他类型降糖药。

（3）维持剂量：不定，以最小有效剂量维持。

（4）服药方法：餐前进餐服药，不进餐不服药。

297 瑞格列奈的优点是什么

该药口服吸收迅速，起效时间为 0～30 分钟，服药后 1 小时内血浆药物浓度达峰值，继而迅速下降，4～6 小时内被清除。血浆半衰期约为 1 小时。本品与人血浆蛋白结合率大于 98%，它几乎可被全部代谢，在肝脏代谢，代谢物无降血糖作用。本品与其代谢产物 90% 由胆汁排泄，很小部分以代谢产物由尿中排出，粪便中的原形药物少于 1%。

298 瑞格列奈有哪些禁忌症

（1）1 型糖尿病及 C－肽阴性的糖尿病患者，酮症酸中毒者禁用。

（2）妊娠或哺乳期妇女、12 岁以下儿童禁用。

（3）严重肝肾功不全者禁用。

（4）不宜与 CYP3A4 抑制药或诱导剂合并应用。

299 服用瑞格列奈会有哪些不良反应

（1）一般认为无肾脏毒性作用或肾毒性很小，不损伤肾脏。

（2）无明显肝脏毒性作用。

（3）胃肠道反应罕见。

（4）低血糖危险性低，不会引起严重低血糖。

（5）可能不加速 β 细胞功能衰竭，但还需要更多证据。

（6）有过敏可能。

300 那格列奈功效是什么

那格列奈商品名万苏欣、唐力、唐瑞，对 β 细胞具有"快开快闭"，即起效快，作用消失快的特点。临床试验表明，那格列奈可与有互补作用的二甲双胍或格列酮类药物合用，使血糖控制的更佳。最大血药浓度为 1～2 小时，作用维持时间为 4～6 小时。

那格列奈可用于经饮食控制后，仍不能有效控制血糖的 2 型糖尿病患者。

301　那格列奈有哪些禁忌症

（1）过敏者忌用。

（2）忌用于妊娠及哺乳期妇女、12 岁以下儿童。

（3）忌用于 1 型糖尿病或酮症酸中毒者。

（4）对肝、肾功能影响小，轻中度肝、肾功能受损可正常使用，但严重肝、肾功能不全者不建议使用。

（5）不与磺酰脲类并用。降糖作用可被非甾体类抗感染药、水杨酸盐、单胺氧化酶抑制药和非选择性 β - 肾上腺素能阻滞剂加强；被噻嗪类、泼尼松、甲状腺制剂和类交感神经药削弱。

302　胰岛素的类型有哪些

（1）依照来源分为猪胰岛素、牛胰岛素与人胰岛素。猪胰岛素是从猪胰脏中提出来的；牛胰岛素是从牛胰脏中提取的；人胰岛素是通过基因工程或通过生物化学转换的方式，将猪胰岛素转变成人胰岛素。

（2）依照纯度可分为标准品和高纯品。纯度越高的胰岛素产生胰岛素抗体、造成脂肪萎缩等不良反应就会越小。

（3）按作用时间分为超短效、短效、中效与长效胰岛素。

303　胰岛素治疗的目的是什么

有效地控制血糖，使患者血糖水平达到或接近生理水平，可避免或延缓糖尿病慢性并发症的发生，提高生活质量，可缓解症状，使糖尿病儿童能正常发育，糖尿病孕妇度过妊娠分娩期。

304　胰岛素有哪些适应证

（1）1 型糖尿病患者，由于自身胰岛 β 细胞功能受损，胰岛素分泌绝对不足，在发病时就需要胰岛素治疗，而且需终身胰岛素替代治疗以维持生命和生活。约占糖尿病总人数 5%。

（2）2 型糖尿病患者在生活方式和口服降糖药联合治疗的基础上，如果血糖仍然未达到控制目标，即可开始口服药物和胰岛素的联合治疗。一般经过较大剂量多种口服药物联合治疗后糖化血红蛋白（HbAic）仍大于 7.0% 时，就可以考虑启动胰岛素治疗。

（3）新发病并与 1 型糖尿病鉴别困难的消瘦糖尿病患者。

（4）在糖尿病病程中（包括新诊断的 2 型糖尿病患者），出现无明显诱因的体重下降时，应该尽早使用胰岛素治疗。

（5）对于血糖较高的初发2型糖尿病患者，由于口服药物很难使血糖得到满意的控制，而高血糖毒性的迅速缓解可以部分减轻胰岛素抵抗和逆转β细胞功能，故新诊断的2型糖尿病伴有明显高血糖时可以使用胰岛素强化治疗。

（6）还有一些特殊情况下也须应用胰岛素治疗：围术期；出现严重的急性并发症或应激状态时，需临时使用胰岛素度过危险期，如糖尿病酮症酸中毒、高渗性高血糖状态、乳酸酸中毒、感染等；出现严重慢性并发症，如糖尿病足、重症糖尿病肾病等；合并一些严重的疾病，如冠心病、脑血管病、血液病、肝病等；妊娠糖尿病及糖尿病合并妊娠的妇女，妊娠期、分娩前后、哺乳期，如血糖不能单用饮食控制达到要求目标值时，需用胰岛素治疗，禁用口服降糖药。

（7）继发性糖尿病和特异性糖尿病患者。

305 胰岛素注射的途径有哪些

（1）静脉途径。急性并发症需静脉给药。早期植入型胰岛素泵以前普遍采用静脉途径，会形成导管口的凝结和静脉炎，现已少用。

（2）口服给药。通过口腔黏膜吸收极少，吞服后酶的消化作用难以克服，微包囊技术可减少酶的不利作用，但离实际应用还有很大距离。

（3）鼻腔给药。虽然在理论上行得通，但无明显实用价值。

（4）肌内注射途径。

（5）直肠途径。胰岛素吸收后可在门脉系统形成较高浓度，药疗后30～45分钟血浆中达高峰，但下降较缓慢，不如腹腔给药理想，有多种剂型能提供选择。缺点是肠黏膜出血、溃疡形成，应用前景并不理想。

306 胰岛素注射部位的选择有什么要求

注射胰岛素是糖尿病患者应该掌握的一项"技术"。除了注射外，部位的选择也很关键，因为合适的注射部位不仅能减少注射的危险，还有助于胰岛素的吸收。

腹部：是应优先选择的部位，因为腹部的皮下脂肪较厚，可减少注射至肌肉层的危险，捏起腹部皮肤最容易，同时又是吸收胰岛素最快的部位。应在肚脐两侧旁开3～4指的距离外注射，越往身体两侧皮下层越薄，越容易扎至肌肉层。这个部位最适合注射短效胰岛素或与中效混合搭配的胰岛素。

大腿外侧：只能由前面或外侧面进行大腿注射，内侧有较多的血管和神经分布，不宜注射。注射大腿时一定要捏起皮肤或使用超细超短型（5毫米）

笔用针头。

上臂外侧四分之一部分：此处是最不适合自我注射的部位，因为上臂皮下组织较薄，易注射至肌肉层，自我注射时无法自己捏起皮肤。必须注射上臂时，建议使用超细超短型笔用针头（5 毫米）或由医护人员及家人协助注射。

臀部：臀部适合注射中、长效胰岛素（例如睡前注射的中效胰岛素），因为臀部的皮下层较厚，对胰岛素的吸收速度慢，这样更能很好地控制空腹血糖，同时又无需捏起皮肤也无肌肉注射风险。

307 胰岛素怎样存放

胰岛素须保存在 10℃ 以下的冷藏器内，在 2~8℃ 温度的冰箱中可保持活性不变 2~3 年，即使已部分抽吸使用的胰岛素也是如此。使用时，温度不超过 30℃ 和小于 2℃ 的地方均可，但必须避开阳光，以防失效。正在使用中的胰岛素，只要放在室内阴凉处就可以了。开瓶使用中的瓶装胰岛素可以放在冰箱的冷藏室中，保存约 3 个月。使用中的胰岛素笔芯不要和胰岛素笔一起放回冷藏室中，可随身携带保存 4 周。混浊型胰岛素若是被震摇几个小时或是没有适当保存时便可能会形成团块，这时胰岛素就应该丢弃。

308 胰岛素存放和携带有哪些注意事项

（1）胰岛素因避免高温和日光直晒。

（2）胰岛素应保存在 2~8℃ 的冰箱中，未开启的胰岛素应在保质期前使用。

（3）开启的胰岛素放在冰箱内的保质期一般为 1 个月，注明开启时间。

（4）切记不要把胰岛素放在冰箱的冷冻层，结冰的胰岛素不能使用，只能放在冷藏室内。

（5）注射前从冰箱中取出胰岛素后在室温放置 20 分钟后注射。

（6）安装了胰岛素笔芯的注射笔，清不要在冰箱内保存，放在阴凉处即可。

（7）乘飞机旅行时应将胰岛素随身携带，不要放在寄托的行李。

309 在使用胰岛素过程中会发生哪些错误

（1）弄错胰岛素剂量。如有些需要注射两种不同胰岛素的患者，在注射前抽吸不同种类的胰岛素剂量进行混合时出现错误。

（2）胰岛素种类判断有错误。以前都以为中效或长效胰岛素外观"像牛奶一样混浊"，而短效或速效胰岛素才是"清亮透明"。随着长效胰岛素新产品的出现，这种概念消失了。

（3）抽吸胰岛素剂量错误。我国标定的注射剂量范围最大是40单位。

（4）各种预混胰岛素被混淆。在我国有不同比例的预混胰岛素。

（5）胰岛素处理不当。胰岛素暴露在温度太高的环境之中，引发胰岛素变质或失效。

（6）生病期间不注射胰岛素。有些患者认为生病时食欲差，食物摄取又不多就不需要注射胰岛素，其实，在生病这段时间内需要的胰岛素经常更多。

310 糖尿病患者过量使用胰岛素会有些什么后果

糖尿病患者使用过多的胰岛素，血糖含量可下降到危险的低水平，这种情况称为低血糖，也称为胰岛素休克或胰岛素反应，是胰岛素治疗可能引致的一种极端严重的并发症。即患者会突然感到头痛、眩晕、欲吐，且行动笨拙、发抖、视觉模糊、心跳加快、语言含糊、大汗淋漓、行走困难、神志不清，以致常被误认喝醉酒。严重可发生惊厥或昏迷，若不及时予以治疗救治，甚至会死亡。

311 使用胰岛素易出现哪些不良反应

（1）低血糖的反应。

（2）皮下脂肪营养不良。

（3）胰岛素过敏。

（4）高胰岛素血症。

（5）胰岛素抗药性。

（6）胰岛素水肿。

（7）屈光不正。

（8）体重增加。

312 胰岛素治疗有哪些局部反应

（1）注射局部皮肤红肿、发热及皮下有小结发生，由于含有蛋白质等杂质所致，改变注射部位后可自行消失，不影响疗效。

（2）皮下脂肪萎缩或增生，脂肪萎缩成凹陷性皮脂缺失，多见于女青年及小儿大腿、腹壁等注射部位；皮下组织增生成硬块，多见于男性臀部等注射部位，有时呈麻木刺痛，可影响吸收，须更换注射部位而保证治疗。

313 胰岛素治疗过程中发生过敏怎么办

胰岛素治疗中少数人会出现变态（过敏）反应，如荨麻疹、血管神经性水肿、紫癜，有些严重者可出现过敏性休克，其变态性反应常因制剂中所含的杂质导致。轻者无须处理或采用抗组胺类药物治疗，重者更换制剂或改用口服降糖药。必须胰岛素治疗者，可采用脱敏疗法。

（1）紧急脱敏：是将4单位胰岛素溶于40毫升生理盐水中，稀释至400毫升，即得0.1毫升中含0.001单位，开始注射0.1毫升，如无反应，每15～30分钟加倍注射，以至需要量。

（2）非紧急脱敏：就是用上述脱敏液从0.001单位开始，若无反应，每4个小时一次皮下注射，每次剂量加倍，共4次。第2天亦4次，从0.01单位开始，每次剂量加倍。第3天4次，从0.2单位开始，每次加倍，以后依此法递增至需要量。脱敏后不能中途停用，防止再用后有变态反应。

314 终止胰岛素反应的最好方法是什么

迅速进食含糖食物，如喝一杯果汁或汽水，吃些糖果。人体可很快吸收糖分，使血糖水平迅速上升。1型糖尿病患者易有这种反应，医生建议他们留心反应的症状，并且随身携带一些糖块之类的零食。

由于糖尿病患者发作胰岛素反应时可能会呕吐，甚至咽不下任何食物，医生建议患者及其家人学习注射高血糖素。自行注射高血糖素或由医生注射葡萄糖，均可挽救胰岛素反应患者的生命。

315 出现糖尿病抗药性怎样处理

（1）改用单组分人胰岛素可明显减少抗体产生，缓解抗药性。

（2）试改用口服抗糖尿病药物及其相互的联合应用。

（3）在抗体浓度明显增高的患者，必要时可试服泼尼松，30～40毫升，分3次服，大多也可于1～2周内使胰岛素剂量明显减少，见效后渐减，停泼尼松。治程中，须密切观察病情和血糖，以免在抗药性消退时发生反复严重的低血糖症。

316 什么是胰岛素变态（过敏）反应

少数患者有变态（过敏）反应，如荨麻疹、血管神经性水肿、紫癜，极个别有过敏性休克。此种反应大致由于制剂中有杂质所致。轻者可治以抗组胺类药物，重者须调换高纯度制剂，如单组分人胰岛素，由于其氨基酸序列与内源性胰岛素相同，且所含杂质极少，引起过敏极罕见，或可改用口服药。必需时还可采用小剂量多镒胰岛素皮下注射脱敏处理。

317 什么是胰岛素性水肿

糖尿病未控制前常有失水、失钠，细胞中葡萄糖减少，控制后4~6日可发生水钠滞留而水肿，可能与胰岛素促进肾小管回吸收钠有关，称为胰岛素水肿。

318 什么是屈光失常

胰岛素治程中有时患者感到视力模糊，由于治疗时血糖迅速下降，影响晶状体及玻璃体内渗透压，使晶状体内水分逸出而屈光率下降，发生远视。但此属暂时性变化，一般随血糖浓度恢复正常而迅速消失，不致发生永久性改变。此种屈光突变多见于血糖波动较大的幼年型病者。

319 什么是胰岛素抗药性

据近年来多方面研究，大多认为此种抗药性属胰岛素免疫反应，由于注射胰岛素后血液中产生抗胰岛素抗体，一般属免疫球蛋的G（IgG）类，尤以牛胰岛素易于产生。因而，此处的胰岛素抗药性不要与病理生理中的胰岛素抵抗相混淆。

320 所有糖尿病患者都必须注射胰岛素来控制病情吗

其实大多数糖尿病患者不必注射胰岛素。1型糖尿病和2型糖尿病的治疗方式有很大区别。

（1）1型糖尿病的患者，需要每天注射胰岛素，终身不断。少数1型糖尿病患者每天自己注射1次胰岛素；多数患者每天注射2次，有些人甚至要更频繁地注射。患者还要极其谨慎地安排饮食，按时借助血液或尿液试验监测血糖水平，以便调整胰岛素的剂量。

（2）许多2型糖尿病患者不用注射胰岛素就能控制病情。如果患者超重，则必须减肥，同时多做运动，可以加强身体组织对胰岛素的反应。

321 胰岛素为什么不能口服

（1）胰岛素是蛋白质多肽类药物，如果口服，在消化道内会被蛋白水解酶分解、消化，失去生物学活性。

（2）胰岛素相对分子质量较大，还有很强的分子间聚合趋势形成较大相对分子质量的寡聚体，难以通过消化道黏膜进入循环发挥效应。

口服胰岛素制剂的研究结果表明，如果把药物分子适当包裹，就能起到保护作用并能促进药物的吸收利用，产生生物学效应。现已明确证明，口服胰岛素有降低血糖、升高血浆胰岛素浓度的作用。

322　怎样分配胰岛素用量

按上述估算来看，每天三餐前一刻钟或半小时注射，以早餐前用量大于晚餐前用量，晚餐前用量大于午餐前的用量来分配。由于早餐前体内拮抗胰岛素的激素分泌较多，所以胰岛素用量适合大一些；而一般短效胰岛素作用高峰时间 3 ~ 6 小时，因此午餐前用量最小；多数患者睡前不再用胰岛素，至次日早晨再用，所以晚餐前又比午餐前要用量大。如睡前还用 1 次，则晚餐前要减少，而睡前的用量更少，以避免夜间低血糖。

323　怎样调整胰岛素剂量

在最初估算用量观察 2 ~ 3 天后，依据病情、血糖、尿糖来进一步调整用量。

根据 4 次尿糖定性调整：只适用于无条件测血糖且肾糖阈正常的患者。按照前 3 ~ 4 天的 4 次尿糖定性进行调整：早餐前胰岛素用量依据午餐前尿糖，午餐前胰岛素用量按照晚餐前尿糖，晚餐前胰岛素用量依据睡前或第二天早晨尿糖（包括当天晨尿）。

324　注射胰岛素前应做哪些准备

（1）准备所需器具和物品。75% 乙醇、胰岛素制剂、胰岛素注射器、消毒药棉。胰岛素注射器种类很多，如 1 毫升一次性塑料注射器、1 毫升玻璃注射器。

（2）检查胰岛素制剂。是否在药效时间内，是否密封无损。短效胰岛素外观清澈，如果混浊则不能使用，而中长效胰岛素则混浊为正常。使用中长效胰岛素时应将胰岛素混匀，可放在双手间缓慢搓动，切忌上下剧烈摇动。

325　选择胰岛素注射部位应注意什么问题

（1）注射部位的选择关系到药物的吸收和并发症的产生，而且可以减轻痛苦，有利于长期治疗。

（2）人体皮下注射的最好部位。上臂前外侧、臀部外上 1/4 区、下肢骨前外侧、腹部，以腹部吸收最快。

（3）若注射后马上进行运动，应避免在上下肢注射，以免过快吸收引起低血糖。

（4）注射部位的交替。把每个注射部位划分为2厘米的小方块，每次注射选一个小方块，两次注射点应间隔2厘米，这样左右交替注射。一定避免在同一个小方块内连续注射。

326 如何掌握注射胰岛素方法

选择好注射部位，用75%乙醇从注射中心向四周消毒，等到其自然干燥。右手持注射器，呈持笔状，左手可轻轻捏起或用拇指和食指将皮肤绷紧，注射针尖呈45°~75°，刺入皮下。用右手拇指轻推针栓，使胰岛素缓慢注入皮下，通常3~5秒完成，而后迅速拔出针头，可用干棉球擦拭注射部位，切忌不要用力挤压与揉搓。

327 使用单组分胰岛素有哪些好处

单组分胰岛素的纯度达99%，其可降低血循环中胰岛素抗体产生的概率，减少皮肤变态（过敏）反应的发生，使注射处皮下脂肪萎缩的机会明显减少。

328 注射胰岛素的"30法则"是什么

30法则就是饭前30分钟注射，不要早也不要晚。早了血糖降下来饭还没吃进去，血糖就会过低，容易发生低血糖反应；晚了饭都吃进去消化完了，血糖升上去了，胰岛素还没有起到作用，这不成了马后炮吗？所以，这个时间要掐准。家常便饭好掐时间，遇到外出请客吃饭可怎么掐时间呢？菜上晚了，迟迟不能吃上，您可以先喝上几口甜饮料垫垫底，以免血糖降得太低。等饭菜来了，再适当扣减喝甜饮料摄入的糖分；菜上早了，还没到半小时，饭菜全齐了，总不能瞪着眼睛看着别人吃吧？这时候可以先少量吃一些不怎么升血糖的食物，比如魔芋、木耳、芹菜，等到半小时后再正常饮食。

329 "45法则"对自己注射胰岛素有什么作用

"45法则"就是45°角进针。胰岛素讲究皮下注射，皮下的意思就是皮肤以下，肌肉以上的部分。没学过解剖，更没掀开皮肤研究过，这个"皮下"该怎么找呢？捏起皮肤，注射器或注射笔与皮肤呈45°角进针，就正好能够打到皮下。

330 "2 快 1 慢法则"对自己注射胰岛素有什么作用

就是进针、出针的时候尽量速度快，皮肤还没有感受到疼痛的时候，针已经迅速离开了；在打药的时候正好相反，要尽量慢一些，捏起皮肤的手要慢慢松开，让药液缓缓进入身体里。用这个诀窍一试，嘿，还真不疼了。此外，在进针之前，可以先在皮肤上轻轻试试，找感觉不太疼的地方扎。人皮肤上神经的敏感程度并不一样，只要细心就能发现哪里适合注射。

331 "一条线法则"对自己注射胰岛素有什么作用

尽量保持进针、出针的路线笔直，不偏不倚，从哪儿进就从哪儿出。道理很简单，打针就像打隧道，从哪儿进去从哪儿出来，隧道是个管道，开口就只有针头那么细；要是出针与进针的路线偏离很大，那么针头离开皮肤的一刹那，隧道的开口就会远远大于针头的粗细，相当于皮肤硬生生被豁开了一个大口，这样能不疼吗？

332 "2.5 法则"对自己注射胰岛素有什么作用

每次注射胰岛素，要选择新的注射点，这个新的注射点至少要与原注射点相距2.5厘米，大约有1指半宽。这样有利于胰岛素的吸收和伤口的愈合。血糖升高容易导致各种感染，急性并发症及手术切口不易愈合等。因此，糖尿病患者应在保证血糖值波动在适当的范围，以防止发生酮症及各种并发症。患者的健康及康复，需要家属配合，请家属关注患者的身体情况，如出现异常，请及时到医院就诊。

333 胰岛素泵是如何发挥作用的

1型糖尿病患者必须维持血糖水平恒定，注射法不能满足需要，于是部分患者就采用胰岛素泵。泵必须戴在颈项上或挂在腰带上，通过埋于皮肤下面的导管或针头，一天24小时连续不断地把胰岛素输入体内，患者还必须每天数次刺手指取血来测量血糖水平，以确定所需的胰岛素剂量。胰岛素泵能把糖尿病患者的血糖浓度维持在接近正常的水平，但是也可能引起许多并发症。埋在人体内的胰岛素泵与传感器相连，实际上就像人工胰腺一样发挥功能。

334 胰岛素泵的组成部分有哪些

胰岛素泵由泵、小注射器和与之相连的输液管组成。小注射器最多可以容纳 3 毫升的胰岛素，注射器装入泵中后，将相连的输液管前端的引导针，用注射器扎入患者的腹壁皮下，再由电池驱动胰岛素泵的螺旋马达推动小注射器的活塞，从而将胰岛素输注到体内。

335 胰岛素泵的基本用途有哪些

（1）模拟胰腺分泌功能，能更好地控制血糖，改善糖化血红蛋白的水平。

（2）使用短效胰岛素，同一部位小剂量持续输注，克服了常规注射方法的胰岛素吸收差异等问题，大大降低了低血糖的发生率。

（3）提高了患者生活质量。

（4）减少长期医疗费用。

336 你是否需要胰岛素泵

所有需要胰岛素治疗的糖尿病患者，都适合用胰岛素泵治疗。

1 型糖尿病患者由于胰岛素分泌功能减弱或完全丧失，必须终身使用胰岛素治疗。2 型糖尿病患者在一些情况下需要注射胰岛素：如经饮食控制与运动疗法，并用各种口服降糖药治疗无效时；出现急性并发症时，如酮症酸中毒、高渗性昏迷等情况；合并肺结核时；合并有严重肝、肾、心、脑、眼等并发症时。

337 什么样的患者可以长期使用胰岛素泵

长期使用胰岛素泵的适应对象应该是：有一定的文化水平和学习理解能力，经过培训能够理解并掌握相关知识；有强烈的愿望希望有更高的生活质量和饮食自由；愿意并能坚持每日多次监测血糖，愿意学习并能逐步掌握根据血糖变化调整胰岛素用量；能与人良好沟通，并能不断接受糖尿病知识再教育者；有一定的经济保障能力。

338 胰岛移植治疗糖尿病有效吗

胰岛移植可能让患者不用注射胰岛素，但手术也很危险，同时抑制免疫系统的药物也可能引起严重不良反应。尽管移植疗效不错，但还有提高的余地。治疗会引起不少不良反应，如血栓、出血、胆固醇和肌氨酸酐（肾病的标志）升高。因此，本方法只适于少数很难控制血糖的 1 型糖尿病患者（占 5%～10%）。将来如果本方法更加安全，也找到了其他胰岛来源，可能适用的人更多一些。

339 糖尿病患者能做手术吗

糖尿病患者是可以做手术的，不能因为手术及麻醉可加重病情，术后易感染，而害怕手术治疗，延误病情甚至危及生命。因为糖尿病患者代谢紊乱，易合并感染，若非急诊手术应在血糖控制理想情况下进行。术后应加强护理，密切监测血糖及生命体征变化。术前、术中、术后宜使用胰岛素控制血糖，使患者顺利度过手术期。

340 糖尿病患者手术后伤口长不上吗

糖尿病患者血中的含糖量比较高，有利于细菌的繁殖，所以糖尿病患者的皮肤容易发生感染，不容易愈合。应该积极控制感染，合理应用抗生素。最基本的还是尽快把血糖浓度降到正常值或接近正常值，建议使用胰岛素降糖。

341 糖尿病患者手术前应做哪些准备工作

（1）糖尿病患者术前应了解自己的病情，保持平静的心态和适当的活动以保持血糖稳定，这对手术是十分有利的。

（2）术前糖尿病患者要接受全面的检查，包括血糖、尿糖、酮体、糖化血红蛋白、电解质及血脂测定等，进行心脏、肝脏和肾脏功能方面检查。

（3）对于轻型的糖尿病患者术前将空腹血糖控制在8.3毫摩/升较适当，不需特殊处理；病情较重者要求术前空腹血糖在8.9毫摩/升以下，24小时尿糖低于10克，且无酮症酸中毒；原用长效胰岛素者，应于术前改用普通胰岛素治疗，以便调节胰岛素用量。

（4）术前糖尿病患者的饮食应适当调整。①适当增加蛋白质比例，使其占总热量的20%；②将碳水化合物占总热量的比例控制在45%～60%；③补充脂肪，但其摄入量不应超过总热量的25%；④注意补充维生素；⑤高纤维素食品对于减缓糖吸收是很重要的。

342 糖尿病患者手术时应注意哪些问题

手术日前要查空腹血糖、尿糖和尿酮体。手术日禁食，留置尿管为防止饥饿性酮体，先补充葡萄糖50克。术中补充5%～10%葡萄糖溶液，配普通胰岛素1～2单位，使血糖维持在8.3～13.9毫摩/升；若血糖高于13.9毫摩/升，则每2.8毫摩/升追加普通胰岛素1单位；术中每2小时监测血糖和尿糖1次，随时调整胰岛素用量；术中防止低血糖，否则易引起伤口溢血。

343 糖尿病患者最易发生哪些术后感染

糖尿病患者感染的发生率较高，主要是与失水、营养不良、单核—巨噬细胞系统功能异常、外周供血减少和神经病变等有关。糖尿病患者的细胞免疫功能降低，淋巴细胞转化率降低，肉芽组织形成减少，巨噬细胞的趋化性、吞噬和杀菌力降低及组织渗透压增加，单核细胞活力降低。所以术后易发生肺部感染、伤口感染、伤口裂开、败血症、脓毒血症等，且较难控制。

344 糖尿病患者手术后应注意哪些问题

首先定期复查血糖、尿糖和电解质情况，禁食者继续静脉补充葡萄糖，每日摄入量在 150 ~ 250 克，当心酮症或低血糖发生。若发生酮症时，应急测血糖、二氧化碳结合率和电解质，分清是糖尿病酮症还是饥饿性酮症，并及时作相应处理。术后酌情每 4 ~ 6 小时检查血糖及尿糖 1 次，空腹血糖保持在 8.3 ~ 11.1 毫摩/升较安全。另应给予必要的抗生素预防或治疗感染。当患者术后恢复正常饮食，可将短效胰岛素改为三餐前皮下注射。待伤口愈合病情稳定后，即可恢复术前治疗方案。

345 激素可以治疗糖尿病吗

激素是一种由脂肪组织分泌的物质，它可以影响机体对胰岛素的反应，可以作为一种糖尿病治疗药物。

某些糖尿病患者的细胞抵抗胰岛素，会导致高血糖，这种称为脂联素的物质可以帮助医生治疗糖尿病。

346 糖尿病患者使用阿司匹林应注意什么

（1）对于有大血管病变的糖尿病患者，应辅以阿司匹林治疗。包括：患过心肌梗死、周围血管病、脑卒中或有短暂性缺血发作史、跛行或心绞痛的男性或女性糖尿病患者以及做过血管旁路术的患者。

（2）除治疗已证实的主要心血管危险因素外，在糖尿病高危患者群中，运用阿司匹林治疗可作为主要的预防策略。

（3）若是服用肠溶阿司匹林，每天剂量应控制在 50 ~ 100 毫克。

（4）对阿司匹林过敏、有出血倾向、抗凝治疗，近期有胃肠出血以及有活动性肝病的患者，最好不用阿司匹林治疗。

（5）年龄在 21 岁以下的患者不建议使用阿司匹林治疗，因为在这部分患者群中使用阿司匹林会增加瑞氏综合征（一种少见的儿童疾病，在水痘及病毒性上呼吸道感染之后发生）的危险。

347 阿司匹林可用于哪些类型的糖尿病患者

（1）有冠心病家族史。

（2）吸烟患者。

（3）肥胖（超出 120% 标准体重），或体质指数大于 28。

（4）有蛋白尿（微量或大量）者。

（5）血脂异常者：总胆固醇大于 5.2 毫摩/升；低密度脂蛋白胆固醇大于或等于 2.6 毫摩/升；高密度脂蛋白胆固醇小于 1.1 毫摩/升；三酰甘油大于 2.0 毫摩/升。

（6）年龄在 30 岁以上者。

348 服用中药的饮食禁忌

中药很讲究忌宜。服用中药应该忌口。一般口服中药的饮食禁忌原则是：

（1）忌生冷：生冷食品，性多寒凉，难以消化吸收，还易伤脾胃阳气。如果在服用温通、补益、祛风寒湿的药物时，吃生冷食品会降低药效，延长病程，不可不忌。

（2）忌辛辣：辛辣食品，性多温热，容易耗气生火。如服用清凉解毒、滋阴补血的药物时，必须忌辛辣食品，以防影响药效，耗津损液，伤阴动血，诱发炎症、"上火"等症。

（3）忌油腻：腥膻油腻食品易助湿生痰，滑肠滞气，并且难以消化吸收。在服药期间，若荤腥油腻食品充塞肠胃，会影响药物吸收。中药中的芳香油物质与腥膻之气最不相容，会影响药效。所以服中药的患者都应忌食此类食品。尤其是脾胃虚弱、痰湿内阻的患者应忌油腻腥膻。

此外，服食补益药物应忌服莱菔子和寒凉的食品；吃海味及水产品要禁用甘草和苹果；吃鱼、蟹等海鲜时忌用荆芥、银杏、山楂、石榴、木瓜、葡萄等。一般情况下，服中药时，尽量不吃海鲜及油腻过重的饮食。

349 糖尿病患者适合食用的中药

在我国历代医籍中，记载着许多治疗消渴病的处方和中药。这些药物中，有的药物被冠以治疗消渴病圣药之称。根据现代药理学研究和临床观察，一些药物本身具有明显的降血糖、降尿糖的作用，如桑白皮、荔枝核、天花粉、番石榴、葛根、人参等药物。有些药物则是针对糖尿病的各种并发症而起治疗作用。药物的品种繁多，不可胜举。

350 人参的功效与应用

五加科多年生草本植物人参的干燥根。别名白参、红参、生晒参、野山参、吉林参、别直参、种洋参、高丽参等。甘、微苦、微温。归肺、脾经。有大补元气，健脾益肺，生津止渴，安神益智的功效。近年来研究证明，人参多糖是主要的降血糖活性成分。

用法用量：

（1）人参5～10克，文火另煮，将人参汁兑入其他药汤内饮服。或文火煮沸10分钟后，当茶频饮，饮完后，还可再添水煮之或临睡前将人参嚼烂服下。

（2）人参研粉，每次1～2克，每天2或3次，白开水送服。可用于糖尿病气虚的患者。

（3）人参，栝楼根等分，生研为末，炼蜜为丸，如梧桐子大，每服30丸，每天3次，食前用麦门冬汤送下，名玉壶丸。用于气阴两虚，阴虚生热的糖尿病患者的辅助治疗。

351 黄芪的功效与应用

豆科多年生草本植物内蒙古黄芪或膜荚黄芪的干燥根。别名北芪。甘，微温。归肺，脾经。有补脾益气，升阳生津，益卫固表，利水消肿，托毒生肌的功效。本品补气升阳，易于助火，又能止汗，故凡热邪实证，气滞湿阻，食积内停，阴虚火旺，肝阳上亢，痈疽初起或溃后热毒尚盛等证均不宜使用或慎用。黄芪多糖是由内蒙古黄芪根中分离出来的一种多糖，具有双向调节血糖的作用。

用法用量：

（1）黄芪10～15克，大剂量可用至60克。

（2）生黄芪30克，知母10克。水煎服。用于气阴两虚糖尿病患者。

（3）生黄芪60克，生山药30克。水煎服。有补气养阴的作用。

352 茯苓的功效与应用

多孔菌科真菌茯苓的菌核。甘、淡、平。归心、肺、脾经。有健脾和中，宁心安神，利水渗湿的功效。气虚下陷者忌服。茯苓有降血糖作用，降糖活性成分与茯苓酸有关。

用法用量：

（1）茯苓、黄连各等分为末，熬天花粉作糊，作丸如梧桐子大，每服50

丸，日服 2 次。有清热除湿作用。

（2）茯苓 15 克，生山药 30 克，绿豆衣 6 克。水煎服。有健脾除湿作用，可用于湿热型消渴病的辅助治疗。

353 薏苡仁的功效与应用

禾本科一年或多年生草本植物薏苡的成熟种仁。甘、淡、微寒。归脾、胃、肺经。有健脾利湿，舒利筋脉，清热排脓的功效。据报道薏苡仁多糖可显著降低 ALX 及肾上腺素引起的小鼠高血糖，还能抑制 ALX 对胰岛 β 细胞膜的损伤，从而抑制 DM 的发生。

用法用量：10 ~ 30 克生用或炒用，也可做羹、煮粥食用。岭南人常用其与瘦肉煲汤食用。

354 山药的功效与应用

薯蓣科多年生蔓生草本植物薯蓣的干燥根茎。甘，平。归肺、脾、肾经。

有健脾补肺，固肾益精功效。有实热便干不宜用。本品所含的淀粉酶有水解淀粉为葡萄糖的作用，对糖尿病有一定疗效。

用法用量：

（1）生黄芪 60 克，百合 30 克，白术 15 克。水煎服。有补气益阴的功效。

（2）生山药 15 克，黄连 6 克。水煎服。有益胃清热的功效。

355 玉竹的功效与应用

为百合科多年生草本玉竹的根茎。别名女萎、葳蕤、萎蕤、葳参。甘、微寒。肺、胃经。养阴润燥，生津止渴。本品虽性质平和，但毕竟为滋阴润燥之品，故脾虚而湿痰者不宜用。口服玉竹浸膏，血糖先升高后下降；对四氧嘧啶、葡萄糖及肾上腺素引起的高血糖有抑制作用。

用法用量：

（1）煎服，10 ~ 15 克。

（2）鲜用，15 ~ 30 克。有清热生津止渴功效。

356 黄精的功效与应用

为百合科多年生草本植物黄精、滇黄精的根茎。别名老虎姜。甘，平。归脾、肺、肾经。功效滋肾润肺，补脾益气。本品性质滋腻，易助湿邪，凡脾虚有湿，咳嗽痰多及中寒便溏者均不宜用。黄精的甲醇提取物给正常小鼠以及链佐星诱发糖尿病小鼠腹腔注射，4小时后能使血糖下降，并能较强地抑制肾上腺素诱发高血糖小鼠的血糖值，认为甲醇提取物具有抑制肝糖酵解的功能。

用法用量：

（1）煎服，10~30克。

（2）鲜用，30~60克。有益胃养阴功效，适用于胃阴虚糖尿病患者的辅助治疗。

357　麦冬的功效与应用

为百合科多年生草本植物麦冬的根茎。别名麦门冬。甘、微苦，微寒。归心、肺、胃经。功效养阴润肺，益胃生津、清心除烦。本品甘寒助湿，故脾虚便溏或有湿邪者忌用。喂服单剂量麦冬多糖每千克体重给药100毫克，对正常小鼠有明显降血糖作用，给药后11小时，血糖浓度降低54%，当剂量为200毫克/公斤体重时，能明显降低四氧嘧啶糖尿病小鼠的血糖水平。口服麦冬多糖后4~11小时，降糖作用最明显，24小时仍有降糖作用。

用法用量：煎服，10~15克。有益胃清热生津功效。

358　枸杞子的功效与应用

为茄科落叶灌木植物宁夏枸杞的成熟果实。甘，平。归肝、肾经。功效补肝肾，明目。现代研究宁夏枸杞提取物可引起小鼠血糖显著而持久的降低，同时糖类耐量升高。认为其降血糖作用是由于其中含有胍的衍生物。

用法用量：煎服，10~15克。有滋补肝肾、益阴明目功效。

359　常用的中成药——消渴平片

组成：人参15克，黄连15克，天花粉375克，天冬37.5克，黄芪375克，丹参112.5克，枸杞子90克，沙苑子112.5克，葛根112.5克，知母75克，五味子37.5克，五倍子37.5克。

功效：益气养阴，清热生津，固精缩尿。

适应症：用于燥热气阴两伤引起之消渴病。症见多饮，多食，多尿，身体消瘦，腰膝酸软，舌红少津，脉细数等。

360 常用的中成药——养阴降糖片

组成：黄芪 250 克，党参 110 克，葛根 145 克，枸杞子 110 克，玄参 145 克，玉竹 110 克，地黄 180 克，知母 110 克，牡丹皮 110 克，川芎 145 克，虎杖 180 克，五味子 70 克。

功效：养阴益气，清热活血。

适应症：用于气阴两虚型糖尿病。症见口渴多饮，多食，倦怠乏力，血糖及尿糖升高。

使用注意：服药期间必须配合饮食调节。将药品放在儿童不能接触的地方。

361 常用的中成药——糖适康胶囊

组成：主要成分有黄芪、知母、地黄、五味子、乌梅、海狗肾等。

功效：益气健脾，滋阴清热，生津止渴。

适应症：适用于气阴两虚，里热内盛，倦怠乏力，自汗盗汗，气短懒言，口渴喜饮，多食易饥，怕热心烦，心悸失眠，溲赤便秘，舌红苔少或黄，脉弦数或细数等症。

362 常用的中成药——玉泉丸

组成：干葛粉 150 克，天花粉 150 克，麦冬 60 克，生地 50 克，五味子 30 克，甘草 25 克，小麦 60 克。

功效：益气生津，清热除烦，滋肾养阴。

适应症：主治 2 型糖尿病轻、中型患者及老年糖尿病，糖尿病肾病。用于气阴不足。症见烦渴多饮，多食体瘦，小便频数，口干舌燥，大便干结等。

363 常用的中成药——消渴丸

组成：葛根、地黄、黄芪、天花粉、玉米须、五味子、山药、格列本脲（即为优降糖，每 10 丸含量为 2.5 毫克）等。

功效：滋肾养阴，益气生津。

适应症：用于消渴证属气阴两虚者。症见多饮，多尿，多食，消瘦，体倦乏力，尿糖及血糖升高。

364 常用的中成药——消渴灵片

组成：地黄 200 克，五味子 15 克，麦冬 100 克，牡丹皮 15 克，黄芪 100

克，黄连 10 克，茯苓 17 克，红参 10 克，天花粉 100 克，石膏 50 克，枸杞子 100 克。

功效：滋补肾阴，生津止渴，益气降糖。

适应症：用于成年非胰岛素依赖性轻型、中型糖尿病，1 型糖尿病，2 型糖尿病及其并发症，症见口渴多饮，消谷善饥，下肢水肿，便秘，皮肤瘙痒，精神不振，疲乏无力等。

365 常用的中成药——参芪降糖胶囊

组成：人参皂苷、麦冬、五味子、生地黄、山药、枸杞子等。

功效：益气养阴，滋脾补肾。

适应症：用于气阴两虚引起之消渴病。症见多饮、多食、多尿，身体消瘦，腰膝酸软，舌红，苔少，脉细数。

366 常用的中成药——渴乐宁胶囊

组成：地黄、黄芪、黄精、天花粉、太子参等。

功效：补气养阴，益肾止渴。

适应症：用于气阴两虚引起之消渴病。症见口渴多饮，五心烦热，乏力多汗，心慌气短等。

367 常用的中成药——渴乐宁颗粒

组成：主要成分为黄芪、黄精（酒制）、地黄、太子参、天花粉等。

功效：益气、养阴、生津。

适应症：用于气阴两虚型消渴病（非胰岛素依赖型糖尿病）。症见：口渴多饮、五心烦热、无力多汗、心慌气短等。

368 常用的中成药——桂附地黄丸

组成：肉桂 20 克，附子（制）20 克，熟地黄 160 克，山茱萸（制）80 克，牡丹皮 60 克，山药 80 克，茯苓 60 克，泽泻 60 克。

功效：温补肾阳。

适应症：糖尿病属肾气虚，肾阳不足者。症见腰酸腿软，肢冷畏寒，尿频量少或小便不利，或痰饮喘咳，以及足跟痛，脚气水肿，舌淡苔白，脉细数等。

369　常用的中成药——六味地黄颗粒

组成：熟地黄 320 克，山茱萸（制）160 克，牡丹皮 120 克，山药 160 克，茯苓 120 克，泽泻 120 克。

功效：滋阴补肾。

适应症：用于肾阴亏损，头晕耳鸣，腰膝酸软，骨蒸潮热，盗汗遗精，口干口渴。

370　常用的中成药——牛黄清胃丸

组成：牛黄 2 克，大黄 100 克，菊花 150 克，麦冬 50 克，薄荷 50 克，石膏 150 克，栀子 100 克，玄参 100 克，番泻叶 200 克，黄芩 100 克，甘草 100 克，桔梗 100 克，黄柏 100 克，连翘 100 克，牵牛子（炒）50 克，枳实 100 克，冰片 25 克。

功效：清胃泻火，润燥通便。

适应症：糖尿病。用于治疗心胃火盛，头晕目眩，口舌生疮，牙龈肿痛，乳蛾咽痛，便秘尿赤。

371　常用的中成药——参芪降糖片

组成：人参皂苷、麦冬、五味子、生地黄、山药、枸杞子等。

功效：益气养阴，滋脾补肾。

适应症：用于气阴两虚引起之消渴病。症见多饮、多食、多尿，身体消瘦，腰膝酸软，舌红，苔少，脉细数。

372　针灸治疗糖尿病及其并发症的作用

（1）针刺可使胰岛素水平升高，胰岛素靶细胞受体功能增强，加强胰岛素对糖原的合成代谢及氧化酵解和组织利用的功能，从而起到降低血糖的作用。

（2）针刺后糖尿病患者 T3、T4 含量下降，表明血液中甲状腺素含量降低，从而减少了对糖代谢的影响，有利于降低血糖。

（3）针刺可使糖尿病患者全血比黏度、血浆比黏度等血液流变异常指标下降，这对改善微循环障碍，防止血栓形成，减少糖尿病慢性并发症有重要意义。

（4）针刺能够调整中枢神经系统，从而影响胰岛素、甲状腺素、肾上腺素等分泌，有利于糖代谢紊乱的纠正。

第六章
糖尿病的认识误区

373　中国人得糖尿病的比较少吗

很多人认为糖尿病是富贵病,中国经济相对落后,所以得糖尿病的人会比发达国家少。事实上这是不对的,中国疾病预防控制中心、中华医学会糖尿病分会对国人糖尿病最新调查结果表明:中国人糖尿病患病率9.7%,中国成为世界糖尿病发病第一重灾区。

374　糖尿病只是糖代谢不正常,对健康危害不大吗

糖尿病是当代威胁人类健康和生命的世界三大顽症之一,其死亡率仅次于心脑血管病与癌症,发病率跃居三大顽疾之首,如不及时正确治疗,势必丛生并发症,致残率很高。

375　人胖是健康的表现,不必控制体重吗

据统计,肥胖者并发脑栓塞与心力衰竭的发病率比正常体重者高1倍,患冠心病比正常体重者多2倍,高血压发病率比正常体重者多2~6倍,合并糖尿病者较正常人约增高4倍,合并胆石症者较正常人高出4~6倍,更为严重的是肥胖者的寿命将明显缩短。据报道超重10%的45岁男性,其寿命比正常体重者要缩短4年,据日本统计资料表明标准死亡率为100%,肥胖者死亡率为127.9%。

376　糖尿病慢性并发症是不可避免的吗

只要早诊断、早治疗,使血糖控制良好,糖尿病的慢性并发症是完全可以避免的。将血糖长期控制在正常的水平,可防止糖尿病患者60%左右的眼、肾、神经等方面的慢性并发症的发生;对已有轻度至中度慢性并发症的糖尿病患者,血糖控制在正常或接近正常水平,可延缓原有的慢性并发症的发展。

377　糖尿病患者不宜生育吗

糖尿病得到满意控制以后，可以结婚。糖尿病患者能生育，但这只适用于血压不高，心、肾功能和眼底均正常或病情较轻的糖尿病患者。女性糖尿病患者都希望与其他正常女性一样享有做母亲的权利，但是她们必须做更多的准备工作，如在医生指导下将血糖控制在较好的水平，而不是在毫无准备的情况下盲目受孕，否则结果会适得其反。由于糖尿病的发病原因与遗传有关，因此糖尿病患者在选择对象时，最好不要与患有糖尿病的人结婚。一般结婚后不会加重糖尿病，只要婚后注意治疗糖尿病，血糖控制良好，生活规律，灵活应用药物，做好自我保健会有美满幸福的家庭生活。结婚后，在病情控制较好的情况下可以怀孕生育，糖尿病对受孕影响也是很小的。

378　糖尿病患者懂不懂糖尿病知识都一样吗

患者要和家属一起，了解糖尿病的基本知识及治疗常识，帮助家人保持病情稳定，以便更好地治疗糖尿病。

379　尿中有糖就一定是糖尿病吗

糖尿一般指葡萄糖尿，偶有乳糖尿、戊糖尿、半乳糖尿等。正常人的肾小球滤液中也含有一定量的葡萄糖，但绝大部分被肾小管重新吸收到血液中，故正常人尿中只含极微量葡萄糖，一般常规检查测不出来，所以尿糖定性是阴性。由此可见，正常人尿中也可能有糖。

380　尿糖阴性就一定不是糖尿病吗

糖尿病是一种以血糖升高为主要特征的内分泌代谢病。虽然其名为糖尿病，但病理实质却是高血糖症，而不是糖尿症。我们每个人的肾脏都有一个排糖阈，就像水库的排水闸，有一个规定的水位线。一般人的肾糖阈是 8～10 毫摩/升（160～180 毫克%）。当血糖值在肾糖阈之内时，肾脏的排糖闸门是关闭的，尿中没有糖（尿糖阴性）。当血糖升高超过肾糖阈时，排糖闸就开放，让糖随尿排出，尿糖就会出现"＋"号（尿糖阳性）。肾糖阈可因人的体质、疾病等情况不同而有变化。老年人、肾小球硬化的患者，肾糖阈可以升高，表现为血糖很高而尿糖却是"－"号（尿糖阴性），此时如果只查尿糖不查血糖，就会贻误治疗。有些体质差、肾小管功能受损者，肾糖阈可以降低，表现为血糖不高，尿糖却是阳性，此时亦不能仅凭尿糖阳性，就诊断为糖尿病。所以，糖尿病诊断和治疗的依据，以及疗效的判断，必须依靠血糖的检测，仅查尿糖不查血糖是不科学的。

381 可以把尿糖"＋"多少作为调整药物剂量的依据吗

在临床工作中发现，绝大多数糖尿病患者得病几年或几十年，只做过空腹血糖、尿糖的检查，就认为糖尿病已经确诊，并开始服用降糖药，其实这是非常错误的。现代医学认为，糖尿病是一种内分泌代谢紊乱性疾病，因为胰岛素相对或绝对不足所引起的糖类、脂肪和蛋白质代谢失常。血糖、尿糖增高只是糖尿病的标志，其根本在于胰岛功能低下。

因此做检查时：糖耐量试验、胰岛素释放试验、C 肽兴奋试验一定要同时做。这样便于诊断对照观察，确切了解病情，避免误诊、误治。有些患者根据检查尿糖"＋"多少调整使用降糖药、胰岛素剂量，是十分危险的。

382 检查血糖高就可以确诊糖尿病吗

体检结果显示空腹血糖达到 9.2 毫摩/升，已达糖尿病诊断标准。但需要再检测空腹和餐后的静脉血糖以进一步确定。并且需要检查糖化血红蛋白以评价过去 2~3 月的血糖水平，查血清胰岛素来检查自身胰岛素分泌情况。

383 糖尿病呈现的是高血糖，不可能出现低血糖吗

事实上低血糖与糖尿病密切相关，血糖控制越接近正常越容易出现低血糖症状。因此，一旦出现低血糖症状，需要紧急处理，立即喝糖水或含糖饮料，糖果等缓解症状。

384 糖尿病妇女怀孕后不需要控制血糖吗

糖尿病妇女怀孕后必须控制血糖。在对患有 1 型糖尿病，且在胎儿出生前糖化血红蛋白含量高于 7.5% 的初孕妇的研究中发现，与正常人群相比，她们怀孕的不良结果和自发流产率要高 4 倍，胎儿严重先天畸形的发生率要高 9 倍。

385 小孩子不会得糖尿病吗

其实糖尿病的发生与年龄没有必然的关系，特别是 1 型糖尿病以遗传因素占主导地位，加之生活习惯不良，喂养不科学，吃大量的高热量食物，食肉类多、食蔬菜少，饮用大量含糖碳酸饮料，又缺乏运动和锻炼，这些都是诱发糖尿病的因素。因此，糖尿病已成为威胁青少年健康的又一因素，一定要引起家庭与社会的重视，家长与老师都有保护儿童身心健康的义务。

386 糖尿病患儿是无法长大的，治也没用吗

儿童所患糖尿病多以 1 型为主，主要由体内胰岛素绝对缺乏，致使葡萄糖、蛋白质及脂肪代谢紊乱而造成，其主要特征是长期高血糖。虽然 1 型糖尿病会伴随患者一生，但专家指出，如果进行系统有效的治疗，控制好血糖，延缓并发症的发生，糖尿病患儿完全可以像正常儿童一样长大成才，和正常人一样生活和工作，寿命也和正常人没有差异。

387 糖尿病患儿不需要自己参与糖尿病管理吗

儿童糖尿病是目前多发的糖尿病类型，对少年儿童的身心都造成很大的伤害。只有孩子自己主动想去管理好疾病，战胜疾病，才能更好地发挥自身的能力，尤其是像糖尿病这样的顽固性疾病，就更要求患者积极参与疾病的防治。因此，家长一定要用孩子能明白的办法让孩子了解疾病，产生战胜疾病的信心与决心。

388 糖尿病患者无法长寿吗

糖尿病患者只要科学规范治疗，保护好血管、神经和代谢功能，就能减少或延缓并发症的发生，像正常人一样生活。糖尿病并不像有些人想象的那样可怕，糖尿病患者只要按科学规律办事，认真听从医生的指导，是完全可以将病情控制得很满意的。

389 老年糖尿病患者无需治疗吗

有很多老人认为自己已经老了，对糖尿病的治疗就变得不少那么积极了，他们认为这个病是可以拖的，一时半会没有什么问题，其实这是不对的。这样不但会使慢性并发症（心脑血管疾病、肾脏病变、神经病变）加速发展，而且还可以引起严重的急性并发症（高渗性昏迷、酮症酸中毒），招致死亡。

390 消瘦者不会患糖尿病吗

很多人虽然消瘦，但因为饮酒、营养不良（如铬、锌摄入不足）和病毒感染等因素，同样是糖尿病的侵犯对象。尤其是在消瘦的老年人中，不少是糖尿病患者，人到老年即便消瘦也要做与糖尿病有关的检查。

391 成年人患糖尿病一定是 2 型，不可能是 1 型吗

1 型糖尿病多见于青少年，绝大多数的中老年患者被划入了 2 型糖尿病的

队伍。而另外 10% 左右的患者却是 1 型糖尿病,虽然他们也是成年人,起病不急,刚开始口服降糖药效果也挺好,但事实是,他们本质上属于 1 型糖尿病,这会从他们所带的抗体和很快衰竭的胰岛功能看出来。

392 感染与糖尿病无关吗

糖尿病是由遗传因素、免疫功能紊乱、微生物感染及其毒素、自由基毒素、精神因素等等各种致病因子作用于机体,导致胰岛功能减退、胰岛素抵抗引起的。病毒感染是一种可能的诱因,尤其对于 1 型糖尿病,一些科学家发现 1 型糖尿病常出现在一些病毒感染之后,如那些引起流行性腮腺炎和风疹的病毒,以及能引起脊髓灰质炎的柯萨奇病毒家族,都可以在 1 型糖尿病中起作用。

393 失明与糖尿病无关吗

糖尿病患者眼内房水渗透压变化,使晶体纤维肿胀,断裂,最后混浊而形成白内障,视力迅速下降而导致失明。此外,晶状体会因水分渗入而膨胀,变凸;还会因视神经损害和眼底血管病变,视网膜静脉扩张、出血甚至剥离,导致视力模糊。

394 昏迷与糖尿病无关吗

由于老年人机体各方面的反应能力减弱,糖尿病便成了老年人的常见病、多发病,糖尿病患者昏迷是糖尿病常见的并发症。糖尿病昏迷是由糖尿病引起的一组以意识障碍为特征的临床综合征。它包括两种临床类型,即糖尿病酮症酸中毒及糖尿病非酮性昏迷(高渗性昏迷),它们是糖尿病的最常见、最危险的并发症,若不及时处理,常导致死亡。

395 心肌梗死与糖尿病无关吗

糖尿病患者血中葡萄糖浓度较高,糖化血红蛋白增加,导致红细胞携氧能力下降,容易引起心肌缺血、缺氧。另外,糖尿病患者合并高血压和肥胖是诱发冠心病的危险因素。据报道,糖尿病并发高血压者比非糖尿病者高 4 倍。糖尿病并发高血压时,发生心肌梗死的概率明显高于非糖尿病者。糖尿病患者还可出现血小板黏附性和聚集性增高,血液黏度增加,红细胞变形能力下降,这些因素均容易促发血栓形成,成为导致急性心肌梗死的重要因素。

396 外阴瘙痒与糖尿病无关吗

糖尿病引起外阴瘙痒的机制为：血糖的变化引起血浆和组织渗透压的变化，刺激神经末梢兴奋，产生瘙痒感觉；也与局部的念珠菌或溶血性链球菌感染有关。临床表现常为阵发性瘙痒，尤以晚间为重，因糖尿病病情加重或情绪变化而加重。治疗应在积极控制血糖的前提下对症止痒。可外用酚甘油洗剂，以缓解皮肤的干燥并湿润之；有念珠菌感染者，可用咪唑类抗真菌药。经过治疗，瘙痒症状很快就会减轻或消失。

397 阳痿与糖尿病无关吗

糖尿病可引起阳痿。其中最主要原因是长期的高血糖导致的血管病变，因为持续的高血糖可将血管侵蚀得千疮百孔，加上糖尿病患者多伴有高血压、血脂异常，促使动脉血管粥样硬化，管腔变得狭窄。这样一来，供应阴茎的血流量就会显著减少，因无充足的血液供应，阴茎便不能良好地勃起坚挺；在糖尿病患者中因高血糖引起的神经病变，可造成神经末梢释放的神经介质减少，使神经传导、反射发生障碍，影响阴茎的勃起。有的是内分泌出现异常，雄激素分泌显著减少时，阴茎勃起功能便会失去驱动力而变得一蹶不振。此外，服用降血糖药物，也是引起阳痿的原因之一。

398 肾衰竭与糖尿病无关吗

糖尿病是常见的病症之一，糖尿病患者在患病期间会出现很多身体不适的症状，最严重的还可能会出现肾衰竭的症状，出现肾衰竭的主要原因是糖尿病可以引起全身血管结构和功能的改变以及代谢紊乱，日久天长肾脏毛细血管受累，肾小球受到破坏，引起肾衰竭。

399 偏瘫与糖尿病有关吗

老年人大多有脑动脉硬化及狭窄，在血糖正常的情况下，这些狭窄动脉的供血区域尚能得到维持其正常功能所必需的能量（血糖）。但当糖尿病患者低血糖发作时，由于交感神经的兴奋性增加，导致脑血管痉挛收缩，造成大脑各部位供血不均衡，那些缺血相对较重的部位便会发生功能障碍，引起偏瘫等。葡萄糖为脑细胞活动的主要能源，重度持续低血糖可抑制大脑皮质，引起脑功能障碍，甚至昏迷。

400 脑卒中（中风）与糖尿病无关吗

如果是机体出现了病变，器官组织无法使用需要的糖，不但血糖增高，而且组织器官因为必需的能量相对不够，组织器官的功能就越来越差了。可见糖尿病血糖多不是营养多了，而是营养少了容易引起供血不好，脑组织的能量减少时间到了一定程度，就容易引起中风等疾病了。

401 脑血栓与糖尿病无关吗

因为糖尿病是一种以糖代谢紊乱为主要表现的内分泌性疾病。主要是患者的胰岛 β 细胞分泌胰岛素绝对或相对不足，引起糖、脂肪和蛋白质代谢紊乱，不但可使血糖增高，而且还会使葡萄糖转化为脂肪。脂肪过度氧化、分解为三酰甘油和游离脂肪酸，特别是胆固醇增多更为显著，形成高脂血症，可加速糖尿病患者的动脉硬化。病变主要涉及脑动脉、冠状动脉和下肢动脉。由于动脉硬化，使动脉弹性减弱，动脉内膜粗糙，易造成血小板在动脉壁上附着，容易发生脑血栓。

402 糖尿病足无法早期发现吗

早期的糖尿病足可根据以下症状早期发现：患肢发凉，麻木，酸胀或疼痛，遇寒加重，遇暖稍减，间歇跛行，患肢局部皮温下降，皮肤颜色正常或苍白，或萎黄，肢端出现瘀斑或瘀点，或者患足疼痛，肌肉萎缩，皮肤干燥或水肿，下肢血管病变造成缺血缺氧，导致足部疼痛，走路时因足痛，表现为间歇性跛行。卧床后下肢缺血加重，而引起休息时疼痛。身体检查时可发现足背及胫后动脉搏动减弱或消失，局部皮肤营养不良，皮温降低，色泽异常。肢体缺血严重时，可发生足坏疽，即组织坏死。坏疽呈黑色，好发部位是足趾及足跟，坏疽发生后逐渐向上发展。坏疽可突然发展，疼痛剧烈。有的患者因神经病变也可痛觉不明显，坏死组织中易发生细菌感染。

403 糖尿病神经病变无法早期发现吗

专家指出，糖尿病性周围神经病变通常出现在糖尿病早期，起病隐匿，进展缓慢，临床表现变异很大，神经小纤维病变初期无症状或症状轻微，甚至采用肌电图方法亦不能发现异常。随着病情的发展，患者体现的症状包括：肢体麻木、对称性下肢疼痛、烧灼样疼痛、针刺样疼痛、感觉异常、冷热交替感、感觉过敏等，所有症状都有夜间加重的倾向。值得注意的是，有的糖尿病神经病变不但没有上述疼痛症状，反而表现为对疼痛、温度的感觉功能下降。所以患病时间长的糖尿病患者，在手脚出现异常疼痛或异样感觉时，例如碰到很烫的水也不觉得痛等情况时就应引起注意，及时向医生咨询。

404　糖尿病肾病无法早期发现吗

在排除其他因素导致的肾病后，可以通过定量检测计时尿（即时尿、8小时、12 小时或者 24 小时的尿标本）中的微白蛋白以了解肾脏损伤的程度，监控糖尿病肾病。

405　糖尿病无法预防吗

糖尿病是可以预防的。

（1）不暴饮暴食，生活有规律，吃饭要细嚼慢咽，多吃蔬菜，尽可能不在短时间内吃含葡萄糖、蔗糖量大的食品，这样可以防止血糖在短时间内快速上升，对保护胰腺功能有帮助，特别是有糖尿病家族史的朋友一定要记住！正确的做法应该是平衡膳食，也就是在总热量控制的前提下，尽可能做到谷类，肉，蛋，奶，蔬菜及水果种类齐全，以便获得均衡营养。

（2）性生活有规律，防止感染性疾病；不要吃过量的抗生素。有些病毒感染和过量抗生素会诱发糖尿病！

（3）糖耐量不正常或有糖尿病家族史的朋友可以在最大限度内防止糖尿病的发生：每年吃 3 个月的烟酰胺、维生素 B_1、维生素 B_6，甲基维生素 B_{12} 增强胰腺功能；在季节更替时吃半个月的维生素 C、维生素 C 剂量要大，可以提高自身免疫力，清除自由基。（也可以每年分两段时间肌注维生素 B_{12}，每次 2 周，每天 1 支，这很经济。）

（4）多加锻炼身体，少熬夜。

406　既然糖尿病无法根治，那么治不治都一样吗

虽然现在还没有完全治愈糖尿病的疗法，但是不同的疗法治疗糖尿病的效果也不一样。因此，在选择疗法治疗糖尿病时一定要选择对疾病有帮助的疗法，选对疗法治疗疾病虽然不能达到治愈的目的，但是却可以使你稳步康复，不再为了血糖值的波动而担心。

407　糖尿病的治疗主要靠医生而不是靠患者吗

正规的糖尿病治疗，可以用系统工程来形容——用药、检查、饮食、运动，哪一样做得不好，病就控制不住。在漫长的抗病斗争中，医生所能起的

作用虽很关键，但绝不是全部，糖尿病患者的自我管理才是最重要的。命运，应该掌握在自己手里。

408 糖尿病并发症是无法预防也无法治愈的吗

尽管胰岛素和口服降糖药可以减轻或控制糖尿病，甚至可以挽救生命，但对糖尿病并发症却没有预防和治疗作用。原来的糖尿病患者，好多是出现并发症才查出糖尿病的，现在糖尿病知识普及了，医生在血常规中就有血糖检测项，所以很多糖尿患者都会在早期发现，早期干预。有部分人可通过饮食控制、运动和强化治疗，在一定时间内不用药，而使血糖保持正常。

409 糖尿病患者少吃多餐是一个不良习惯吗

相反，是一个好习惯。既保证了热量和营养的供给，又可避免餐后血糖偏高。

410 糖尿病患者不需要注意各种维生素和微量元素的摄入吗

一般认为，维生素和微量元素似乎与糖尿病治疗没有什么关系。但最新研究证明，对于2型糖尿病患者来说，每天服用多种维生素以及补充微量元素可以降低受到感染的概率。

411 焦虑担忧对糖尿病病情无影响吗

一部分糖尿病患者，虽患糖尿病多年，基本情况也良好，但他们对自己的疾病总是过于担忧，常以一次化验单上的数据来衡量近期治疗效果。尤其是在检测血糖的前夜，情绪特别紧张，以致睡眠不佳，导致空腹血糖升高。实际上，这些患者平时血糖不一定很高，应再测定一下糖化血红蛋白，因为该指标不受饮食、情绪变化的直接影响，可以真实反映近3个月内的平均血糖水平。

412 口服降糖药不需要医生的指导吗

降糖药的种类很多，作用的部位完全不同，作用的力度完全不同，对消瘦和肥胖患者的疗效完全不同，所以只有医生根据每个不同的患者和病情来用药，才能做到有效降糖，同时把药的不良反应控制在最小。如磺脲类药有增加体重的作用，所以不作为肥胖患者的首选用药和单独用药。更有些肥胖的糖尿病患者发现糖尿病时，合并有脂肪肝性肝炎，肝功能不正常，这时要先保肝和用不伤肝的胰岛素，等肝功能正常后，才可用口服药。年龄不同选用的药物也有差别的。所以糖尿病患者不可以自己到药店自己选药，买药，一定要在医生指导下用药。

413 磺脲类降糖药继发性失效是由于药物剂量太小吗

目前，尽管磺脲类降糖药是公认的控制 2 型糖尿病有效药物，但是，在口服磺脲类降糖药的 2 型糖尿病患者中，该药物的继发失效率正以每年 5%～10% 速度递增，5 年累计失效率达 50%。对于磺脲类降糖药的继发性失效机制研究存在多种学说，其中之一为胰岛 β 细胞功能衰竭学说，即胰岛 β 细胞淀粉样蛋白沉积，导致胰岛素分泌障碍而致磺脲类降糖药物继发性失效。这一学说，目前引起研究者们重点关注。所以说并不是计量问题导致的。

414 磺脲类降糖药没有任何不良反应吗

常见的不良反应有低血糖反应、消化道反应。少见的不良反应有肝功能损害、过敏、骨髓抑制、高胰岛素血症和体重增加。不良反应通常与剂量的大小、是否与二甲双胍类药合用有关。低血糖反应是磺脲类降糖药物也是所有降糖药物中最常见的反应，多在用药开始的 4 个月内易发生。

415 双胍类降糖药对任何糖尿病患者都能用吗

只要病情不是太严重的患者都能用，但是不能用的患者有 1 型或 2 型重病者；酮症酸中毒、手术、妊娠、分娩者；肝肾功能损害者；有心力衰竭、心肌梗死或缺氧者；慢性胃肠道疾病、消瘦、黄疸者；服用双胍有严重的消化道症状，不能耐受者。老年患者最好慎用。

416 双胍类降糖药没有任何不良反应吗

双胍类降糖药最严重的不良反应是引起乳酸酸中毒，这是因为这类药物是通过对糖的无氧酵解降糖的，它的代谢产物是乳酸，乳酸只能从肾脏排除，所以当肾脏功能下降时，乳酸就无法排泄出去，会产生乳酸性酸中毒。二甲双胍、苯乙双胍这种药不会直接破坏和损伤肾脏功能。只是在肾功能下降时要禁用二甲双胍，否则乳酸排不出去，就会引发乳酸性酸中毒昏迷。所以糖尿病患者每年都要复查肾功能。

其他不良反应有消化道反应，如厌食、恶心、上腹部不适、腹胀、腹泻，偶有口干或金属味等，有些患者服药 1 周后症状会减轻和消失。二甲双胍的不良反应比苯乙双胍少而轻，是目前最为广泛使用的双胍类药物。进行泌尿系统造影前，至少应停药 2 天。70 岁以上慎用，85 岁以上禁用。

417 口服降糖药吃得种类越多降糖效果就越好吗

　　有一些糖尿病患者存在着一个错误的观念，那就是如果单服一种药血糖控制不好，可加用另一种药，如果血糖仍然控制不好，可继续加药，甚至于同时服用四五种降糖药。他们以为降糖药就像积木一样，堆得越高作用就越强。他们没有想到的是，药物在体内的吸收及代谢是个复杂的过程，药物之间还存在多种相互作用，并不是个简单的"累积效应"。如果盲目地增加降糖药的种类，不仅不能使药效增加，将血糖控制好，反而可能使各种药物的不良反应凸现出来，对人体产生不利的影响。

418 任何糖尿病患者都可以用口服降糖药治疗吗

　　（1）糖尿病孕妇应一律停用口服降糖药，以免目前血糖控制不佳，同时引起胎儿发育有异常。因为口服降糖药能通过乳汁排泄，所以喂奶的女性也不要服用口服降糖药。

　　（2）肝、肾功能不全者不用或慎用口服降糖药，口服降糖药全部都须肝脏代谢，大多数都要经肾脏排出，肝、肾功能不好的患者服用口服降糖药可能发生药物积累中毒或发生低血糖症，还可能进一步损害肝、肾功能。

　　（3）依赖型糖尿病患者不宜单用口服降糖药，当然双胍类降糖药及阿卡波糖（拜糖平）与胰岛素合用还是很有效的。

　　（4）比较严重的糖尿病慢性并发症：凡是发展到Ⅲ期或Ⅲ期以上的肾脏及眼底病变者应停用口服降糖药，改用胰岛素治疗。

　　（5）糖尿病急性并发症：如感染、糖尿病酮症酸中毒、高渗性非酮症糖尿病昏迷等患者使用口服降糖药效果很差，有些还可能加重酮症酸中毒或引起乳酸性酸中毒，最好不用。

　　（6）其他急症：如心肌梗死、手术、创伤等情况发生时，也应短期改用胰岛素治疗。

419 糖尿病患者血糖控制良好就可以停用口服降糖药吗

　　对于部分患者，由于血糖稳定后，身体对自身胰岛素的敏感性增强，可能会出现低血糖，这样就需要减量或停用药物。但是需要在监测血糖的前提下进行。另有一部分患者，开始时血糖就很难控制，需要的药物量很大，不能轻易减量或停药。一般来说，只要不出现低血糖反应，就不需要减量、停药。

420 注射胰岛素离不开医生，很不方便吗

现在很多糖尿病患者习惯自己注射胰岛素，但是胰岛素的注射需要一些窍门，掌握正确注射方法，这样既能保证自己的安全，也很方便。

421 2 型糖尿病不能用胰岛素吗

一般来说 2 型糖尿病患者是不需要胰岛素治疗的，除非血糖升得过高，或者有妊娠、急性感染、急性冠状动脉综合征、肝肾功能出现严重问题，那么可以先胰岛素治疗，可以等病情稳定后，改为口服药。

422 糖尿病患者手术时不需要用胰岛素吗

糖尿病患者手术时是需要胰岛素治疗的。

由于手术刺激与麻醉共同作用可诱发机体的应激反应，引起神经内分泌反应，胰高血糖素，糖皮质激素等升血糖激素显著升高，而唯一可以降血糖的激素胰岛素可将血糖可控制在 7~8 毫摩/升，老年人可放宽到 9 毫摩/升左右。手术前后及过程中不能进食，且手术的应激使体内的血糖有一定程度的升高，此时口服降糖药是不适合的，应改为胰岛素治疗。凡术前使用口服降糖药控制血糖的患者，应至少在术前 3 天改为胰岛素治疗。手术过程中，静脉输注葡萄糖及胰岛素，防止血糖升高，代谢紊乱，出现酮症。糖尿病患者机体免疫功能下降，微血管病变所致的血液循环障碍等原因，导致术后容易并发感染及切口不易愈合，使用胰岛素比口服降糖药能更好地控制血糖，减少并发症的发生。

423 糖尿病患者妊娠期尿糖增多时胰岛素用量需要加大吗

妊娠期的糖尿病患者，一定要以血糖为标准来调整胰岛素用量。

糖尿病患者妊娠时肾血流量增加，肾小球对葡萄糖的滤过增加超过了肾小管重吸收糖的能力，造成肾糖阈降低，引起尿糖增加。另外，妊娠末期，由于乳腺已具有将葡萄糖合成乳糖，生成初乳的功能，此时的初乳不能被利用，乳糖流进血液中，经过肾脏随尿排出，就会出现乳糖尿。因此，糖尿病患者妊娠期的尿糖难以确切反映血糖水平，如果仅以尿糖加号来增加胰岛素用量，很容易引起低血糖反应。

424 糖尿病患者并发急性感染时不必使用胰岛素吗

当糖尿病患者合并感染时，控制好血糖至关重要，而此时体内组织产生胰岛素抵抗增加，胰岛素需要量加大，如果只用口服降糖药控制血糖，很难

将血糖控制在理想水平，不利于感染的治疗。因此，这时应使用胰岛素治疗，即使是已使用胰岛素的患者此时也要加大胰岛素用量，使血糖在更理想的水平，防止感染恶化，利于控制感染。

425 使用胰岛素泵就不用采取其他措施了吗

当然不可以了。虽然胰岛素泵的治疗可以给患者提供较自由的生活，并取得较好的血糖控制效果，但这种优良效果的产生是与患者对糖尿病的积极态度密切相关的，不愿意监测血糖、从不调整胰岛素用量、完全自由进食的人，即使使用胰岛素泵也肯定不能达到良好的血糖控制。

426 胰岛素治疗见效后即停胰岛素吗

许多2型糖尿病病友是在术前检查时才发现患有糖尿病。为合理控制血糖，减少术后并发症和加速手术切口的愈合，手术期多需给予胰岛素治疗。一般在手术切口愈合后，轻者可停用胰岛素，仅给予饮食和运动治疗便可控制血糖；大部分患者如不愿继续应用胰岛素可考虑换用口服降血糖药物。从胰岛素换成口服降血糖药物，一般可采取下列方法：先加用口服降血糖药物，逐渐减少胰岛素用量，然后停用。

427 糖尿病确诊时患者不需要全面体检吗

糖尿病患者在诊断之初，应进行一次全面体检，以后要定期复查。血糖（包括空腹及餐后）应每周检查1次，血脂、肝功能、肾功能、尿微量白蛋白排泄率每半年化验1次，眼底检查每半年至1年检查1次，糖化血红蛋白每2～3个月检查1次。

428 不吃饭时查的血糖就是空腹血糖吗

只有空腹禁食过夜后（8小时以上），早餐前不吃不喝所查血糖才为空腹血糖。不是不吃饭就叫空腹。

429 糖尿病治疗中只要每月测1次血糖就够了吗

糖尿病患者每月测1次血糖是不行的。很多糖尿病患者都是觉得天天测血糖很麻烦，有的糖尿病患者就几个月甚至1年才测1次血糖。这样的糖尿病患者不能很好地了解血糖控制情况，也就不能根据自己的血糖控制情况治疗糖尿病了。

430 只要有药物控制其他治疗就可以不要了吗

有些患者错误地认为用药之后，多吃点也无妨，并试图通过增加药量来抵消多进食。这样做的结果不利于血糖控制，很容易使身体发胖，加重胰岛素抵抗，而且还会增加胰岛负担，加速 B 细胞功能衰竭。

而糖尿病的治疗是综合治疗，饮食控制、运动锻炼和药物治疗缺一不可。只有在饮食控制和运动锻炼的配合下，药物治疗才能取得良好的降糖效果。

431 天然果糖能降糖吗

目前市场上有不少天然果糖产品。销售商声称，自己的产品百分百提取自新鲜果蔬，不会直接影响胰岛素分泌和血糖指数，糖尿病患者可放心食用。

其实果糖也是单糖的一种，与葡萄糖分子式相同，只是结构略有差异。果糖只有转换为葡萄糖后，才能被人体所吸收利用。大量食用后，果糖积聚在血管内，来不及转变成葡萄糖，会使血液葡萄糖过低，严重时会造成低血糖休克。这种降糖作用不仅效果短暂，还可能对糖尿病患者的健康构成一定威胁。

432 患了糖尿病身体就完了吗

有些糖尿病患者心理承受能力差，表现为整日忧心忡忡、茶饭不思、惶惶不可终日，感叹命运不公，生活水平刚刚提高不久就得了糖尿病。尤其是男性糖尿病并发有性功能障碍甚至阳痿者，更是有苦难言、心烦意乱。其实，保持心态平衡对治疗糖尿病是十分重要的，要保持一种"既来之，则安之"的平静心态，积极配合医生治疗。只要持之以恒地系统治疗，就可以把糖尿病对机体的危害降到最低程度。

433 只有生活条件好的人才会得糖尿病吗

如果说生活优裕者患糖尿病的可能性大，这并不错，但生活条件差并非糖尿病的"保护"因素。事实上，如果不注意自我保健，染上诸多不良嗜好与习惯，特别是嗜酒、抽烟、偏食、不讲究卫生，同样会患糖尿病。因此，认为生活条件好的人才会得糖尿病的说法是不恰当的。

434 1 型糖尿病比 2 型糖尿病好治吗

这种看法是错误的。1 型糖尿病与 2 型糖尿病是根据其发病原因不同而确定的。一般来说，1 型糖尿病是因为胰岛素分泌量减少，血中胰岛素绝对量不足，糖代谢障碍引起的代谢性疾病。从某种程度上来说，1型糖尿病是由于生产胰岛素的"工厂"——胰岛β细胞损伤或者功能衰竭所致，治疗难度更大，终身需要补充外源性胰岛素才能维持正常的代谢与健康。2型糖尿病则是胰岛素进入细胞受到阻碍，胰岛素受体病变，导致细胞对葡萄糖的吸收利用出现障碍，继而产生高血糖，发生糖尿病。2型糖尿病由于胰岛β细胞尚健全，具有分泌胰岛素功能，体内胰岛素并不严重缺乏，所以口服降血糖药往往能收到明显的降血糖效果，对糖尿病治疗效果较好。再则，2型糖尿病发病较迟，病程相对较短，并发症也较少或较轻，预后较1型糖尿病为佳。

435 吸脂术对治疗糖尿病有效果吗

德国雷根斯堡大学的糖尿病专家指出，尽管目前日渐兴起的外科吸脂手术能在一定程度上缓解肥胖病症，但对与肥胖有着紧密联系的糖尿病并无积极疗效。目前通过外科手术的方法对肥胖者施行吸脂手术，只能减去肥胖者体内有限的脂肪，对肥胖症缓解有一定疗效，但因为手术吸除的脂肪主要都是患者皮下组织中的，而与糖尿病相关的脂肪则基本上都位于人体腹腔内，所以吸脂手术对糖尿病治疗并无帮助。糖尿病专家强调，对于这类糖尿病患者来说，严格控制饮食依然是取得积极疗效的首要条件。

436 药物治疗时就不用调整生活习惯了吗

糖尿病患者需要药物治疗，但并不是只依赖药物就能彻底解决问题。必须采用综合措施，将药物治疗与多方面调理相结合，才可收到事半功倍的效果。

糖尿病是一种与生活习惯息息相关的疾病，生活调节在整个治疗中占有十分重要的位置。糖尿病的发病原因涉及饮食、运动、肥胖、烟酒等诸多方面。研究表明，对用药物治疗的糖尿病患者进行正确的生活习惯调节，比起只用药不进行生活习惯调节的，一般服药量减少，血糖控制也好，疗效更加满意。

437 肝病引起的糖尿病与普通糖尿病是一回事吗

肝脏是糖代谢的主要场所，是维持血糖稳定的重要器官。因而，如果肝脏有病很容易引起糖代谢障碍，也可产生糖尿病，称为肝病引起的糖尿病，它与胰腺引起的糖尿病在病因、发病机制、治疗措施上都有所不同。

鉴别是2型糖尿病还是肝病引起的糖尿病，不仅可以评估疾病的预后，而且对治疗也是十分重要的。临床上可以通过胰岛素释放试验与C肽释放试验来鉴别。当然，肝病引起的糖尿病，一定有肝脏疾病引起的症状和体征等，并且肝病发生在先，糖代谢障碍在后也可作参考。

438 血糖已控制正常可以不吃药不打针了吗

到目前为止，各类中西药、保健品、食品以及其他糖尿病防治手段，都无法根治糖尿病，只能控制血糖，改善糖尿病病情，延缓糖尿病并发症的发生。如果已经用药的糖尿病患者任意停用药物治疗，血糖将会很快回升。所以，多数中晚期的患者都必须长期服药或打针治疗。早期的患者没有服用过药物和用过胰岛素的，如果病情不算严重，经医生诊断指导，可通过改变生活习惯、控制饮食、加强运动以达到控制血糖的目的。

439 血糖恢复正常就是痊愈了吗

有一些病情较轻的糖尿病患者，经过一段正规治疗，特别是适宜的饮食控制，血糖就会降至正常，甚至不用药也可将血糖维持在正常范围，就以为自己的糖尿病已被治愈了。其实这是一个误区。以目前的科学水平，糖尿病还没有根治的办法。也就是说人一旦得了糖尿病，就不可能真正治愈，只是临床症状可以暂时消除。所以，糖尿病患者千万不要放松警惕，轻易终止治疗可导致糖尿病症状卷土重来而贻误病情。

440 血糖降得越快越好吗

人的血糖升高是一个缓慢变化的过程，只是由于人体具有一定的耐受力，在病症发展的初期阶段往往不被觉察，然而，当病症被觉察时，血糖已发生变化很久了。如果此时要把血糖迅速地恢复正常，就像一个拉着重物艰难行走的人突然断了绳子会摔倒一样，人体对突然降低血糖也是无法马上适应的。所以在治疗时一定要遵照医嘱，不要相信那些所谓广告，不能随意添加一些疗效不清、剂量不详的保健品，使血糖过快下降。

441 糖尿病治疗只是降糖吗

糖尿病是以血糖增高为重要诊断指标的，然而在糖尿病的治疗上绝不是仅仅降糖就可以了。

糖尿病是引起血脂代谢紊乱的重要因素之一。由于血脂异常可引起一系列慢性病变，所以有学者又将糖尿病称为糖脂病。同时糖尿病患者还易并发高血压和动脉硬化，其比率要高于正常人 4~5 倍，而且动脉硬化的进展很快，甚至发生心肌梗死或脑卒中等。因此，为预防并发症的发生和发展，糖尿病治疗绝不能只是单纯降血糖。

442 空腹血糖正常就可以排除糖尿病了吗

有些人在偶尔的检查中看到自己血糖正常就以为自己不会患糖尿病，其实不一定这样。部分人空腹血糖虽正常，但餐后2小时血糖却很高，这也是糖尿病的症状。因此对于血糖出现过异常的人，有条件的话应做一下葡萄糖耐量试验，尤其是空腹血糖大于5.6毫摩/升，而且肥胖的人更应做葡萄糖耐量试验，检测餐后血糖情况以确定是否患了糖尿病。

443 不定期测血压可以吗

不少糖尿病患者都知道定期监测血糖的重要性，却忽视了血压的变化的监测对了解和观察糖尿病病情发展的重要性。因为糖尿病患者容易出现血压升高，如果频繁发生高血压，还会对心血管、心脏造成损害。

444 早起测血糖前服降糖药可以吗

有的患者有每天早起后在早餐前服用降糖药物的习惯，即使要测空腹血糖，也按老习惯服药。但这肯定会影响血糖值，因此空腹测血糖前千万不要吃药。此外，糖尿病患者在复查血糖的一定时间段要保持生活和服药习惯，不要故意少吃东西或不吃降糖药，因为这也会导致检测结果不准确，影响治疗。

445 不定期监测糖化血红蛋白有什么危害

不少患者看自己空腹血糖和餐后血糖比较正常，就不愿意再测糖化血红蛋白。殊不知，每次测的空腹血糖或餐后血糖，只能代表血糖当时的情况，而不能反映一段时间里人的总体血糖情况。糖化血红蛋白能帮助医生判断患者的治疗方案是否有效，是否需要给患者调整治疗方案。

446 尿糖正常了血糖就控制理想了吗

很多糖尿病患者尿糖虽正常，但血糖却偏高。这是由于肾糖阈值升高所致，糖尿病患者发生了糖尿病肾病，肾小球滤过率下降而肾小管重吸收增强，滤过减少而重吸收增高，从而使尿糖阴性呈现出阴性结果，因此检测尿糖比不上检测血糖准确。尿糖正常并不意味着血糖控制理想，应以血糖检测为准。

447 查出糖尿病马上就要用药吗

一般新诊断的糖尿病患者最好先进行饮食控制、坚持适当的体力活动、生活有规律、保持情绪稳定、肥胖者减肥，观察 1～2 个月。若经过这些措施处理后血糖控制满意，就可以坚持非药物治疗，如果经上述处理后血糖控制不满意者，才加用适当的降糖药物治疗。

448 只要能降血糖，用哪一种药都行吗

对于降糖药物的选择，医生会根据患者的具体病情，考虑单独或多种药物的联合治疗。并不是只要能降糖，用哪一种药都可以。因某些药物，如磺脲类药物，虽能有效控制血糖，但在治疗后 1～3 年有可能继发磺脲类药物失效。为避免失效，应适时地交替使用不同药物。如病情未能控制，还需加用其他药物治疗，甚至改用胰岛素。

449 治疗糖尿病只要按时服用降糖药就没问题了吗

多数有高血压的患者都清楚，在服用降压药的同时，也要定期监测血压，以调整用药的剂量与时间。糖尿病的治疗也是如此，血糖的控制是终身的，通常情况下，当糖尿病患者在医生的指导下，将血糖控制到了一个理想的状态之后，血糖有时会因某些情况会出现波动，尤其是出现某些特殊的情况时，血糖可能会出现过高或过低的现象。因此，要求我们在按时服药的同时，还应该定期监测血糖的变化，在医生的指导下注意调整生活方式及用药规律，这样才能长期稳定地控制好血糖。

450 口服降糖药会损害肝脏和肾脏，就可不用吗

降糖药确实可以引起肝脏氨基转移酶的升高以及胆汁淤积性黄疸，但总体来说，口服降糖药对肝、肾功能的影响不是太大，况且人的肝脏和肾脏有着强大的解毒、排毒功能，因此担心因降糖药损伤肝、肾而不敢用药是多余的。糖尿病患者在初次就诊时，医生往往会对患者的肝、肾功能进行系统的检查，再根据每位患者的具体情况选择合适的药物，并建议患者进行定期的肝、肾功能检查。

451 口服降糖药饭前饭后服都一样吗

患者服药时必须遵照医嘱或按使用说明书在规定的时间服药。

（1）胰岛素促泌剂。①短效氨基酸衍生物，如瑞格列奈片、那格列奈片应在开始进餐时服用；②磺脲类，无论短效、中效或长效都应该于餐前半小时口服。

（2）双胍类。这类药对胃肠道有明显的刺激，故应在餐中或餐后口服，

以减少药物不良反应。

（3）α-葡萄糖苷酶抑制剂。常用药有阿卡波糖（拜糖平）、伏格列波糖等。该类药物应在开始进餐时嚼碎口服。

（4）胰岛素增敏剂。是一类噻唑烷二酮药物，如罗格列酮、吡格列酮等。餐前或餐后口服。

452 任何药都可以空腹吃吗

门诊的糖尿病患者中口服药物治疗占大多数，主要药物有磺脲类、双胍类、α-葡萄糖苷酶抑制剂等。这些药作用机制各异，各有特点，用法也不同。双胍类，如二甲双胍。由于是酸性药物，可以刺激胃肠道，所以最好是饭后服用。α-葡萄糖苷酶抑制，如阿卡波糖、优格列波糖（倍欣）等，应在进餐时与第一口饭同时服下，假使在餐前或饭后服用则疗效大打折扣。因此不同的药物，服药的方法也不是相同的。

453 同类药物可以合用吗

口服降糖药有促胰岛素分泌类、双胍类、α-葡萄糖苷酶抑制剂、胰岛素增敏剂等多种，每一类药物的作用机制各不相同，但同一类药物的作用机制大体差不多，不过，一般不主张同一类药物合用。然而临床上还是能够看到这种错误用药的例子，如消渴丸配格列吡嗪（美吡哒）、二甲双胍配苯乙双胍等。同类药物合用有时会导致严重低血糖。

454 服药可凭自己的感觉吗

有些糖尿病患者习惯根据自觉症状来判断血糖控制的好坏。许多2型糖尿病患者自觉症状不太明显，服药与不服药在感觉上差不太多，于是认为用不用药无关紧要。而事实上，单凭症状来估计病情并不准确。在临床中，单凭饮食和运动就可使血糖得到良好控制的情况，仅见于少数病情较轻的2型糖尿病患者，绝大多数2型糖尿病患者在诊断之初就应给予药物治疗。

455 糖尿病患者只吃药就可以了吗

除了药物治疗外，糖尿病患者的饮食、运动、监测、精神状态等都是很重要的辅助治疗手段，要同时并举，综合治疗，才能早日康复。有些患者只注意血糖控制，而忽视体重、血脂、血压等方面的控制。要知道，糖尿病的治疗达标应包括降血糖、降血脂、降血压、控制体重等多方面的指标，绝不能顾此失彼。切忌片面控制单个指标。

456 只吃药不复查可以吗

化验血糖一方面可以了解病情控制情况以及临床治疗效果，同时也可作为选择药物及调整药量的重要依据。随着病程的推延，许多磺脲类降糖药物的效果逐渐降低，医学上称为"降糖药物继发性失效"。有些患者不注意定期复查，自己觉得一直没间断治疗，心理上有了安全感，如果出现药物继发性失效，实际上形同未治。这就是为什么有的患者一直吃着药，结果还是出现了并发症的原因。

457 使用胰岛素会上瘾吗

许多患者认为使用胰岛素会上瘾。其实胰岛素只是我们体内糖代谢所必需的一种生理激素，至于是否需要注射补充胰岛素，取决于患者自身胰岛素分泌水平。假如胰岛β细胞功能完全衰竭，必须终身使用胰岛素；如果患者的β细胞尚有功能，用胰岛素，等于让胰岛细胞得到一定的休息，血糖稳定后，就可停掉胰岛素改为口服药。

458 动物胰岛素与人胰岛素没有区别吗

目前临床上使用的胰岛素分为两类：一类为从动物体内提取的胰岛素，纯度可达99%。由于动物的胰岛素结构与人类胰岛素有着一定的差异，这就使得动物胰岛素在使用后久而久之较易形成抗体，降糖作用减弱，个别甚至可能出现变态（过敏）反应；另一类是用现代分子生物学技术合成的人工胰岛素，纯度高，抗原性小，一般不产生抗体，且有着更高的作用效率。显然，单从治疗的角度来说，人工胰岛素优于动物胰岛素，但是动物胰岛素却较人工胰岛素更为便宜、经济。患者可以在医生的指导下，权衡了效价比之后，选择合适的类型。

459 真有根治糖尿病的偏方吗

多数糖尿病患者因为对糖尿病的无知与恐惧，病急乱投医，四处寻找秘方、偏方；还有的患者盲目听信别人的经验，轻信他人推荐的"名医"。糖尿病既是一种代谢紊乱的综合征，又是一种高度异质性疾病，每个患者的情况不同，有明显的个体差异。患者应该去综合性医院或正规的内分泌专科，在专科医生的指导下，依据各自的疾病特点，由医生帮助选择适合自己的药物，这样才可以确保疗效。

第七章
糖尿病的饮食方法

460 糖尿病饮食治疗的意义有哪些

（1）减轻胰岛负担。糖尿病患者都存在不同程度的胰岛功能低下。摄入热量过高时，胰岛工作负荷加重。

（2）控制体重。大部分2型糖尿病患者体重超重，安排减肥量饮食，可减少过剩的脂肪。

（3）纠正代谢紊乱。糖尿病是代谢紊乱疾病，通过平衡饮食使血糖趋于正常水平，可获得最佳的血糖水平补充蛋白质的缺乏，使体瘦的患者提高体重。

（4）降低餐后高血糖，可减轻对胰岛细胞的刺激。

（5）有利于预防和治疗急性并发症，改善整体健康水平。

461 糖尿病饮食治疗的重要性有哪些

饮食控制是糖尿病治疗的基础，无论是胰岛素分泌相对不足还是绝对不足，如果糖尿病患者像正常人一样进食，就会出现血糖增高和尿糖，另外，由于糖尿病患者血脂代谢异常发生率高于正常人2~3倍，所以糖尿病患者都需进行饮食治疗。科学合理的饮食调养及良好的饮食习惯，能迅速控制糖尿病的发展，对轻度2型糖尿病患者来说，比用药物控制病情还要有效。

462 人体都需要什么营养物质

人类为了维持生命与健康，保证生长发育和从事各种活动的需要，必须从膳食中摄入一定数量的各种营养素，以维持正常的生理功能，这就是所谓的营养需要量。低于这个数量，将对身体产生不利影响。供给量，是在正常生理需要的基础上，作为保证人体健康的膳食数量标准。

从营养学的角度看，人体需要七大类营养物质，即蛋白质、糖类、脂肪、无机盐和微量元素、维生素、膳食纤维、水。其中，可以提供热量的物质是糖类、蛋白质和脂肪，所以我们又称它们为三大营养物质。

463 糖类的作用是什么

糖类为人体提供热能的三大营养素之一。控制糖类摄入量，是糖尿病患者饮食疗法的关键。糖尿病患者饮食中糖类摄入量占总热量的 50% ~65%。1 克糖类的产热量为 16.74 千焦（4 千卡），原则上应根据患者身体状况、病情、活动耗能等因素制定糖类的摄入量，但不能过低。饮食中糖类太少，患者饥饿难忍。在合理控制热量的基础上，适当提高糖类进食量。对提高胰岛素的敏感性和改善葡萄糖耐量有一定作用。但增加食物中糖类的含量，应适当减少脂肪或蛋白质的摄入量，以保持总热量平衡。

为我们提供糖类的食品有粮食谷类、各种糖及水果。糖类可分为多糖、双糖和单糖。米、面、玉米及白薯所含的淀粉都是多糖，是由许多葡萄糖聚合而成的。乳糖是双糖，葡萄糖是单糖。水果中的糖主要是葡萄糖及果糖。

464 糖类（碳水化合物）对糖尿病患者有什么影响

糖类（碳水化合物）来源缺乏，对糖尿病患者将会带来以下不良的影响：

（1）会动员脂肪代谢供给热量，容易发生酮症酸中毒。

（2）在饥饿状态下，糖原分解及糖的异生作用增加，要以不断补充血液中葡萄糖的不足，来维持体内血糖的需要，很容易出现反应性高血糖。

（3）导致不能合理使用降糖药物，容易引起低血糖反应。

（4）脂肪异生，易致高脂血症等各种并发症。

（5）久而久之导致患者机体消瘦，抗病能力下降，容易继发感染。

465 蛋白质的作用是什么

蛋白质糖尿病饮食中蛋白质供应要充足，摄入量一般要比正常人稍高。糖尿病患者多因代谢紊乱，使体内蛋白质分解过速，丢失过多，容易出现负氮平衡。膳食中食物应富含蛋白质。我国推荐正常人的蛋白质供应量约占总能量（热量）的 10% ~15%，而糖尿病患者蛋白质摄入量应占总热量的 12% ~30%。每克蛋白质供应热量 16.74 千焦（4 千卡）。蛋白质的需要量与其质量和吸收率有关。参与蛋白质生物合成的 21 种氨基酸中，有 8 种必需氨基酸是人体自身不能合成的，必须由食物供给。这 8 种必需氨基酸是苯丙氨酸、色氨酸、赖氨酸、苏氨酸、蛋氨酸、亮氨酸、异亮氨酸和缬氨酸。富含 8 种必需氨基酸的食品，称为优质食品。必需氨基酸主要来源于动物食品。因此，每天摄入的蛋白质中最好有 1/3 来自肉类、鱼类和禽蛋类；豆类食品也含有必需氨基酸。若缺乏必需氨基酸，即使大量或超量地摄入蛋白质，机体内仍可能呈现负氮平衡。

糖尿病患者体内糖原异生旺盛，蛋白质消耗量大，当糖尿病合并肾病时，从尿中排出的蛋白质较多，需要摄入更多的蛋白质，可比健康人多10%～20%。成年糖尿病患者每日每千克体重的蛋白质供应量为1.0～1.5克，孕妇、乳母、儿童应考虑到生长发育和生理特点，适当增加蛋白质供应。对于消瘦的患者，每天可增加到1.5克。儿童则需要更多一些，每天每公斤体重2～3克。

为我们提供蛋白质的食物主要来自动物和植物两大类。常见的动物类食物有：瘦肉、奶、蛋、鱼、虾等，这类食物中的蛋白质，与人体蛋白质在结构上相近，极易被人体吸收和利用。植物性蛋白质食物，主要包括大豆和豆制品，如豆腐、豆浆等。此外，在谷物中也含有少量的蛋白质。

466 蛋白质对糖尿病患者有什么影响

正常情况下，每人每天进食50克蛋白质即可。糖尿病患者，蛋白质代谢紊乱，表现为合成受阻、分解加强，出现糖异生作用，引发高血糖症。患者体内蛋白质消耗增多，形体日见消瘦。若摄入的蛋白质不足以弥补消耗，就会出现负氮平衡。久而久之，青少年糖尿病患者则生长发育不良，成人患者则消瘦、衰弱，抗病能力下降，容易并发各种感染性疾病。因此说蛋白质对糖尿病的影响是很大的。糖尿病患者膳食中应补充足够的含蛋白质丰富的食物，通常蛋白质的需要量比正常人要高。

467 脂肪的作用是什么

脂肪也是人体不可缺少的能量来源。当我们从外界摄入脂肪后，它在消化道中被分解成脂肪酸和甘油，被人体吸收后再合成脂肪，储存在脂肪组织中。在需要时，体内的脂肪又分解成为脂肪酸，提供能量。

糖尿病患者常伴有脂肪代谢紊乱，未经治疗或控制不良的患者，有低密度脂蛋白（LDL）、极低密度脂蛋白（VLDL）和三酰甘油（TG）增高，而高密度脂蛋白（HDL）降低。由于糖尿病患者个体差异显著，若脂肪摄入种类及数量不当，往往使血脂更升高，容易发生心血管并发症。一般脂肪每日摄入量应占总热量的20%～35%，或者应该更低一些。每千克体重不能超过1克。摄入的脂肪应以不饱和脂肪酸为主，饱和脂肪酸应少于10%。

含脂肪的食物很多，可分为动物性和植物性两类。动物性脂肪包括各种家禽的肥肉、油以及乳、蛋中的脂肪。这类脂肪富含饱和脂肪酸，难以消化，有升高血中胆固醇的作用。所以，我们不要摄入太多。植物脂肪主要有橄榄油、菜籽油、花生油、芝麻油、玉米油等。这类油易于消化，其中主要含不饱和脂肪酸，有降低血液胆固醇的作用。

在室温（20℃或20℃以下）环境下呈固态的黄油、牛油、猪油、羊油含饱和脂肪酸多，禽类脂肪比兽类脂肪含不饱和脂肪酸多。奶油、可可油和椰子油含饱和脂肪酸多于亚麻油、菜子油、花生油、芝麻油等植物油。植物油主要含不饱和脂肪酸，多为液体；鱼油和硬果亦主要含不饱和脂肪酸。糖尿病患者应食用液体植物油和鱼油，尽量少食和不食固体兽类油脂和椰子油。

1克脂肪产热量37.66千焦（9千卡），是糖类或蛋白质的2.25倍。

468　糖尿病患者进食脂肪应注意什么

（1）为了防治并发症，必须合理食用脂肪。每日脂肪用量超过100克者为高脂饮食，低于50克者为低脂饮食。糖尿病患者宜采用低脂肪膳食。

（2）特别肥胖型糖尿病患者应严格限制脂肪的摄入，每日不宜超过40克。

（3）选择油脂的种类以不饱和脂肪酸为宜。

（4）饱和脂肪酸的摄入量应小于总热量的10%，约占脂肪摄入总量的1/3，尽可能少吃或不吃动物性脂肪。

（5）尽量少用含胆固醇高的食物，每日从食物中摄取的总胆固醇量，不可超过300毫克。含胆固醇较多的食物有动物内脏类、蛋黄、鱼子、肉类等。

（6）必需脂肪酸是人体代谢的重要物质，必须从食物中摄取。它们有促使胆固醇转变和排泄的功能，降低血中胆固醇的浓度，对糖尿病患者是有帮助的。

469　为什么糖尿病患者宜补充适量的维生素

维生素是人体不可缺少的营养素，对维持人体正常代谢和调节生理功能有极其重要的作用。晚期糖尿病患者还常常合并营养障碍和多种维生素缺乏，成为糖尿病性神经病变的诱因之一。维生素B_1缺乏会引起手足麻木和多发性神经炎等。所以，糖尿病患者在饮食中应注意补充维生素B_1。糖尿病患者病情控制不好，或有神经病变，多是由于维生素B族损耗增多所致，应及时补充。口服大量的维生素B_1、维生素B_2、维生素B_6、甲钴胺（弥可保），则有利于缓解神经系统症状。补充维生素C可以预防微血管病变。因而，补充适量的B族维生素和维生素C，对糖尿病患者是非常有利的。

一般谷类含B族维生素较高。B族维生素有B_1、B_2、B_4、B_6、B_{12}；鱼肝油含维生素A、维生素D；酸果中多含有维生素C；维生素系列尚包括维生素

E、M、P等，素有"维他命"之称，是机体代谢不可缺少的重要物质。

470 糖尿病患者需要补充矿物质和微量元素吗

矿物质和微量元素为人体生长发育和维持正常生理功能所必需，但其摄入量应适度，并非越多越好。据研究，糖尿病患者铬、锌、硒等微量元素相对不足，应在有经验的专科医生指导下补充。

471 糖尿病患者每日三大营养素如何分配

对于糖尿病患者来说，控制每日进食的总热量是至关重要的，通常，三大营养素中，糖类应占每日摄入食物总热量的60%～65%。按此比例计算，标准体重的成人，其每日所需摄入的糖类为200～300克，相当于250～400克的主食量。蛋白质的摄入量，应占总热量的15%～20%。由于糖尿病患者体内糖原异生增多，体内蛋白质的消耗增多，因此蛋白质每日的供给量可以比正常人适当高些。脂肪的摄入量不宜太多，其所提供的热量应占总热量的20%～25%，最好每日限制在60克左右。

472 一般糖尿病患者饮食调养有什么原则

（1）合理控制总热量。患者的总热量的摄入量以维持标准体重为宜。

（2）糖类（碳水化合物）不宜控制过严。原则上应根据患者的具体情况限制糖类的摄入量，但不能过低。

（3）减少脂肪摄入。通常脂肪的日摄入量应占总热量的20%～30%，甚至更低些。

（4）蛋白质的供应要充足。每日每千克体重的蛋白质需要量：成人1.0克，儿童2.0克，孕妇及哺乳期妇女1.5～2.0克。有并发症时，应按医生的指导决定蛋白质的摄入量。

（5）适当补充维生素、矿物质和微量元素。尤其是要注意维生素 B_1 的供应。饮食中钠盐不宜过多，高钠易诱发高血压和动脉硬化。锌的供给不足会使胰岛素分泌减少，饮食中锌的最好来源是肉类、海产品和家禽。

（6）食物中要富含食物纤维。食物纤维可有效降低空腹血糖和餐后血糖，还可以预防心血管疾病、慢性胆囊炎、胆石症等并发症。

473 糖尿病患者食谱的主食如何计算

根据患者体力劳动的需要，将一日三餐中的主食量固定。全日主食量有4种分配方式：

（1）休息患者：每日 200～250 克。

（2）轻体力劳动患者：每日 250～300 克。

（3）中等体力劳动患者：每日 300～350 克。

（4）重体力劳动患者：每日 400 克以上。

总热量的全日分配应根据病情适当安排。一般三餐分配法有：早餐 1/5、中餐 2/5、晚餐 2/5. 少量多餐者，除中午、晚上各进食 100 克外，其余均为 50 克。在每日的总热量及进餐次数形成规律后应坚持下来。

474 糖尿病患者食谱的热量如何计算

人体所需总热量，由基础代谢、体力劳动和食物在吸收消化代谢过程所需热量三部分组成。每日摄取食物所提供的热量不足，身体将消耗组织中贮存的蛋白质、脂肪、肝糖原等以提供热量，日久体重下降，日渐消瘦。反之，若膳食中热量超过身体需要，多余的热量转化为脂肪、蛋白和糖原而储存于体内，使体重增加。

达到和保持理想体重所需要热量，就是决定机体每日所应摄取的食物量。热量是一种单位，用来表示食物的能量值。食物中糖类（淀粉和糖）、蛋白质、脂肪和酒都能提供热量。机体对热能的需要量，是由年龄、活动量、性别、体重等所决定的。在有经验专科医师的指导下，每一位糖尿病患者在一天中所需的热量可测算或估计出具体值。

475 如何根据总热量设计食谱

（1）算出标准体重：男性标准体重（kg）＝身高（cm）－105

女性标准体重（kg）＝［身高（cm）－105］0.95。

（2）算出每日基本摄入量：每人每天摄入量（千卡）＝标准体重（kg）25 千卡。如体重超过标准体重过多或长期坐办公室，则每天摄入量应下浮 10% 左右。其中碳水化合物（主食）：蛋白质：脂肪分配 ＝55：20：25。

（3）掌握热量的大致折算方法：如，500 千卡热量约等于主食 100 克（2 两）、菜 200 克（4 两）、肉类 25 克（半两）、油脂 10 克（半汤匙）。1200 千卡热量约等于主食 150 克（3 两）、菜 300 克（6 两）、肉类 150 克（3 两）、油脂 30 克（2 汤匙）等，可根据患者需要的热量估算饮食内容。

（4）具体算法：例如男性，患糖尿病，身高 180cm，体重 86 千克。其标准体重为 180－105＝75（kg），每日摄入量应为 75＊25＝1875（千卡），但因超重太多，摄入量下浮 10%，实际应摄入 1700 千卡左右。折算食品量约为主食 250 克（5 两，不要超过 5.5 两）、蔬菜 500 克，肉类 100 克（2 两）、蛋 1

个，奶制品1袋（250ml），豆制品100～150克（2～3两）、油脂15克（半汤匙），少量盐及酱油，禁零食、甜点、烟酒、水果。

476 饮食热量如何分配

中国人所需热量的65%～80%来自糖类。而糖尿病患者饮食中含糖量必须加以限制，只能占总热量的55%～65%。糖尿病患者常伴有血脂代谢紊乱，未经治疗的糖尿病患者常有低密度脂蛋白（LDL）、极低密度脂蛋白（VLDL）及三酰甘油（TG）增高，而高密度脂蛋白（HDL）降低。若脂肪摄入的种类和数量不当，往往使血脂更高，容易发生心血管疾病并发症。脂肪需要量应占总热量的20%～30%。所摄入的脂肪以不饱和脂肪酸为主，饱和脂肪酸应少于10%。蛋白质摄入过多对糖尿病患者并无益处。糖尿病伴肾病患者更须限制蛋白质的摄入，其蛋白质摄入量占总热量的10%～15%为好。

477 如何估算自己所需的能量

按身高、年龄和性别查出标准体重，结合劳动强度，每日每千克体重所需热量为：

休息者：105～126千焦（25～30千卡）。

轻体力劳动者：126～146千焦（30～35千卡）。

中体力劳动者：146～167千焦（35～40千卡）。

重体力劳动者：167千焦（40千卡）以上。

4岁以下儿童：209千焦（50千卡）。

4～10岁儿童：167～188千焦（40～45千卡）。

11～15岁者：146～167千焦（35～40千卡）。

孕妇、乳母、营养不良及消耗性疾病患者应酌情增加；肥胖者按标准体重酌情减少。

478 什么是食物交换份

"食品交换份"即将所有食物分成六大类，同类食物在一定重量内所含的蛋白质、脂肪、糖类和热量相近，因而可以互相替换，不同类食物中每一份所含热量也相近，也可以互相替换。糖尿病患者的饮食是需要计算和称重的，日复一日这样做是很麻烦的一件事，所以现在提倡"食品交换份"的概念。

479 谷类如何等值交换

等值谷类富含糖类，包括谷类主食、点心类、薯类及粉丝等含淀粉的食品。每交换单位谷类可提供热能 377 千焦（90 千卡），蛋白质 2 克，脂肪 0.5 克，糖类 19 克；根茎类一律以净食部计算，每 25 克白米或面粉、淀粉，可换算成以下任何一种食品，即以下每份食品可替换 25 克白米或白面粉。

生挂面 25 克，小米 25 克，玉米面 25 克，咸面包 37.5 克，生面条 30 克，银耳 25 克，大米 25 克，绿豆 25 克，赤豆 25 克，干粉条 25 克，凉粉 400 克，藕粉 25 克，土豆 125 克，慈菇 75 克，山药 125 克，荸荠 150 克，粳米 25 克，籼米 25 克，馒头 35 克，苏打饼干 25 克，红薯 100 克，芋头 125 克。

480 蔬菜如何等值交换

等值蔬菜类富含矿物质、维生素和膳食纤维，每交换单位蔬菜可提供热能 335 千焦（80 千卡），蛋白质 5 克，糖类 15 克。按规定以下任何一种食品可等值替换。

白菜 500 克，圆白菜 500 克，菠菜 500 克，油菜 500 克，韭菜 500 克，芹菜 500 克，苤蓝 500 克，莴笋 500 克，蕹菜 500 克，西葫芦 500 克，水发海带 75 克，冬瓜 500 克，黄瓜 500 克，苦瓜 500 克，茄子 500 克，绿豆芽 500 克，菜花 500 克，鲜蘑菇 500 克，甜椒 350 克，龙须菜 500 克，平菇 500 克，南瓜 350 克，丝瓜 300 克，豇豆 250 克，扁豆 250 克，四季豆 250 克，鲜嫩豌豆 100 克，萝卜 350 克，胡萝卜 200 克，蒜苗 200 克，番茄 500 克，苋菜 500 克，冬苋菜 500 克。

481 瘦肉类如何等值交换

等值瘦肉类富含蛋白质，包括畜兽肉类、禽蛋类、水产鱼类及部分豆制品类。每交换单位可提供热能 335 千焦（80 千卡），蛋白质类 9 克，脂肪 5 克。除蛋类为食品重量，其余均为净食部重量，以下任何一种食品均可等值替换。

瘦猪肉 25 克，猪舌 25 克，香肠 20 克，青鱼 75 克，酱油 25 克，大排骨 25 克，鸡肉 50 克，鸭肉 50 克，鲳鱼 50 克，虾仁 75 克，猪心 70 克，蛤蜊肉 100 克，瘦牛肉 50 克，猪肝 70 克，肉松 20 克，瘦羊肉 50 克，兔肉 70 克，鲢鱼 50 克，鲫鱼 50 克，鸡蛋 55 克，鸭蛋 55 克，北豆腐 100 克，南豆腐 125 克，豆腐干 50 克，豆腐脑 200 克，黄豆 20 克，百叶丝 50 克，千张（豆筋）20 克。

482 豆乳类如何等值交换

等值豆乳类含有蛋白质、脂肪和糖类等，包括奶类和豆浆等。每交换单位豆乳类可提供热能 335 千焦（80 千卡），蛋白质 4 克，脂肪 5 克，糖类 6 克。任何一种以下食品均可等值互换。豆浆指黄豆重量一份加水 8 份浸泡、磨浆、过滤及煮沸后的食品。

淡牛奶 110 克，全脂奶粉 15 克，无糖酸牛奶 110 克，市售豆汁 500 克，豆浆粉 20 克，罐装淡牛奶 60 克，豆浆 200 克，脱脂无糖奶粉 25 克。

483　油脂类如何等值交换

等值油脂类提倡食用（烹饪）富含不饱和脂肪酸的食用植物油，包括烹调用油和一些含脂肪丰富的硬果类食物。每交换单位油脂类可提供热能 335 千焦（80 千卡），脂肪 9 克。以下任何一种食品可以等值替换。

黄豆油 9 克，菜籽油 9 克，花生油 9 克，芝麻油 9 克，玉米油 9 克，向日葵油 9 克，米糖油 9 克，亚麻籽油 9 克，核桃仁 12.5 克，葵花籽仁 30 克，南瓜籽仁 30 克，杏仁 15 克，芝麻酱 15 克。

484　只控制主食，不控制总热量可以吗

正确的认识是控制一日总热量的平衡膳食。主食摄入过低，机体分解蛋白质，脂肪产热，进一步造成三大代谢紊乱，甚至产生酮症酸中毒。只控制主食，不控制总热量，血糖控制不会理想。肉类食品和烹调油摄入过多，造成总热量过高。

485　糖尿病患者怎样正确估算饮食的数量

比较切实可行的方法是用称重或测量体积的方法，具体是试试一定量的粮食（如 100 克米或面）到底能做出多少主食，一定量的副食（如 100 克瘦肉）到底是多大块，一种器具到底是多少体积，1 勺盐或者油到底是多少克等，如此做几次以后就大致有了量的概念。对水和饮料量的估计也有简略的办法，如大可口可乐瓶的容积约为 1 250 毫升，大矿泉水瓶的容积约为 650 毫升，1 瓶啤酒为 640 毫升，1 瓷勺植物油大致为 10 克等。知道了这些数字，就能大致地估算出自己一天内饮食的量了。

486　糖尿病低血糖反应的饮食原则是什么

（1）热量的摄入：以维持理想体重为宜。成人按每日每公斤体重 30 千卡，并结合患者的性别、年龄及劳动强度安排每日热量的摄入。

（2）碳水化合物的供给：碳水化合物刺激胰岛 B 细胞分泌胰岛素的作用较强。为了防止胰岛素分泌增多而引起的低血糖，必须限制碳水化合物的摄入量。国外资料提出每日碳水化合物进量限制在 75～100 克。考虑到我国膳食结构，在正常人的膳食中碳水化合物应占总热能比值的 55%～60%，建议对中、轻度低血糖患者可试按碳水化合物约占热能比值的 40%～45% 的进量

供给。如每日 1 800 千卡的膳食中碳水化合物的摄入量约为 180～200 克，主食用量约为 150～175 克。若每日 1 600 千卡，碳水化合物约为 160～180 克，主食用量约为 125～150 克。碳水化合物的食物选择以多糖类即谷类为主，限制食用单、双糖等精制糖。当发生低血糖急症急救时，可用单、双糖。乳类所含的乳糖对胰岛素的分泌也有一定影响，故每日用量不宜超过 500 克。

（3）蛋白质、脂肪摄入量：蛋白质刺激胰岛素分泌的作用较缓慢，因此有利于防止低血糖的出现，所以应供给充足，每日约 100～150 克，除碳水化合物和蛋白质所供热能外，其余热能应由脂肪供给。脂肪所供热能约占总热能的 35%。

（4）无机盐、维生素摄入量：供给要充足，以满足机体的生理需要。

（5）餐次安排：每日 6～8 餐，除 3 正餐外，尚需有 3～5 次加餐，要求每餐主食量分配均匀，并配有含蛋白质和脂肪的食物。这是防止低血糖的必要措施。

487 糖尿病低血糖反应的饮食防治是什么

正常空腹血糖为 3.3～6.2 毫摩/升，低于 2.8 毫摩/升称为低血糖，用胰岛素治疗的糖尿病患者中低血糖最常见，其症状主要是心慌，手抖，出汗，头晕，饥饿难忍，烦躁，全身无力，唇舌刺麻感，重者可有神志不清，精神抑郁，全身抽搐，甚至昏迷等表现。导致低血糖的原因有胰岛素过量或饮食量过少或运动强度增多而未能及时进食等。

（1）对神志较清、反应轻者可用白糖、葡萄糖 25～50 克，用温水冲服；稍重者再吃馒头或面包 25 克或水果一个，一般 10 分钟后反应即消失。对神志不清、反应重者，可将白糖、葡萄糖放在患者口颊和牙齿之间，使糖溶化咽下，亦可将糖调成糊浆，慢慢喂食。但是，对昏迷患者尽量避免喂食，以防食物误吸，引起肺炎或肺不张。凡服糖 10 分钟未醒者，需送医院急救。

（2）若因注射鱼精蛋白锌胰岛素（作用缓慢）而引起的低血糖反应，除喂食蔗糖、白糖外，还应加喂牛奶、鸡蛋、馒头等吸收较慢的食物，避免反复出现低血糖反应。

（3）为防止低血糖反应的发生，糖尿病患者要随身带些糖果、饼干等食品以应急需，并学会随着体力活动的增减而适当调整饮食的方法。对注射胰岛素的患者尤为重要。

488 消瘦的糖尿病患者为何不能放松饮食的控制

饮食治疗是糖尿病患者最基本的治疗手段，对消瘦的患者首先应查明原因，若是糖尿病本身所致，那么在饮食方面就应增加热量和蛋白质的摄取量，并加强饮食管理，及时调整饮食内容，同时配合有效的药物治疗。若是在糖尿病的基础上还合并有其他消耗性疾病如肺结核，那么在饮食治疗的基础上还应采取抗结核药物治疗的措施。因此，对于消瘦的糖尿病患者绝不能放松饮食治疗，还应加强饮食控制。强有力的降糖药物或胰岛素治疗、增加每日总热量和蛋白质摄入量、加强饮食管理等是消瘦糖尿病患者的治疗重点。

489 重症糖尿病患者饮食调养有什么原则

空腹血糖高于13.8毫摩/升以上者，均属重症糖尿病。这类患者的病情极不稳定，血糖波动范围大，又称脆性糖尿病，约占糖尿病患者总数的5%左右。一般具有起病急，症状重，"三多一少"症状明显，较易发生酮症酸中毒，多数患者对注射胰岛素敏感。这类患者在实行饮食疗法的同时，要同时使用胰岛素治疗才能控制病情。因为重症糖尿病患者较易出现负氮平衡，所以应适当提高蛋白质的供给量，一般每千克体重为1.0~1.5克。

小儿、孕妇、乳母以及营养不良和患有消耗性疾病者，还可以酌情再增加蛋白质的供给量。当糖尿病合并有肾病或有肾功能不全时，脂肪的摄入量不宜过高，每千克体重以0.6~1.0克为宜，一般每日40~60克。

重症患者还应供给充足而全面的维生素和各种微量元素。特别是维生素C、维生素B_1，以及钾、磷等元素的补充，对预防各种末梢神经病变、微血管病变以及低血钾、低血磷等都有积极的作用。使用胰岛素治疗时，患者的每日膳食应定时定量，一般按1/5、2/5、2/5的比例分配三餐热量。

490 糖尿病酮症酸中毒患者的食谱有什么原则

（1）食谱安排科学适量。过多进食含糖和脂肪多的食物，酗酒或过度限制糖类的摄入，都会引起酮症酸中毒。所以，三大营养素的搭配要符合糖尿病生理基础。

（2）按病情供给糖类。每日所进的糖类总量应不少于200克，或根据其使用胰岛素的数量及患者具体病情而定。

（3）严格限制脂肪和蛋白质的摄入量。酮症酸中毒患者病情稳定后，可以加粥、面包等含糖的主食，但要严格限制每日脂肪和蛋白质的摄入量。

（4）水果餐的采用。在酮症酸中毒患者尚未出现昏迷时，一定要在医生的指导下进水果餐。

（5）鼻饲的采用。若是患者酮症酸中毒加重，出现昏迷尚不能进食，应给予全流质易消化的饮食鼻饲。鼻饲开始时，用量宜少，以后逐渐增加，以保证足够的营养。

491 糖尿病患者怎样养成良好的饮食习惯

合理科学的饮食调养及良好的饮食习惯，能迅速控制糖尿病的发展，对轻型糖尿病患者来说，比药物控制病情还要重要。另外，良好的饮食习惯还可以达到扶正祛邪、保其正气，提高人体自身免疫功能，增强抗病能力和预防并发症的作用。但每个人的饮食习惯各异，进餐的量及食物品种也有不同，从糖尿病饮食治疗的要求出发，不仅要养成良好的饮食习惯，更应纠正不良的饮食习惯。

492 饮食疗法就是饥饿疗法吗

饮食治疗是糖尿病的基本疗法之一，但有些糖尿病患者把饮食疗法片面简单地理解为饥饿疗法，这是一个误解。

所谓糖尿病饮食治疗，就是既要控制饮食又要合理膳食。其核心是注意控制饮食的质和量。量即饮食的总热量，质即饮食的结构。其目的在于：要维持正常生活，使成年患者能从事劳动、学习等各种正常活动，儿童患者能正常健康地生长发育。要维持正常体重。通过适当控制饮食避免过度刺激胰岛 β 细胞分泌胰岛素，减轻胰岛 β 细胞的负担。

493 控制饮食就是控制主食吗

合理地控制饮食是指控制热量，不只是米饭、面食这些主食会产热量，肉蛋类、豆制品及油脂类也一样产热量。1 克碳水化合物产热 16.73 千焦；1 克蛋白质产热 16.73 千焦；而 1 克脂肪产热 37.66 千焦。所以，平时最好不吃油炸食物及富含油脂的干果类食品，豆制品也要限制。最近还发现豆制品中含氮氨酸较为丰富，它在酶的作用下可转化为半胱氨酸，半胱氨酸会损伤动脉管壁内皮细胞，使胆固醇和三酰甘油易于沉积在动脉管壁上，促进动脉粥样硬化的形成。

494 少吃或不吃主食就能控制血糖吗

这种说法是片面的。若不吃主食或少吃主食，一方面，葡萄糖来源减少，体内就必然要动用脂肪产生热量，脂肪分解生成脂肪酸。因为脂肪酸产生过多，常常伴有酮体生成。酮体经肾脏排泄，就会出现酮尿，患者就可出现头痛。另一方面，肝脏仍不断地动用蛋白质、脂肪，使之转化为葡萄糖，同样可以使血糖升高。长期下去，导致患者机体免疫力下降，抵抗力减弱，很容易出现感染等各种并发症。因此，不吃或少吃主食不但不能控制糖尿病，还会对患者的健康造成不利。

495 为何糖尿病患者要控制副食摄入

主食是血糖的主要来源，但副食也是不可忽视的来源。副食中的蛋白质、脂肪进入人体内照样有一部分可以变成血糖。蛋白质和脂肪在代谢过程中分别有58%和10%变成葡萄糖。另外，有的副食，像肉、蛋、豆、花生、烹调油含有较多的脂肪，产热量很高，150克花生所供热量几乎2倍于等量粮食。若这类食品吃多了，体重增加了，对病情控制是十分不利的，对防治冠心病也是十分不利的，况且冠心病还是糖尿病最常见的并发症。

496 糖尿病患者吃得越少越好吗

糖尿病需要节制饮食这是肯定的，但并不是越少越好。有时候摄入能量、营养不足，还会加重病情恶化，使机体更虚弱，严重时的低血糖还会影响大脑功能。正确的做法是：在医生指导下，根据工作量、活动量决定总热量，在不超过总热量的前提下可尽可能进食多样化。糖尿病患者应保证各种维生素和微量元素的足量摄入，多吃蔬菜、粗粮，这对恢复胰岛功能大有帮助。

497 血糖升高时可以运用饥饿疗法降糖吗

在血糖过高时实施饥饿疗法，把血糖降下后再多吃东西，这种想法是错误的。这样做只会使升糖激素更加活跃，糖尿病更难控制。因为，当饥饿达到一定限度，血糖也会短暂下降，当血糖降到一定程度就会刺激升糖激素的大量分泌，而这种分泌量往往超过当时的需要量，引起血糖反跳性升高，使病情更加难以控制。这就是为什么有些人虽然感觉很饿，但几小时后化验血糖，数值仍然很高的原因。

498 少吃糖便可不得糖尿病吗

糖尿病是机体胰岛素绝对或相对不足的结果，与糖摄入并没有必然联系。如果胰岛功能好，摄入再多的糖也能被利用、分解、处理，血糖会在正常范围内。另外，不只是摄入高糖会使血糖上升，其他含热量高的食物如脂肪、精米、白面等同样有这样的作用。所以糖尿病高危人群不只要限糖，还要限制肉类、米面等主、副食的摄入。

499 能吃能喝就不会得糖尿病了吗

这种看法是错误的，尤其是糖尿病患者，确实能吃能喝，但糖尿病已经缠身了，因为糖尿病的典型症状就是"三多一少"，正好是"能吃能喝"者。

应该说，科学合理的吃喝者一般不会得糖尿病。世界卫生组织有关专家曾提出将"五快"作为健康的参考标准。"五快"即：吃饭快，入睡快，大、小便快，说话快，走得快。这里的吃饭包括吃与喝，是指科学合理的吃与喝，而不是应酬中的大吃大喝，也不是狼吞虎咽地猛吃猛喝。糖尿病是一种不良生活习惯造成的疾病，与吃喝无度有密切关系，所以又称为"富贵病"。因此，不是能吃能喝就无病，而要警惕糖尿病！

500 不甜的食物糖尿病患者都能吃吗

很多患者错误地认为，糖尿病是吃糖或甜食过量所致。因此在饮食调节中，只限制含糖量高的甜食，如蛋糕、糖果、水果、巧克力等，而对米饭、馒头、饼干等不甜的食物不加限制，这是非常不对的。

因为一些多糖类食物（如淀粉），虽然没有甜味，消化之后却会分解成葡萄糖，同样会导致血糖升高。所以，我们不能笼统地通过甜味去判断食物能否食用，应该把甜食和高碳水化合物的食物区分开来。

而对糖尿病患者来说，重要的是控制碳水化合物的总量，包括单糖、双糖、多糖（主要指淀粉），而并不仅仅是甜食。只要保证合理的碳水化合物摄入总量，甜食也可以适量吃一点。

501 糖尿病患者可以多喝粥吗

提到喝粥，多数糖尿病患者会很纳闷：粥难道也会使血糖升高？答案是肯定的。由于粥煮的很烂，所以吃到肚里能很快就吸收入血液，使血糖升高。同时大家都知道粥容易消化，患者喝了很快就感到饥饿，就又要吃东西。如此下去，对血糖的控制非常不利。

502 "无糖食品""低糖食品"可以放心吃吗

有些患者在食用这些食品后，不但没有好转，反而血糖上升。这是由于人们对"低糖"和"无糖"的误解，认为这些食品不含糖，而放松对饮食的控制，致使部分患者无限制的摄入这类食品，使血糖升高。事实上，低糖食品是指食品中蔗糖含量低，而无糖食品指的是食品中不含蔗糖，但是这些食品都是由淀粉所组成，当人们吃进淀粉食品后，可转变成葡萄糖而被人体吸收，所以也应控制这类食品。

503 糖尿病患者怎样制定科学的食谱

制定糖尿病患者的食谱除了考虑营养特点、总热量、三大营养素的配比、体型、劳动强度等具体情况外，不要忽视中医的"热者寒之、寒者热之，实者泻之、虚者补之，春秋有别、冬夏不同"的原则，因人因时辨证施食。食物要全面，品种要丰富，营养要平衡，做到低盐、低胆固醇，高蛋白质、高纤维饮食。不同体质的人，应选用不同性能的食谱。糖尿病多表现为阴虚燥热，治疗上多用益气养阴、清热滋肾之法。所以，饮食选择上也宜选用清凉滋润平和之品。

504 糖尿病患者饮食烹调的要求有哪些

要以清淡为主；定时定量，少量多餐，主食应分成3～6餐食用；食用适量的糖类（碳水化合物），每日进食量可在250～300克，肥胖者应控制在150～200克；多吃富含食物纤维的食品；尽量不吃或少吃高糖食物及油腻食物；不饮酒，不吸烟。总的原则是应符合平衡膳食的要求，应在控制总热量的前提下供给足够的营养素，达到并维持标准体重。

505 糖尿病患者适宜食用的食物有哪些

（1）粗杂粮。富含B族维生素、多种微量元素和膳食纤维，具有延缓血糖升高的作用，如玉米面、荞麦面、小米、燕麦片、高粱面等。

（2）大豆及其制品。富含蛋白质、无机盐、维生素以及不饱和脂肪酸，既能降低血胆固醇，又可降低三酰甘油。

（3）蔬菜。可提供丰富的维生素和膳食纤维，延缓餐后血糖升高。如南瓜、黄瓜、番茄、芹菜等。

（4）低糖水果。若病情控制较好，可以食用含糖量在12%以下的水果，最好在两餐之间食用，一天控制在100克以内为宜。含糖量低于12%的水果有香瓜、西瓜、樱桃、葡萄、梨、橙子、柠檬、李子、桃子、橘子、石榴、枇杷、柚子、苹果、杨梅、菠萝等。

（5）高蛋白质、低脂肪食物。如瘦肉、鱼虾等。

506 糖尿病患者不宜食用的食物有哪些

（1）甜食。可使血糖迅速升高，如红糖、白糖、葡萄糖、冰糖、蜂蜜、麦芽糖、巧克力、水果糖、奶糖、水果罐头、蜜饯、汽水、甜饮料、果汁、冰淇淋、果酱、甜饼干、甜面包、蛋糕及糖制糕点等。

（2）富含饱和脂肪酸的食物。会使血脂升高，如牛油、羊油、猪油、黄油、奶油、肥肉等，对富含胆固醇的食物，如肝、心等动物内脏更不应食用或少食用。

（3）高糖水果。有桂圆、香蕉、柿子、荔枝、蜜枣、葡萄干等，含糖量都超过 12% 。

（4）酒。酒中所含的乙醇只供热量，长期饮用对肝脏有损害，且易引起血清三酰甘油的升高。少数服磺脲类降糖药的患者，饮酒后易出现心慌、气短、面颊红燥等反应。另外使用胰岛素的患者空腹饮酒还易引起低血糖。

507 糖尿病患者禁用哪些食品

为了有效地控制糖尿病患者的血糖水平，各种糖类，包括白糖、红糖、葡萄糖、麦芽糖、饴糖以及果糖等可溶性糖类加工的食品应当忌食，原因是这些糖类食品可使血糖水平迅速升高。而用这些食品制成的各种糕点、蜜饯、果汁、水果糖等食品最好也不食用。含糖量很高的各种中西药冲剂、颗粒剂、蜜丸、葡萄糖液等应避免使用，特殊情况应在医务人员监控下，或输注一定量的胰岛素时才可应用。

508 糖尿病患者慎用哪些食品

（1）水果。遵医嘱或按食疗方案。最好血糖在 8 毫摩/升以下，又无严重并发症时可适量品尝，绝不可经常大量食用。不宜吃果脯、葡萄干、柿饼等。

（2）咸菜、酱菜类含盐量高，最好不吃。盐的摄入量每天少于 6 克。酱油是高盐调料，尽量少用。

（3）酒。要遵医嘱或按食疗方案。血糖在 8 毫摩/升以下，可适量饮用，每日不超过：啤酒 400 毫升；干红、干白葡萄酒 100 毫升；38 度以下的白酒 50 毫升。

（4）少用各种肉类和谷类即食快餐食品等。

509 只吃稀饭，不吃干饭好吗

有些患者由于食欲下降，也担心干饭里含糖分和热量过多，所以只吃稀饭不吃干饭。这是大错特错的，稀饭吸收快，血糖升高快，多干少稀，以干为主。

510 糖尿病患者进餐越快越好吗

糖尿病患者不可进餐太快。进餐太快，不宜产生饱腹感，造成食量过大。，进餐时间长，使葡萄糖浓度不至于过于集中，可使餐后血糖上升平缓。

511 早餐不想吃，午餐来个饱对糖尿病患者有什么影响

不吃早餐，容易引起低血糖。过度饥饿，中午必然过饱，餐后血糖会过高，造成一日血糖高低波动。

512 加餐可以随便吃吗

消瘦患者或注射胰岛素患者可以一日多餐。加餐不等于加热量，在一日总热量中分出一定比例用于加餐。加餐不要吃含油脂过高的食物。

513 糖尿病患者临睡前怎样合理加餐

睡前用不用加餐，主要由睡前的血糖水平来决定。若血糖水平正常或接近正常，每天睡觉前的这顿加餐量应相当于全天摄入总热量的1/7左右。晚上加餐是为了补充血中的葡萄糖，保证在整个夜晚血糖不至于过低。晚餐前所注射的中效或长效胰岛素其作用高峰在第二天凌晨3~4时，若不加餐，往往在这个时候可以引起低血糖。

514 糖尿病患者怎样灵活加餐

灵活加餐对防止糖尿病患者的低血糖反应很重要，尤其是皮下注射胰岛素后的患者，有可能出现血糖大幅度的回落。糖尿病患者一般可在上午9~10时，下午3~4时及晚上睡前加1次餐。若尿糖为阴性，应加主食50克；尿糖1个加号（＋）时，应加33克；2个加号（＋＋）时，应加25克；3个加号（＋＋＋）及4个加号时，应加一些含优质蛋白质的食物。这样既可减少正餐主食及其他糖类的用量，减轻餐后高血糖，还能避免胰岛素作用较强时引起的低血糖反应。但加餐饮食的摄入量一定要计算在全日糖类总摄入量之内。还要根据劳动强度、活动量的大小灵活掌握。

515 糖尿病患者如何克服饥饿感

糖尿病患者，尤其是肥胖、食量大的或1型糖尿病"三多"症状明显的患者，在最初控制饮食时，饥饿感非常明显，往往难以坚持下去。要让患者了解饥饿感是糖尿病的一种症状，经过治疗后病情改善了，饥饿感就会随之减轻。另外，要使患者树立战胜疾病的信心，认识到食量与习惯有关，减少食量无疑会感到饥饿，但只要想到一切为了治疗，也就会适应的。

516 为什么糖尿病患者吃零食不可忽视含糖量

糖尿病患者往往有一种错误的认识，认为只要有效地限制一日三餐的饮食量，在饭间加食一些零食或"补品"是无碍的，实际上这种看法是很危险的。主食一般不包含黄豆、花生米、西瓜子、南瓜子，它们所含的糖类（碳水化合物）并不少。少吃一些是允许的，但若吃得过多，就会使血糖上升。这主要是因为患者忽视了零食也是含糖食物。糖尿病治疗的原则之一是严格控制饮食，在每日限制的热量与食量之外，不可随便加食。目前市场上的"补品"很多，这些"补品"不管是货真价实的还是伪劣产品，随便买来吃非但无利，甚至会使血糖上升，结果适得其反，不是补，而是损。

517 只吃素不吃荤对糖尿病患者有好处吗

对于糖尿病患者来说，主张平衡膳食。动物性食物营养是植物性食物不能代替的。蛋白质含量高，是优质蛋白，含有的氨基酸比例适合人体需要。

植物性蛋白质（豆类除外）是不完全蛋白质，缺少赖氨酸，营养是不全面的。

动物食品中的营养素人体易吸收，如血红素铁比无机铁吸收好，有机锌、有机硒、有机铬都比无机元素吸收好。动物食品又是一些维生素的丰富来源，如维生素 B_{12}。

多吃荤少吃素同样不科学。吃荤多势必造成蛋白质太多，随之带进的动物脂肪增多，肉类食品过多、脂肪过多正是西方饮食的弊病。因此，最好还是平衡。

518 糖尿病肾病患者怎样科学摄入蛋白质

（1）当糖尿病性肾病肾功能尚未衰竭时，可以多进蛋白质。每日蛋白质的摄入量应为 80~100 克，最好食用动物蛋白质。

（2）当糖尿病性肾病伴有肾功能不全及尿素氮很高时，每日摄入的蛋白质不能超过 21 克，主要是食用动物蛋白质。

（3）糖尿病性肾病伴有氮质血症的患者，治疗上有一定的矛盾。要查尿素氮，以估计患者每日所能接受的饮食蛋白质含量。必要时可输血浆、白蛋白及氨基酸。

519 糖尿病患者喝牛奶有什么益处

牛奶是非常适合糖尿病患者饮用的一种食品，含有大量的水分、丰富的蛋白质、维生素和微量元素，以及适量的脂肪，能给糖尿病患者提供多种营养成分，而且对血糖、血脂影响又不大。进入中、老年后缺钙程度加重，得了糖尿病后缺钙的问题更加显著，老年糖尿病患者骨质疏松，甚至造成骨折的情况相当常见，因此补钙是糖尿病所必需的。每天500克牛奶，补钙足矣。提倡糖尿病患者喝牛奶，一般用作早餐或者加餐。值得注意的是，糖尿病患者喝奶时不能加糖，甜味剂是可以加的。

520　为何糖尿病患者忌喝含糖的酸奶

对糖尿病患者来说，饮食治疗中最重要的是要掌握好糖类的数量和质量。市面上销售的酸奶大多是加糖的，每100克酸奶中就含糖15克左右。对血糖、尿糖还没有得到良好控制的糖尿病患者来讲，经常喝加糖的酸奶会使血糖、尿糖增高，对糖尿病的治疗是不利的。若糖尿病患者经过治疗，血糖、尿糖得到控制，就可以喝酸奶。但尽量还是喝那种不加糖或少加糖的酸奶，同时应计算所喝酸奶产生的热量，还要适当扣除当天一部分主食量，并认真观察喝酸奶后血糖和尿糖的变化。

521　糖尿病患者可以喝豆浆吗

豆浆对于糖尿病患者来说也是一种良好的饮料。与同等量的奶粉比较，豆浆粉含蛋白质基本相同，含热量和脂肪显著较低，而且含一定量的膳食纤维，更适合身体肥胖、血压和血脂比较高的人饮用。唯一的问题是含钙量较低，这个问题可用补钙药物来解决。

522　糖尿病患者先吃蔬菜后喝汤有什么好处

若是先喝汤的话，会很快就感觉饱了，但不久又会感到饥饿，只能再吃些别的食物充饥，这样对糖尿病患者的血糖控制是非常不利的。

要控制血糖，食物的选择对于糖尿病患者固然重要，但正确的进餐顺序为：蔬菜—主食—肉类—汤，它能帮助糖尿病患者不自觉地控制进食量，调整饮食结构。另外，先吃粗纤维的蔬菜，增加饱腹感，就能不自觉地减少后面主食的摄入。若需要控制主食的摄入量，就要在吃饭时先多吃些蔬菜。

523　糖尿病患者为什么宜饮茶

茶叶中含有丰富的微量元素和十几种维生素，几乎不含糖。所以，喝茶不但对糖尿病构不成威胁，而且还有益于补充水分和调节人体代谢。此外，饮茶还可以减肥降脂、防止动脉硬化、促进新陈代谢、预防白内障、维持血管、胃肠的正常功能，对糖尿病多有帮助。茶叶中所含鞣酸有抗老化作用；茶叶中的茶多酚可以减少放射性物质对人体的损害；茶中含有的咖啡因，具有扩张血管作用，可以强心健胃、利尿发汗、降低胆固醇、改善血管脆性。因此经常饮茶，有利于加强糖尿病药物治疗的作用，甚至发挥一些药物所无法起到的良性作用。

524 多食降糖奶粉有何影响

目前市场上有许多品牌的"降糖奶粉"，顾名思义可以降血糖。实际上所谓"降糖奶粉"即在奶粉中添加适量的三价铬，虽然三价铬对糖尿病患者有帮助，但奶粉中亦含较多量的蛋白质及一定的脂肪成分，若不加限制大量进食，也会导致糖尿病患者血糖失控。通常情况，每日进食"降糖奶粉"不超过50克比较适当。

525 糖尿病患者怎样合理食用木糖醇

木糖醇是植物中半纤维素的多聚戊糖，经水解后的木糖再加氢还原就会生成木糖醇。在体内代谢的过程中不需要胰岛素，食后对正常人或血糖控制较好的糖尿病患者的血糖升高浓度，低于食用葡萄糖或蔗糖后的血糖升高浓度，而对控制不好的患者却无此作用。所以，凡是病情控制不好的患者不宜食用。此外，木糖醇吸收率低，约为15%，所以食用过多易引起渗透性腹泻。木糖醇吃多了还可使三酰甘油升高，导致冠心病的发病率升高以及尿路结石等不良反应。所以，木糖醇主要适用于控制较好的糖尿病患者，用量不宜多，一般每天进食量不超过50克，并且食用时要计算热量。控制不好的糖尿病患者禁止食用木糖醇。

526 为什么不提倡糖尿病患者多吃糖精

糖精是一种不提供热量，不含营养素的甜味剂，甜度为蔗糖的300～500倍，少量添加在食物中就能满足嗜糖者的口感，又不影响血糖。但不可大量进食，因为糖精是化学添加剂，属于苯环类化合物，虽然医学上还找不到证据来证明它有致癌作用，但建议在妊娠期禁用还是应该的。糖精可以使用，但不可不加限制。

527 适合糖尿病患者食用的甜味剂有哪些

（1）木糖醇。木糖醇味甜而吸收率低，在体内的代谢过程不需要胰岛素的参与，吃木糖醇后血糖上升速度远低于食用葡萄糖后引起的血糖升高。但木糖醇吃多了可能引起腹泻。

（2）甜叶菊类。是从一种甜叶菊中提取出来的甜味剂，甜度比蔗糖高300倍，食用后不增加热量的摄入，所以不会引起血糖的波动。

（3）氨基糖或蛋白糖类。是由苯丙氨酸或天冬氨酸合成的物质，是一种较新的甜味剂，甜度很高，但对血糖和热量的影响不大。

（4）果糖。是一种营养性甜味剂，代谢过程的开始阶段不需要胰岛素的作用。果糖的甜度很高，少量食用即可满足口感，但进食过多，还是会影响血糖。

（5）糖精。只是一种常用的甜味剂，完全不是糖类，甜度很高，但用量过大就会变苦，过多食用有害健康，因此不宜常食。

528 为什么糖尿病患者宜用甜叶菊糖苷代替食糖

甜叶菊糖苷是一种非糖天然甜味品。因为它是从甜叶菊植物中提取的天然成分，所以比较安全。甜叶菊糖苷甜度为蔗糖的300倍，又不提供热量，而且具有降低血压，促进代谢，治疗胃酸过多等功效，近年来已被许多国家关注。日本有30%的饮料的糖由甜叶菊糖苷所代替，是目前认为颇有发展前途的一种非糖天然甜味剂。

529 为什么肾功能不好者禁用氨基酸糖

氨基酸糖是一种较新的甜味剂，很少量就有甜味，它提供的热量微不足道。像阿斯巴甜，它是天冬氨酸和苯丙氨酸组成的双肽，其甜度是白糖的100～200倍，在有苯丙酮尿症时不要食用；另一种叫 Alhame 的甜味剂，为 L－天冬氨酸和 D－丙氨酸组成的双肽，甜度为白糖的 2 000 倍，食后几乎全由肾脏排泄，最好避免在肾功能衰退时使用。

530 铬对糖尿病患者有什么治疗奇效

（1）缺铬会造成糖耐量受损或发展成糖尿病，还可引起高脂血症、动脉粥样硬化、生长滞缓及寿命缩短等。补铬有逆转上述现象的作用。

（2）铬的作用直接和胰岛素有关，能激活胰岛素，是正常糖代谢及脂肪代谢必需的微量元素。

（3）饮食中的铬缺乏和2型糖尿病有关。如果补充适量的铬就会减轻组织胰岛素抵抗性。

（4）铬是一些酶活化中的必需元素，也是葡萄糖耐量因子的重要成分。

人体铬缺乏可出现：葡萄糖耐量降低、葡萄糖热量不能充分利用、可伴有神经病变或血管病变、游离脂肪酸浓度增高、氮代谢异常、氮滞留。

531 磷对糖尿病患者有影响吗

糖尿病性骨质疏松症的发生与大量钙、磷的丢失关系密切。磷的缺乏能影响糖尿病的骨代谢，当糖代谢改善，磷含量便能恢复正常。在糖尿病酮症酸中毒和非酮症高渗性综合征时，血清磷可降低，并随着胰岛素的应用，磷的水平不断降低。这是由于尿中丢磷（对容量的反应）和磷转移到细胞内（对胰岛素的反应）所致。补磷可使血清磷水平恢复正常。

532 钾对糖尿病患者有什么作用

正常成人体内含钾约 140 克，主要分布在细胞内，储藏在肌肉和红细胞中。它是细胞内液中的主要阳离子，也是细胞外液的主要成分，对维持人体内液渗透压和酸碱平衡起着重要的作用，能调节和维持心脏节律，加强肌肉的兴奋，并参与蛋白质、糖类和热量代谢。并发酮症酸中毒的糖尿病患者，已从尿液中丢失钾，又因呕吐、摄入量减少而不能补充钾，而所测血钾常在正常范围。这是由于细胞内钾转移到细胞外所致。当患者血钾开始偏低或正常时应立即补钾，因为随着碱性药物和胰岛素的应用，钾将很快由细胞外转移到细胞内而使血钾进一步降低。糖尿病酮症酸中毒对血钾的影响非常显著，为防止补充碱剂和胰岛素而导致血钾下降，患者应酌情补钾。

533 镁与糖代谢有什么关系

镁与糖代谢之间相互影响。镁在胰岛素的敏感性和糖代谢的稳定中起着重要作用。糖尿病低镁血症的发生被认为与胰岛素抵抗时胰岛素刺激机体摄取镁的能力下降和尿镁排出增多有关，而镁缺乏会损害胰岛 β 细胞分泌胰岛素的能力及降低周围组织对胰岛素的敏感性，加重胰岛素抵抗。根据报道，糖尿病患者体内低镁时，会导致高血压和动脉硬化，加重视网膜病变。镁缺乏时胰岛细胞结构出现改变，β 细胞颗粒减少，致使 β 细胞对糖的敏感性降低，造成胰岛素的合成和分泌不足而出现糖代谢紊乱。糖尿病患者适当补镁可防治糖尿病及其并发症。

534 锌与糖代谢有什么关系

锌直接参与胰岛素的合成、储存和释放，促进胰岛素原转变为胰岛素，提高胰岛素与其受体的结合，并延长胰岛素的作用。锌缺乏会引起胰岛素颗粒减少，分泌障碍，增加组织对胰岛素作用的抵抗和糖耐量低减。在糖尿病患者中，锌缺乏与动脉硬化和骨病变的产生有一定关系，补锌后两者症状及病理变化均好转。

535 糖尿病患者多吃杂粮有什么好处

植物粗纤维不仅能果腹以减轻饥饿感，还能使葡萄糖的吸收减慢，改善葡萄糖耐量试验，降低空腹血糖和餐后血糖的浓度，效果更明显的是降低餐后血糖上升的幅度。另外，它还能降低血脂，有效防止便秘，预防心血管疾病、慢性胆囊炎、胆石症、结肠癌等并发症的发生。糖尿病饮食中粗纤维的数量以每日 15～20 克为宜，最好是天然食品。因而，对于糖尿病患者来说，饮食粗比细好。

536 为什么糖尿病患者宜吃豆类及其制品

豆类及其制品含有丰富的蛋白质，而且这些蛋白质是易为人体消化吸收的优质蛋白质。糖尿病患者多食豆类及其制品，可以弥补糖异生消耗的蛋白质，避免负氮平衡，有利于体力的恢复。豆类及其制品中含有一种多糖物质——豆胶，它遇水形成胶体，不能在消化道中被消化、吸收和利用，具有饱腹作用，可改善患者饥饿感，减少能量摄入。豆胶可能具有促进胰岛素的分泌及改善组织细胞对胰岛素敏感性的作用，从而使葡萄糖得到有效充分的利用，使糖尿病病情得到控制。

537 豆制品可以多吃吗

很多糖尿病患者认为，豆制品含糖和热量都不高，其中的大豆异黄酮对血糖还有一定的控制作用，因此可以多吃一些。然而，虽然豆制品相对于动物蛋白质更适合于糖尿病患者，但对某些患者来说，糖尿病的发病通常会合并肾病，而摄入大量的蛋白质会给肾脏带来很大负担，甚至造成不可逆的伤害。因此，糖尿病肾病患者，更不能盲目多吃豆制品，防止加重病情。

538 糖尿病患者用肉食代替主食为什么不可行

有的糖尿病患者怕血糖升高，就不吃主食或吃得很少，常以吃肉代替主食，这种饮食方法是不正确的：

（1）肉食中所含的蛋白质和脂肪最终分别有 58% 和 10% 转变为葡萄糖，所以也会使血糖升高。

（2）如果糖类（碳水化合物）食物每天进食量少于 125 克，而吃了很多肉食，就会引起饥饿性酮症。

（3）每克肉食含有的热量大于每克碳水化合物的热量，若吃较多肉食其结果往往超过总热量而使身体发胖，对胰岛素敏感性下降，就会增加胰岛素的用量。

（4）吃较多的肉食会使血脂增高，加速动脉硬化，加速心血管并发症的产生。

539 为何糖尿病患者忌食肥肉

肉类食品大多脂肪含量较高，热量也相对较高，不能随意食用。平均每日以50～100克为宜。肉类所含的脂肪量瘦猪肉为15%，瘦牛肉6.5%，鱼类4%～7%，鸡肉2%。糖尿病患者在糖代谢紊乱的同时，也存在着脂代谢的紊乱，为减少饱和脂肪酸对疾病的不良影响，糖尿病患者首选鱼类，其次为鸽肉、鸡肉、瘦牛肉，少吃瘦猪肉，更不宜选食肥肉类。

540 食麸皮能降血糖吗

麸皮是最理想、最经济、最方便的高纤维食品。麸皮含食物纤维18%左右，还含有丰富的蛋白质、维生素、无机盐等各种营养素。但因其口感差、味道不佳，习惯上不作食用。近年来许多营养学专家指出，进食粗粮比细粮益处多。富含食物纤维的麦麸食品可影响血糖水平，减少糖尿病患者对胰岛素和药物的依赖性，并能防止热量过剩及有控制肥胖的作用。因为高食物纤维食品可延缓胃排空时间，增加饱腹感，使摄入的食物和热量减少，有利于控制糖尿病病情，故提倡糖尿病患者定期进食麦麸。

541 糖尿病患者常食白扁豆有降压作用吗

中医学认为，白扁豆味甘、性平，归脾、胃经。有健脾和中，清暑化湿之功效。扁豆在《本草纲目》中记载："止泄痢，消暑，暖脾胃，除湿热，止消渴。"

另外，白扁豆所含热量偏低，钾离子含量在所有食物中首屈一指，并且白扁豆还含有丰富的钙、镁、磷等元素。长久食用白扁豆有利于胰岛素正常分泌，对2型糖尿病合并高血压病的患者有一定的防治作用。

542 小米对糖尿病患者有帮助吗

小米，其营养成分丰富。每100克小米中含蛋白质9.7克，脂肪3.5克，淀粉72～76克，钙29毫克，磷240毫克，铁4.7～7.8毫克。小米还含有丰富的镁、锌、硒等元素。小米也是高钾食物，钾离子含量很高。所有这些营养成分均有利于降低血糖，并且有较好的利尿降压作用。与粳米相比，小米所含维生素 B_1 比粳米高 1.5 倍，维生素 B_2 高 1 倍，食物纤维高 2～7 倍。医学专家认为，小米是糖尿病患者的良好食品，经常煮小米粥食用，对胃燥津伤型糖尿病患者非常有帮助。

543 多吃玉米对血糖有没有影响

玉米，北方人通常喜欢食用。100 克玉米中的碳水化合物含量为 40% 左右，而大米、小麦粉含量为 75% 左右。玉米成分中的葡萄糖等单糖成分多，肠道吸收快，对血糖尿糖影响明显。谷类食物烹调方法的不同对血糖影响也不相同。淀粉类食物在烹调过程中，经加水加热糊化后，淀粉链被打开，大分子聚合物转变为小分子的葡萄糖。这种糊化过程越彻底，对血糖的影响越明显。因此，建议有条件的糖尿病患者，可用豆浆代替稀饭，以减少对血糖的影响。

544 为什么糖尿病患者宜食大麦

大麦味甘、微咸，性凉。有和胃、利水之功效。据测定，每 100 克大麦产热量 1 369 千焦，含蛋白质 10.5 克，脂肪 2.2 克，糖类 66.3 克。由于大麦产热量较低，古人认为大麦主治消渴。现代医学研究也证明，大麦是糖尿病、高脂血症、肥胖症患者和一般老年人的保健食品。

545 吃荞麦对糖尿病患者有哪些好处

荞麦是一种杂粮。从营养价值来看，小麦面的指数为 59，大米为 70，而荞麦面则为 80。荞麦中含有脂肪 2%～3%，脂肪中含有 9 种脂肪酸，其中最多的是油酸和亚油酸。油酸在人体内可以合成花生四烯酸，它有降低血脂的作用，所以，经常食用荞麦可防治糖尿病性高血压、糖尿病性冠心病。荞麦面中所含的无机盐高于任何其他天然食品，含量为精白米和小麦面粉的 2～3 倍。其中铁的含量为小麦面粉的 3～20 倍；镁的含量比大米、小麦面粉高 1 倍。镁能促进人体纤维蛋白溶解，使血管扩张，抑制凝血酶的生成，具有抗血栓的疗效。由此可见，常吃荞麦面亦可预防糖尿病性脑血栓的形成。

546 糖尿病患者为何宜食赤小豆

赤小豆味甘、性微寒，归心、脾、小肠经。有清热解毒，利水除湿之功效。研究证明，赤小豆营养丰富，富含维生素 E 及钾、镁、磷、锌、硒等无机盐类，钾离子大于390，是典型的高钾食物，含膳食纤维高，含热量偏低，有降血糖、降血脂、降血压的功效，是糖尿病患者的理想降血糖食物，经常喝一些赤小豆粥，不仅可以降低血糖，而且对糖尿病的常见并发症高血压、高脂血症也有防治作用。

547 食黑芝麻能降血糖吗

黑芝麻味甘、性平，归肝、肾经。有补益肝肾，润养五脏之作用。现代医学研究证明，黑芝麻含有丰富的维生素 E，维生素 E 能清除生物膜内产生的氧自由基，能阻止生物膜被氧化。大剂量口服维生素 E，可保护胰岛细胞，并且可缓解糖尿病合并的神经系统症状。药理研究证明，黑芝麻可增加肝脏及肌肉中糖原含量，有降低血糖作用。

548 糖尿病患者真的不能吃水果吗

水果中有丰富的维生素、矿物质、纤维素，对糖尿病患者很有帮助。水果除葡萄糖外还有果糖，果糖代谢不需要胰岛素，水果中的纤维素对降血糖还有一定的帮助。所以，糖尿病患者可以吃水果，但不能滥吃，要适量，病情危重时除外。另外，最好在空腹时吃水果，切忌饭后立即食用水果。而且要选择少糖水果。如西瓜、草莓、柚子等。

549 糖尿病患者选食水果有哪些原则

（1）因为水果中富含糖类，而且能被机体迅速吸收，易引起血糖增高，所以糖尿病患者病情控制不好，血糖、尿糖均高时，最好不要吃水果。

（2）糖尿病患者一般可以选择含糖量低的水果（指含糖量在 14% 以下的水果）。

（3）若患者平素就喜食水果，而病情比较稳定时，可以吃适量的水果。吃水果的最佳时间在餐前 1 小时，对水果中的果糖起到缓冲饮食的作用。

（4）重症糖尿病患者不宜吃过多的水果，以防止病情恶化。有时为了预防低血糖的发生，可以吃少量的水果，但需注意血糖、尿糖的变化。

550 糖尿病患者进食水果有什么原则

（1）等值交换的原则。糖尿病患者控制总热量时，在不超过总热量的范围内，可以进行各种热量等值食物的互换。

（2）时间原则。互换好的水果宜放在两餐中间吃。如将苹果分为两半，分别在上午 10 时和下午 4 时吃。这样安排对血糖的影响要小一些。

（3）自检原则。要经常自测尿糖；另外，还要注意个体差异。

551 为什么糖尿病患者可食苹果

苹果是人们常吃的水果之一，它性凉，味甘，微酸，无毒，有补心益气、健脾开胃、生津除烦、润肺和胃等多种功效。苹果还富含食物纤维，能吸收大量水分，对人体的糖分减慢吸收，并刺激肠道蠕动，促进排便。所以，糖尿病患者适量吃些苹果，可以有效防止心脑血管并发症的发生。

552 为什么糖尿病患者可食香蕉

香蕉味甘、性寒，气味清香。有清热解毒，润肺止咳，消炎降压，润肠通便之功效，归肺与大肠二经。香蕉虽然含糖量达 20% 左右，但果糖与葡萄糖的比例为 1:1，糖尿病患者摄入香蕉后，可使尿糖相对降低，故可作为糖尿病患者的加餐果品，但应相应地减少其主食摄入量。尤其适宜于 2 型糖尿病合并高血压病或肥胖症、高脂血症、脂肪肝的患者食用。

553 糖尿病患者能大量吃西瓜吗

有人认为西瓜可以治疗糖尿病，这种说法缺乏科学依据。虽然西瓜水分多而含糖少，但每天吃西瓜仍会使摄糖量增加，内源性胰岛素的不足使其难以被机体充分利用，于是血糖上升。因此糖尿病患者应注意，特别是重症患者最好不要贪吃西瓜。应知其为含糖水果，并无真正的降糖作用，血糖控制不良者最好不吃西瓜。当血糖控制接近正常时，每天可以限量吃西瓜，每天约 250 克西瓜（去皮），分 2 次吃。当然，当天吃了西瓜就不能再吃其他水果。

554 食山楂为什么能降血糖、血脂

山楂有消食化积、散瘀止痛的作用。山楂含有黄酮类物质、有机酸、胆碱、乙酰胆碱、β-谷甾醇、胡萝卜素和大量维生素 C、钙、磷、铁、蛋白质、脂肪等。每 100 克山楂中含钙 85 毫克，居各类水果之首。山楂无毒性，可以久服，但脾胃虚弱者慎服，空腹或久病体虚者禁服。糖尿病患者适量食用山楂，可以助消化，降血脂，还可防治糖尿病心脑血管并发症。所以，对于中、老年糖尿病患者提倡适当吃一些山楂，而山楂粥最适宜于糖尿病合并高脂血症患者食用。

555 糖尿病患者如何选食干果类食品

干果属于高热量食品。从体内营养代谢的角度分析：脂肪虽然属于非糖物质但如果摄入量超过需要量，一方面多余的热量可以转化为脂肪储存起来，使体重增加，加重胰岛负担；另一方面脂类物质在体内可以通过糖异生作用转化为葡萄糖和糖原，对血糖产生间接影响。因此，干果类食品对血糖有一定影响，不可随意食用。而干果中富含人体所需的维生素 E 及不饱和脂肪酸，有助于预防心脑血管疾病及抗衰老。若食用，可以按照等值互换的原则，减去同等热量的主食。半两（25 克）干果的热量大约相当于 1 两（50 克）主食，可以在总热量不超标的情况下适量食用。

556 糖尿病患者为什么宜食柚子

柚子含大量维生素 C、烟酰胺，有一定的降压作用。柚子含钾量高，其钾离子大于 39，是优质高钾食品。新鲜柚子果汁中含有类似胰岛素的成分，有降血糖作用，是 2 型糖尿病患者的理想食品，以食用新鲜者为佳。对中、老年 2 型糖尿病患者来说，经常食用柚子果汁，不仅有利于降低血糖，消除尿糖，还有利于防治糖尿病的并发症——动脉粥样硬化和高血压病。值得注意的是，柚子有滑肠致泻作用，凡便溏泻泄者慎用。

557 糖尿病患者为何不能不加限制地吃花生、瓜子

花生和瓜子的优点确实很多，可它们毕竟是含丰富脂肪酸的植物种子，是一种高热量、高脂肪的食品，像花生、瓜子和核桃所含热量比同等重量的猪肉还要高上几倍，大量食用肯定无益于体重的保持和血脂的控制，间接地也会影响血糖和血压的控制。因此，每天食用的花生或瓜子不宜超过 50 克，不然会影响糖尿病的治疗。

558 魔芋对糖尿病患者有何好处

魔芋是一种低热能、高纤维素食物。因其分子量大，黏性高，在肠道内排泄缓慢，能延缓葡萄糖的吸收，有效降低餐后血糖升高。魔芋中所含的葡萄甘露聚糖对降低糖尿病患者的血糖有较好的效果。又因为它吸水性强，含热能低，既能增加饱腹感，减轻饥饿感，又能减轻体重，所以是糖尿病患者的理想食品。

559 罗汉果能控制血糖吗

罗汉果营养丰富，富含食物纤维。每100克罗汉果干品中含膳食纤维高达38.6克，还含有多种维生素，如维生素 B_1、维生素 B_2、维生素 C，烟酸（尼克酸）及钙、钾、铁、锰、锌、硒、铜、磷等多种无机盐。罗汉果富含钾离子，其钾离子含量高，属于高钾食物。近年来，有研究表明，罗汉果所含的可溶性食物纤维能改善糖代谢，有利于糖尿病患者控制血糖。其他膳食中增加食物纤维的患者，可逐渐减少胰岛素用量，乃至最后完全停用。罗汉果具有清肺止咳功效，对老年燥热伤肺型轻症糖尿病患者有较好的防治疗效。

560 糖尿病患者食核桃有什么益处

核桃性温，味甘，有润肺止咳，补肾固精，润肠通便之功效。核桃的果仁叫核桃仁，含有丰富的脂肪、蛋白质、维生素 A、糖类、维生素 E 和铁、钙、锌、磷、锰、铬等无机元素，这些无机元素在降低血压、降血糖和保护心脑血管方面具有重要作用。现代医学研究表明，常食核桃仁可减少肠道对胆固醇的吸收，对防治糖尿病、动脉粥样硬化、高血压病、冠心病大有帮助。

561 糖尿病患者多吃植物油有何危害

很多患者认为只要不吃动物油，多吃些植物油应该问题不大。其实，动物油和植物油的区别只是所含的脂肪酸比例不同，两者的产热量完全相同。对患者体重和血糖的影响与干果类食品一样，也是不容忽视的。一般来讲，在体重超标的情况下，每日植物油的量应控制在 10 克左右，即每月 300 克油。体重正常的中老年人每日也不应超过 15 克，以每月 450~600 克为宜。

562 多吃植物油有什么危害

植物油含不饱和脂肪酸高，易氧化。植物油氧化产生过氧化物质及自由基，损伤细胞膜，与致癌有关。热量过高，是产生冠心病、高血压、高脂血症、糖尿病的重要原因。

563 糖尿病患者为何不要多吃盐

研究表明，过多摄入盐，具有增强淀粉酶活性而促进淀粉消化和促进小肠吸收游离葡萄糖的作用，会引起血糖浓度增高而加重病情。所以，糖尿病患者不适合采用高盐饮食。

若糖尿病患者对食盐不加限制，长期摄入过多的盐，会诱发高血压病，并且会加速和加重糖尿病大血管并发症的发展。另外，盐还能刺激食欲，增加饮食量。所以，必须实行低盐膳食，每日摄入盐量在 5 克以下。限盐膳食还应包括含盐的调味品，如酱、酱油等。一些面食中也含钠，如 250 克馒头所含的钠相当于 2 克食盐。

564　糖尿病患者吃蜂蜜应注意什么

蜂蜜除含葡萄糖、蔗糖外，还含有 35% 的果糖。果糖的吸收利用不受胰岛素制约，对血糖升高影响大。吃蜂蜜后，由于其中所含的两种糖吸收既快又集中，血糖波动加大，糖尿病患者在血糖和尿糖还没有得到控制的情况下，吃蜂蜜只会使血糖更高，对疾病的治疗没有帮助。因此在使用时，不可认为所有糖尿病患者都可以服用。

565　糖尿病患者应怎样合理吃鸡蛋

蛋类是一种营养十分丰富的食品，含丰富的容易吸收的蛋白质及大量的微量元素。无论是作为主餐、副食，还是作为加餐食用，都是一种良好的食品。但是蛋类毕竟含有较高的热量，而且蛋黄中热量及胆固醇含量都很高，因此还是不宜多吃。通常糖尿病患者每天吃 1 个蛋比较适宜，如果吃 2 个或者 2 个以上的蛋，最好只吃 1 个蛋黄，以防止对体重及胆固醇水平产生影响。鸭蛋所含热量及脂肪量多于鸡蛋，红皮鸡蛋所含热量及脂肪量多于白皮鸡蛋，吃蛋类时可适当加以考虑。

566　食大蒜为什么能降血糖

大蒜有暖脾胃、行气滞、散肿结、杀诸虫、解百毒、健身延年之功效。大蒜有健脾治肾之功用，有降血脂、防治动脉粥样硬化、抗肿瘤、降血糖、降血压等作用。中药药理研究证明，大蒜辣素具有降血糖功效，大蒜的汁液可以降低糖尿病患者的血糖。值得注意的是，应用大蒜降血糖时应捣绞取汁服用或者嚼食大蒜瓣，不仅有降血糖作用，还有辅助降血压、降血脂作用。

567　糖尿病患者食洋葱有什么益处

洋葱有"菜中皇后"之美称。研究表明，洋葱具有较好的降血糖功效。洋葱中含有类似降血糖的药物——甲苯磺丁脲类物质，可选择性地作用于胰岛 β 细胞，促进胰岛素分泌，恢复胰岛的代偿功能，从而降低血糖。对于中老年 2 型糖尿病患者，洋葱不仅可以降血糖，防治糖尿病，还具有防治糖尿病并发症，如高脂血症、肥胖症、脂肪肝、高血压病、冠心病的作用。应注意的是：急性传染病者不宜食用；青光眼、白内障患者不可多食；为了防止营养物质的破坏，炒食时不宜加热时间过久。

568 糖尿病患者食芦笋有什么益处

芦笋的营养价值非常高，含有丰富的维生素、蛋白质、无机盐、多种氨基酸等营养成分。现代医学研究证实，芦笋所含的香豆素等化学成分有降低血糖的功效。临床显示，芦笋消除糖尿病症状的作用明显，对中老年2型糖尿病患者，不只可降低血糖水平，减轻临床症状，还可防治其并发症如肥胖、视网膜损害、高血压等。

569 糖尿病患者食莴苣有何功效

莴苣含有较丰富的烟酸，烟酸是胰岛素激活剂，长久食用对防治糖尿病有益。莴苣可刺激胃肠蠕动，对糖尿病引起的胃轻瘫以及便秘有辅助治疗作用。莴苣中所含的钾离子是钠离子的27倍，可促进排尿，降低血压。应注意的是：为了防止大量水溶性维生素的丢失，要先洗后切；莴苣叶营养价值比茎高，应茎叶同食；为了防止破坏莴苣中所含的维生素C（抗坏血酸）成分，最好不用铜制器皿存放或者烹调。

570 马齿苋为何能有效降血糖

马齿苋是一种治疗糖尿病的良药。中医古籍中即有记载，马齿苋有治消渴的作用。马齿苋中含有高浓度的去甲肾上腺素和二羟基苯乙胺。进一步研究发现，马齿苋中的去甲肾上腺素能促进胰岛β细胞分泌胰岛素，调节人体糖代谢，从而降低血糖水平。用马齿苋加淡水煮熟后食用，治疗多名糖尿病患者，效果显著。因此马齿苋是糖尿病患者理想的食物之一。

571 糖尿病患者食蕹菜有什么益处

蕹菜味苦、性寒，归大肠、胃经，有清热解毒、润肠通便、降脂、防癌之功效。研究表明，蕹菜中含有胰岛素样成分，有降血糖作用，能用于糖尿病患者的治疗。此外，蕹菜中含有丰富的食物纤维，能显著地促进胃肠蠕动，有通便解毒作用。所以，蕹菜非常适合糖尿病合并肥胖症或高脂血症患者食用。

572 糖尿病患者食胡萝卜好吗

胡萝卜生熟皆可食用。胡萝卜有降血糖作用。有人已经从胡萝卜提取物中分离出了一种降血糖的有效成分。胡萝卜含有琥珀酸钾盐，有降低血压的作用。胡萝卜含有大量胡萝卜素，即维生素 A 原，能产生大量维生素 A，可大大降低癌症发病率。由于胡萝卜素须溶解在动物脂肪里才能被吸，因此胡萝卜宜炖肉吃或炒肉吃。维生素 A 对维持大脑及中枢神经系统的正常功能，保护视力和营养眼睛均有极其重要的作用。因此，常食胡萝卜不仅降低血糖，还可防治糖尿病并发症，像高血压病、视网膜损伤、神经组织损伤等。

573 为什么糖尿病患者宜食南瓜

人体缺乏微量元素钴是糖尿病发病的原因之一，因为钴是胰岛细胞维持其正常功能所必需的微量元素。而南瓜中含有丰富的钴。南瓜的这一独特药理作用，正是其防治糖尿病的关键。此外，南瓜中还含有丰富的果胶，果胶在肠道内可形成一种凝胶状物质，延缓肠道对糖及脂质的吸收，从而可控制餐后血糖升高；另一方面果胶有极好的吸附性，能提高胃内容物的黏度，减慢糖类物质的吸收，并且推迟胃内食物排空，从而降低血糖。

574 能以南瓜粉代替药物降血糖吗

生活中曾出现以南瓜粉专治糖尿病的情况，部分患者用此粉替代降糖药，却使病情加重。这是由于南瓜的降糖作用主要是其含糖量极低，而作为主食，从总热量上有较大的减少，并非其本身具有明显的降糖作用。因此说粗制的南瓜粉能够治疗糖尿病只是一种经验说法，无临床验证。虽然用南瓜粉充当降糖药或胰岛素来治疗糖尿病是十分危险的，但南瓜的食用可作为饮食调养的一种，对患者是有帮助的，不过应当明确认识到它绝对不能替代降糖药。

575 以南瓜代替主食有何影响

南瓜可以治疗糖尿病，是因为南瓜含糖量很少，另外还含有蛋白质、水分、食物纤维，但不含脂肪。若以南瓜代饭，血糖必然会下降。然而若依糖尿病患者的旺盛食欲，毫无节制地大量进食南瓜而不进主食，就会酿成危险。这是由于，南瓜当饭吃等于不进主食，肝脏就会不断动员脂肪、蛋白质使之转化为葡萄糖，同样可使血糖升高；此外，脂肪分解生成脂肪酸过多，易发生酮症，而蛋白质消耗过多，患者消瘦、体质下降、抵抗力减弱，很容易出现各种并发症。

576 丝瓜对治糖尿病有什么帮助

丝瓜可"生津止渴，解暑除烦。治热病口渴，身热烦躁"。经常食用适量丝瓜可治疗燥热伤肺、胃燥津伤型糖尿病，对中老年2型糖尿病合并高血压病或皮肤病患者更适合。医学研究证明，丝瓜中含有丰富的维生素，每100克丝瓜中含维生素 B_1 0.04毫克，维生素 B_2 0.06毫克，维生素A 0.32毫克，维生素C 8毫克。还含有丰富的钙、磷、镁、钾、铁等无机盐及蛋白质、淀粉、胡萝卜素等。丝瓜是低脂肪、低热量、低含糖量的高钾食品，丝瓜的汁液含皂苷、丝瓜苦味质、瓜氨酸及多量黏液、木聚糖、蛋白质、脂肪、多种维生素。

577 苦瓜有何作用

苦瓜味极苦，性寒，有清热解暑、清肝明目、解毒的功能。现代医学研究发现，苦瓜含苦瓜苷、5-羟色胺、谷氨酸、丙氨酸及维生素 B_1 等成分。苦瓜的粗提取物有类似胰岛素的作用，能降低血糖，对糖尿病有良好的防治作用。

578 紫菜有什么作用

紫菜含有丰富的紫菜多糖、蛋白质、脂肪、胡萝卜素、维生素等，其中的紫菜多糖能显著降低空腹血糖。糖尿病患者可于饭前食用紫菜，以降低血糖。

579 黑木耳可以降血糖吗

黑木耳含木耳多糖、维生素、蛋白质、胡萝卜素和钾、钠、钙、铁等矿物质，其中木耳多糖有降糖效果，动物实验表明，木耳多糖可以降低糖尿病小鼠的血糖。黑木耳可炒菜或炖汤，也可作配料。

580 银耳的降血糖价值有多大

银耳中蛋白质的含量很高，有17种以上的氨基酸，其中有8种是人体必需的氨基酸。据研究发现，糖尿病、高脂血症、动脉粥样硬化、高血压病的发生因素都与食物纤维的摄入不足有关。银耳富含胶质而且食物纤维含量高，有降血糖作用。对于老年2型糖尿病患者来说，经常食用银耳或食用由银耳配的药膳，不仅有助于降低血糖和控制病情，还有助于防治糖尿病的并发症如高脂血症、高血压病等。

581 为何糖尿病患者宜食竹笋

竹笋性微寒、味甘，有清热消痰、益气和胃、治消渴、利水道等功效。

适用于水肿、腹腔积液、糖尿病等。竹笋还具有低脂、低糖、多纤维的特点，是肥胖者减肥的佳品。

582　玉米须对糖尿病患者有帮助吗

玉米须味甘、淡、性平，有清热解毒、平肝利胆、祛风降压多种作用。动物药理实验证明，它不仅可降低血液黏稠度，还可增加凝血酶原，加速血液凝固。据相关文献介绍，玉米须有降低血糖作用，可用它煎水代茶饮。民间还有用玉米须炖乌龟或用玉米须炖蚌肉等多种方子，供糖尿病患者饮汤吃肉亦良。

583　食鸽肉对糖尿病患者有何益处

鸽肉肉质细嫩，味道鲜美，是一种低脂肪、高蛋白质的上等滋补佳品。科学测定，鸽肉蛋白质的含量高达 24.49%，而脂肪含量仅为 0.73%。此外，还含有维生素 A、维生素 B_1、维生素 B_2、维生素 E 及铬、锌、镁等微量元素。中医学认为，鸽肉味甘、咸、性平，有滋肾益气，祛风解毒之作用，特别适用于治疗老年人因肾精不足所致的消渴、衰老等症。

584　糖尿病患者吃海产品需注意什么

海产品营养丰富，能供给人大量的优质蛋白质、脂肪和丰富的膳食纤维，又含有大量人体所必需的微量元素，尤其是碘等微量元素。然而不少种海产品含脂肪量，特别是胆固醇量超标，如每克虾皮所含的胆固醇量甚至比猪羊的肝肾还要高。虾、蟹类所含胆固醇量也不少，有些动物类海产品含脂肪和热量较多，所以要适量食用。海藻类海产品，包括海带、紫菜、海白菜等，种类繁多，富含膳食纤维，含热量及脂肪量甚少，是一类良好的糖尿病食品。

585　糖尿病患者吃海参有何好处

海参是一种珍贵的滋补佳品，不属于鱼类，但也可粗略划归为海水鱼类，它味甘、咸，性温，有补肾益精、养血润燥之功效。海参营养成分丰富，属于高蛋白、低脂肪食品，有很强的滋补作用。据测定，每 100 克海参（干品）中含蛋白质 50.2 克，还含有丰富的硒、镁、锌、钾、铁、磷等无机盐类。其中，含硒量高达 150 微克，含镁量高达 1 047 毫克。研究表明，糖尿病患者普遍存在着镁缺乏，而低镁又是胰岛素分泌不足的发病原因之一。所以，对糖尿病患者来说，有条件的话，适当吃一些海参或用海参配伍的药膳，是大有益处的。

586 黄鳝可以双向调节血糖吗

黄鳝体内含有两种能显著降低血糖的物质——黄鳝素 A 和黄鳝素 B，可以治疗糖尿病。从黄鳝中提取的一种含有天然蛋白质的成分，给实验家兔喂服后，对糖代谢有双向调节作用。这种降血糖有效活性成分对正常家兔血糖无明显改善，但对静脉注射葡萄糖引起的家兔高血糖有明显降糖作用，且可持续 1~4 小时，较大剂量或连续应用并不出现低血糖，并且对胰岛素所致的低血糖有拮抗作用。另据研究表明，补硒对胰岛 β 细胞有保护作用。据测定每 100 克黄鳝肉中含硒量高达 35.56 微克。因此，对糖尿病患者来说，经常适量食用黄鳝及其药膳，有利于降低血糖和改善临床症状。

587 糖尿病患者食泥鳅好吗

最新研究资料表明，泥鳅含大量钙、磷、锌、硒。每 100 克泥鳅可食部分，含钙 299 毫克，含磷 302 毫克，含锌 2.76 毫克，含硒 35.30 微克。泥鳅中所含有的这些重要成分，不仅有利于降低血糖，还可有效地遏制或阻断糖尿病酮症酸中毒和高渗性非酮症糖尿病昏迷的产生及发展。此外，泥鳅所含脂肪中有不饱和脂肪酸，具有抗氧化作用，对胰岛 β 细胞有较强的保护作用。临床观察证明，泥鳅对肾阳气虚所致的糖尿病有较好的疗效。

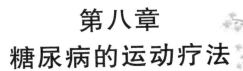

第八章
糖尿病的运动疗法

588 运动的即时反应是什么

肌糖原、肝糖原异生增加；促使脂肪分解，FFA 升高；胰高血糖素、儿茶酚胺、生长激素、皮质醇增加，使血糖升高；促使胰岛素和肌细胞膜上的受体结合；增加葡萄糖的转运；增加外周组织对胰岛素的敏感性。

589 运动的慢性反应是什么

长期锻炼可以增加各种酶活性，改善肌细胞的氧化代谢能力；己糖激酶活性增加 35%，琥珀酸脱氢酶活性增加 75%，糖原合成酶活性增加；肌糖原贮存能力增加，从而改善糖耐量。对肥胖的 2 型糖尿病患者，还可以减轻体重。

590 糖尿病运动疗法的适应人群是哪些

肥胖的 2 型糖尿病患者最为适合，轻中度 2 型糖尿病患者和稳定的 1 型糖尿病患者也合适。

591 运动对脂代谢有什么作用

运动可降低胆固醇（CH），其机制为：提高卵磷脂 – 胆固醇转酰基酶的活性，促使胆固醇转化为胆固醇酯；胆固醇酯容易和载脂蛋白结合而被转运，加速清除和排泄，减少胆固醇在动脉内膜的沉积。长期规律运动，还可使高密度脂蛋白（HDL）增加，低密度脂蛋白（LDL）减少

592 体育锻炼与血糖水平有什么关系

葡萄糖是维持肌肉运动的"燃料"，饮食中的葡萄糖最终进入血液循环，血糖测试就是测量血中的葡萄糖浓度。另外，肌肉之中也含有大量的葡萄糖，只不过是以糖原的形式储存起来，当需要能量时，这些糖原就会分解成葡萄

糖进入血液。开始运动时，机体以肌糖原和肝糖原中的葡萄糖为"燃料"，当这些储备快用完时，肌肉就会摄入血中的葡萄糖供自己使用。运动过程中血糖水平逐渐下降，锻炼结束后，机体又在肌细胞及肝脏中储存葡萄糖，这时血糖又进一步降低，并可持续至锻炼后数小时。因此，若在晚上锻炼，那么睡觉时你可能正处在低血糖状态。

593 哪些患者不宜做无氧运动

无氧运动的特点是运动强度很大，以爆发力形式在很短时间内完成，需要大量的热量。糖作为能源材料，在来不及供应氧气时，以酵解的形式代谢，于是造成乳酸堆积，所以无氧运动会给人带来种种不适，而且，无氧运动都是竞技性强的体育项目，如短跑、举重等。因此，无氧运动是糖尿病患者及老年人不应参加的运动。

594 有氧运动的适应性是什么

所谓"有氧运动"，就是指能增强体内氧气的吸入、运送及利用的耐久性运动。在整个运动过程中，人体吸入的氧气和人体所需要的氧气量基本相等，也就是说吸入的氧气量基本满足体内氧气的消耗量，没有缺氧的情况存在，强度低、时间长、不中断、有节奏。有氧运动对人体，特别是对糖尿病等慢性疾病患者十分适宜，是能保持身心健康的最科学有效的一种运动方式。

595 运动对心血管系统的作用有哪些

运动主要是采用中等强度的有氧代谢为主的耐力活动。正常情况下，有氧运动对增强心血管系统的输氧能力、代谢产物的清除，调节肌肉的摄氧能力、组织利用氧的能力等有明显的作用。按运动处方锻炼可使心率减慢，血压平稳，心输出量增加，心血管系统的代偿能力增强等。值得注意的是有心脏疾病的情况下要慎重。

596 运动对呼吸系统和消化系统有什么好处

实施运动锻炼可增强呼吸系统的通气量、摄氧能力，改善呼吸系统的功能状态。能促进消化系统的功能，加强营养素的吸收和利用，增进食欲，促进胆汁合成和排出，减少胆石症的发生，促进胃肠蠕动，防治便秘等疾病。

597 运动处方对神经系统及运动系统有哪些帮助

实施运动处方能提高中枢神经系统的兴奋或抑制能力，改善大脑皮质和神经、体液的调节功能，提高神经系统对各器官、系统的功能调节。运动处方还可增强肌肉力量、肌肉耐力和肌肉协调性，保持及恢复关节的活动幅度，促进骨骼的生长，刺激本体感受器，保存运动条件反射，促进运动系统的血液和淋巴循环，消除肿胀和疼痛等。

598 运动处方对代偿功能的作用有哪些

因各种伤病导致肢体功能丧失时，人体产生各种代偿功能来弥补丧失的功能。有的代偿功能可以自发形成，像一侧肾切除后，身体的排泄功能由对侧肾负担。而有的代偿功能则需要有指导地进行训练或刻苦训练，才能产生所需要的功能。像肢体残缺后，用健侧肢体代替患侧肢体的功能。运动处方对代偿功能的建立有重要的促进作用。

599 运动对糖尿病的改善有哪些

（1）可以提高胰岛素的敏感性，改善糖代谢紊乱。

（2）有助于控制血糖，对轻度糖尿病或控制较好的糖尿病患者，因为运动使外周组织对葡萄糖的利用增加，可以不同程度地降低血糖水平。

（3）有利于改善脂类代谢，运动疗法具有降低患者血胆固醇的作用。

（4）有助于调整体重，体育锻炼能使糖尿病患者体内多余的脂肪组织得以清除，肌肉的量和体力有所增加。

（5）有助于防治其他与糖尿病相关联的疾病或并发症，运动锻炼能延缓胰岛素抵抗性的发展，降低血糖、调脂、降低血黏度。

（6）运动能促进大脑疲劳的恢复，改善神经系统的功能，使患者在精神上感到很充实，自信心增强和充分享受生活乐趣，提高工作效率。

600 什么样的体育锻炼对糖尿病患者最为适宜

选择体育锻炼项目时，应该考虑到患者的具体条件和可能，对任何一位患者来说，都应选择适量的、全身性的、有节奏的锻炼项目。首先，患者应注意运动的方式及适宜的运动量、时间。比如，过度屈伸或倒立性运动就不适合老年或有较重并发症的患者。而年轻患者，且无严重糖尿病并发症的患者，若仅采用短时间的散步，或是站立不动的气功，则很难达到体育锻炼的目的。再次，主张选择有节奏的全身性运动，使全身各处都能得到锻炼。像做操、打拳、慢跑、较长时间的快走、打羽毛球或乒乓球，特别是跳交谊舞、中老年迪斯科或扭秧歌等，伴随着有节奏的音乐或鼓点，既能锻炼全身，又令人感到很有兴趣，是一类很适合糖尿病患者的运动方式，值得推广。

601 运动治疗应注意哪些事项

（1）应遵守循序渐进的原则。运动量由小到大，运动时间由短到长，动作由易到难，使机体逐步适应。通常每日运动时间不超过1小时。

（2）遵循长期坚持，持之以恒的原则。不可间断，除非出现禁忌症。

（3）运动治疗应与饮食或药物治疗相结合，不然起不到应有的效果。若运动疗法后血糖有所下降即放松饮食控制，增加食量，或随意减少药量甚至停药，就会使病情加重。

（4）糖尿病患者足部容易受伤，运动时应注意穿合适的鞋，防止足部受损伤。

（5）锻炼时应随身携带一些糖果，甜饮料等食物，以应对运动中可能出现的低血糖反应。

（6）年龄较大的患者，特别是有冠心病者应随身备有急救药盒，以防意外。

（7）一般不主张在空腹状态下进行运动。

602 制定运动处方的基本原则有哪些

（1）要明确运动目的。运动处方按照应用目的分竞技训练运动处方、预防保健运动处方、临床治疗运动处方3类。

（2）要个体化。适合运动疗法的患者，个体的区别很大。所以在制定处方时，要充分了解"个人状况"：性别、年龄、体型、体力、生活习惯、劳动、运动习惯、运动经验、运动爱好等。所以处方应因人因时而异，区别对待，既要有相对稳定性，又要适应变化具有灵活性。

（3）要注意安全。如果要运动治疗起作用，就要求运动要达到有效强度，所以在制订方案时要注意安全性，运动量酌情逐步增加。

（4）可操作性和便于长期坚持。

603 糖尿病患者运动时应遵循的安全准则

糖尿病患者，尤其是1型糖尿病患者，需要特别注意防止使血糖水平发生大幅度波动。不只在运动时，在运动之后16～24小时仍需防止低血糖，因为运动后血糖会转入肌肉与肝脏中储存起来。

一方面，在短暂的轻度或中度锻炼的过程中以及锻炼结束后，血糖可能有所下降。空腹锻炼时或在锻炼之后应吃些食物，避免血糖水平下降过多。

另一方面，如果运动时感到精力过分充沛，或者没有注射足够量的胰岛素，就很可能出现与上述情况相反的现象，即高血糖。体育运动有可能造成血糖进一步升高。所以必须在锻炼之前和之后检测血糖水平，只有这样才能确保不出现血糖过高或过低的现象。

在进行剧烈运动或长时间运动时，应考虑在运动过程中检测血糖，也可在运动过程中吃一些食物。

604　何谓"一三五七"运动法

"一"——即至少选择一种适当的运动方式。

"三"——就是每次运动至少连续进行 30 分钟。

"五"——要求每周至少安排 5 次运动。

"七"——指运动量控制在最大运动量的 70% 左右。

605　运动疗法包括哪些步骤

准备活动：5~10 分钟，为轻微运动，如步行。

运动进行：通常为低、中等强度的有氧运动，包括步行、慢跑、游泳、跳绳等。

运动后的放松活动：5~10 分钟的慢走，自我按摩等。可促进血液回流，防止突然停止运动造成的肢体淤血，回心血量下降，昏厥或心律失常。

606　运动前应做哪些准备

（1）应全面详细地询问病史和进行体格检查。

（2）检查患者的糖代谢控制情况。如血糖、尿糖、糖化血红蛋白、尿酮等。

（3）心肺功能的检查。主要通过安静时血压测定、心电图、运动负荷试验、心脏彩超、X 线胸片、肺功能测定等检查，以便了解心肺功能情况。若有心肺疾病者运动要有所限制，不要进行剧烈运动。

（4）测量侧立、卧位血压。

（5）血脂，肝肾功能检查。测血脂、肝功能、肾功能、尿常规、24 小时尿微量白蛋白。

（6）眼底检查。有无眼底出血、玻璃体积血、增殖型视网膜病变等。

（7）神经生理方面的检查。了解有无合并神经病变。

（8）运动器官检查。脊柱、髋关节、膝关节、踝关节、双足检查。

（9）患者的一般情况。包括患者精神状态、生活习惯、运动爱好项目和运动量，以及其所处的生活环境。

607 适合糖尿病患者在家做的运动

（1）踮脚尖运动：将手扶在椅背上，踮脚尖（即左右交替提足跟）10~15分钟。

（2）爬楼梯运动：上楼梯时背部要伸直，速度依自己体力而定。

（3）坐椅运动：屈肘两手扶上臂将背部挺直，椅上坐、立反复进行，做多久依自己体力而定。

（4）抗衡运动：将双手支撑在墙壁上，双足并立使上体前倾，以增加肌肉张力，每次支撑15秒钟左右，做3~5次。

运动治疗糖尿病必须持之以恒，长期坚持才能达到理想的效果。

608 糖尿病患者运动疗法是不是运动量越大越好

糖尿病患者进行运动疗法千万不可急于求成，运动要合理适量。对于经常参加运动的患者可以增加运动量或者适当延长运动时间。但对于平时很少运动或基本不运动的患者，开始进行运动疗法时，一定要循序渐进，从小运动量开始，慢慢增加运动量或延长运动时间。例如，每天散步半小时有利于餐后血糖控制，但万不可空腹时超量运动，以防止发生低血糖。

609 拼命锻炼可以治愈糖尿病吗

有些患者得知自己患上糖尿病后，听人说要锻炼，便不顾自己的身体状况，拼命锻炼，以为这样就可以治愈糖尿病了。其实糖尿病患者要提倡的是科学合理适当运动，不能因过度运动而形成劳累。尤其是糖尿病合并心脑血管病者更不能勉强运动，否则只会事与愿违。

610 什么时候进行体育锻炼为好

早餐或晚餐后半小时或1小时后开始锻炼较为适宜。因为餐前锻炼身体有可能引起血糖波动，可能因延迟进餐造成血糖过低，也可能因没有服药而使血糖过高，因此最好把运动时间放在餐后。为防止对消化系统功能的影响，体育锻炼最好在进餐结束后半小时以上再进行。晚餐后的体育锻炼值得提倡，因为中国人多半进晚餐比较多，而且多数人晚餐后就是看看报纸或电视节目，体力活动很少，这对降低血糖和减轻体重十分不利。

611　患者在什么情况下不能锻炼

（1）并发急性感染，活动性肺结核患者。

（2）合并严重心、肾并发症，酮症酸中毒的患者。

（3）重型糖尿病患者，在清晨没有注射胰岛素时不要进行体育锻炼，避免出现酮症。

（4）应用胰岛素治疗的患者，在胰岛素发挥作用最强的时刻，如上午11时不要进行体育锻炼，避免发生低血糖。

（5）在注射胰岛素后吃饭以前也要避免体育活动，避免低血糖发生。

612　出现哪些情况要暂停运动

有下列情况时暂停运动：各种急性感染期；心功能不全、严重心律失常；并且活动后加重；严重糖尿病肾病；糖尿病足；严重的眼底病变；新近发生的血栓；血糖未得到较好控制（血糖大于16.8毫摩/升）；酮症或酮症酸中毒。

613　运动强度如何掌握

运动强度决定了运动的效果。运动强度不足或过量均不能起到良好的治疗效果。通常衡量运动量用心率计算是比较简单而实用的方法，就是将能获得较好运动效果并能保证安全的运动心率称为靶心率。在临床工作中为了方便，常按年龄算出靶心率。最简单的计算：靶心率＝170－年龄。若运动中的心率接近靶心率，说明运动强度适度，若运动中的心率明显快于靶心率，可适当减少运动强度，反之可适当增加运动强度。判断运动量是否适度，还应根据患者运动后的反应作为标准。适量表现为运动后精力充沛，睡眠改善，不易疲劳，心率常在运动后10分钟内恢复至安静时的心率数。过量运动表现为运动后感到精神不振、疲乏无力、心率增快，需重新调整运动量；若运动后无任何感觉、心率无改变亦无微汗，说明运动量过小，需调整方案。

614　运动怎样才能获得理想效果

强度决定效果，只有当运动强度达到50％最大摄氧量时才能改善代谢和心血管功能。

615 如何用心率计算适宜的运动量

衡量运动量是否适宜有很多种方法，用心率计算是比较简单而实用的方法。如何用心率计算适宜的运动量呢？

运动结束后立即数脉搏，可以数 15 秒，然后乘以 4 便得出每分钟心率。运动中的心率保持在（220 − 年龄）（60% ~ 85%）的范围之内，即可认为是运动量比较合适。

假若一个 60 岁的人，他的运动后心率范围 =（220 − 60）（60% ~ 85%）= 96 ~ 136 次/分比较适宜。也有人主张用更为简单的方法，直接用（170 − 年龄）作为运动中适宜的平均心率，60 岁的人平均心率应在 110 次上下。

616 什么是最理想的"靶心率"

能获得较好运动效果，又确保安全的心率称为靶心率，即运动试验中最高心率的 70% ~ 80% 作为靶心率，一般人的最高心率 = 220 − 年龄 。

617 糖尿病患者必须坚持哪"三定"的原则

定时定量地饮食、定时定量地运动或定时定量地使用降糖药物。这里特别要强调的是体育锻炼的定时定量，通常有人做不到，而只有做到这一点，才能真正达到体育锻炼的目的。

618 家务运动操对患者有哪些疗效

对于肥胖、高血糖而烦恼的人，饭后能做些轻度的运动，如收拾一下杂物是大有好处的，能增加能量的消耗，使体内不积蓄脂肪。

（1）买东西时，两手拿均等重量的东西，呼气上举，吸气放下。

（2）擦玻璃时，脚少许叉开，边吸气边弯曲，然后边吐气边伸直。

（3）洗刷碗时，边吐气边抬后脚跟，吸气落下。

（4）擦地板时，边吐气边把脚叉开，边吸气边把脚收回，两脚交叉。

619 家务劳动能代替体育锻炼吗

有人不愿意参加体育锻炼，觉得"我这一天活动量够大的了，洗衣服、做饭，还得带两个孙子，体育运动还是免了吧"。这种想法是错误的，这种做法对身体也是不利的。有人进行过研究和计算，发现家务劳动虽然繁琐、累人，而事实上消耗的热量是很少的，虽然比完全不活动要好得多，但并不能通过家务劳动减轻体重，因此说家务劳动不能代替体育锻炼，糖尿病患者还应安排出单独的时间进行锻炼。另外，可以将家务劳动和体育锻炼结合起来进行，如推着儿童车较长距离的散步，和较大的儿童一起跑步、打球、做操等。家务劳动量要适宜，患者能胜任，感觉轻松愉快，这样的家务劳动是有益于健康的；反之，如果家务劳动过于繁重，使患者觉得精神和体力不堪重负，反而对身体有害无利。

620 运动后怎样选择饮品

体育锻炼会使你出汗，排出分泌的汗液，这说明在失去水分。要补充失去的水分。应确保在锻炼前和锻炼后喝进大量的液体，另外，若锻炼是强烈的，在锻炼中应要喝水。如果进行的是长时间的锻炼，应该喝含碳水化合物的液体。应选择碳水化合物含量不超过10%的液体，可以是：运动饮料或者稀释水果汁（半杯水果汁加半杯水）。

621 锻炼时何时测试血糖

体育锻炼往往会降低血糖指标。若在开始运动时血糖就很高，体育锻炼将会使血糖升得更高。如果短时间内做剧烈的锻炼，血糖也会升高。若在接受注射胰岛素治疗或者服用治糖尿病的药物，锻炼能使血糖指标降得很低。要发现你的锻炼对你的血糖有多少影响，最好的方法是：在锻炼之前和之后都检测血糖值。

622 如何简易计算运动量

公式一：运动量 = 摄入热量 + 减肥消耗热量 − 日常生活消耗热量。

公式二：运动量 = 运动强度持续时间。

最佳运动强度为：每分钟心率 = 170 − 年龄。

运动量的个体感觉监控：在运动中运动量应根据患者的情况适当地控制，就是要达到运动处方的目标，又要将运动的风险降到最低程度。运动中除可以利用心率等指标进行监控外，还可以从个体感觉来判定运动量。

623 怎样才算适宜的运动量

运动有诸多益处，但并不是所有运动都可以达到运动所起的良好效果，只有在运动达到一定量的情况下，才能达到防治糖尿病、降低血糖、改善胰岛素抵抗的目的。另外，不恰当的运动又有许多潜在的危险，因此说运动又是一把双刃剑。若运动选择不合理，会引起适得其反的许多不良反应。因此，糖尿病患者必须掌握好运动的有关知识，选择一个适合于自己的运动量。所谓适宜的标准就是运动后感觉有微汗、轻度的肌肉酸疼，休息后即可恢复，使次日精力充沛、有运动欲望、食欲和睡眠良好。

624 运动疗法潜在的不良反应有哪些

（1）因为运动增加心脏负担，因此可能使缺血性心脏病或高血压（常无特征）恶化，引起心脏功能不全或心律不齐，也可能引发心绞痛甚至心肌梗死。

（2）运动中产生血压过高，而运动后产生直立性低血压。

（3）伴有眼底病变者视网膜出血的可能性会增加，增殖视网膜病变性进展。

（4）糖尿病肾病的患者，运动降低肾血流量，使尿蛋白排出增多，导致肾脏病变。

（5）严重的糖尿病患者，特别是1型糖尿病患者，在没有很好控制血糖的情况下，运动会导致血糖升高，发生尿酮体，甚至导致酮症酸中毒。

（6）使用胰岛素或磺脲类药物者，在运动时容易发生低血糖。

（7）足溃疡恶化，退行性关节病变严重。

（8）会增加神经病变的严重性。

625 运动有哪些不良反应

除了有引起低血糖的不良反应外，还有几项也应注意：不宜起得过早，因为清晨4时左右，血黏度最高，流动性最差，易凝结成血栓，阻碍血液循环，正是心脑血管病多发的时间，所以晨练不宜过早。不宜在日出前到树林里运动，因为树木在夜里不能进行光合作用，但是有呼吸作用，树木呼出的是二氧化碳，吸入的是氧气，经过一夜的呼吸，清晨树林中的二氧化碳含量很高，氧气含量低，人在这种环境下运动，会吸入过多的二氧化碳，严重时会出现头晕等症状。不宜在舞厅内进行运动。舞厅内人多、环境嘈杂，加之空气中有利于人体健康的离子数量减少，会使人有胸闷、压抑等感觉。

626 运动量过大的表现有哪些

（1）在锻炼时讲不出话来。

（2）心跳次数高于正常的心率范围。

（3）对要达到的锻炼目标感到有些吃力或者太吃力。

（4）运动后大汗淋漓，胸闷，气喘，易激动，不思饮食，脉搏在运动后15分钟尚未恢复常态。次日周身乏力、酸痛。

若出现上述情况应及时停止运动原地休息，如果没有缓解应到附近医院就诊。

627 运动量不足的表现有哪些

运动后身体无发热感，无汗，脉搏无任何变化或在2分钟内很快恢复，说明运动量不足，不会产生运动效果。

为了保证运动疗法的顺利进行，一般宜从低运动量（最大耗氧量小于40%）开始，持续时间为5~10分钟。若患者自我感觉良好，能够继续适应运动，再逐渐进入中等强度的运动（最大耗氧量50%~60%）。

628 运动前必要的医学检查有哪些

（1）一般的问诊和检查。

（2）血糖、酮体、血脂等方面的检查。

（3）眼底、尿常规、肾功能等检查。

（4）安静时血压、心率、心电图、胸片、足背动脉检查、下肢血管彩超运动负荷试验。

（5）肺功能检查。自觉症状、查体、必要的检查。

（6）其他检查。肝功能、运动器官检查等。

629 运动中注意事项有哪些

随身携带糖尿病卡，卡上应有本人的姓名、年龄、家庭住址及电话号码，并写明如果出现意外，其他人如何处理。卡片应放在易被发现的地方。外出活动要告诉家人活动的时间及地点。身体状况不好时应暂停运动；天气炎热应带足水；寒冷天气要保温；并随身携带糖果，当出现低血糖症状时及时食用。运动时着装要宽松，特别是鞋、袜，不要磨破脚。如出现胸痛、胸闷等现象，应立即停止运动，原地休息，经休息不能缓解时应及时到附近医院诊治。

630 运动后注意事项有哪些

应督促患者做好运动日记，以观察疗效及不良反应。专业人员应根据情况对运动处方进行相应的调整。作为糖尿病治疗的五大方法之一的运动疗法，更应该引起专业人员的重视，并切实应用到糖尿病的治疗工作中。同时也应将其作为预防糖尿病发生的干预手段，推向"易患人群"及"健康人群"的各个社会阶层。

631 运动中出现低血糖如何处理

如果在运动中或运动后出现饥饿感、心慌、出冷汗、头晕及四肢无力或颤抖的现象时，可能你已出现低血糖，但不要惊慌，可按以下步骤处理：

（1）立即停止运动，并吃随身携带的食物，一般休息10分钟左右低血糖即可缓解。

（2）若10分钟后未能缓解，可再吃食物，并请求其他人通知你的家人或送你到医院。

（3）若有条件，可要求医生为你准备胰高血糖素针剂，并随身携带，把注射方法简明扼要地列出。

632 如何让自己保持参加运动的积极性

（1）列出每人运动计划并放在醒目的地方，提醒自己；把运动对糖尿病的益处告诉家人，并把你的运动计划告诉他们，让他们监督你完成。

（2）与其他人结成运动伙伴。若患者对运动失去兴趣而想放弃时，运动伙伴将会鼓励患者坚持下去。

（3）各种运动交替进行。长时间从事同一种运动，会感觉单调，容易失去兴趣。因此，可以选择喜欢的几项运动，每周轮流进行。

（4）制定切实可行的目标。不要寄希望在短时间内就可以达到减肥和强壮身体的目的。

（5）予以奖励。糖尿病患者的家人，在患者坚持一段时间的运动计划后，应该赞扬他（她）、激励他（她），让他（她）有一种成就感。

633 糖尿病患者不宜晨练吗

锻炼身体是糖尿病患者恢复健康的重要途径之一，经常运动能够控制病情，减少并发症，然而，糖尿病患者不宜锻炼过度，更不宜晨练。因为清晨气温较低，人体内交感神经兴奋性增强，糖尿病患者又多有心脑血管并发症，遇冷空气刺激或者劳累很容易突然发病。

清晨大多数人都是空腹锻炼，这样容易诱发低血糖，甚至导致低血糖昏迷；清晨空气污染严重，特别是浓雾之晨的空气，空气污染物中较重的固体物和粒子一般落到地面上，此时污物、灰尘、细菌很容易经呼吸道进入人体内。特别是糖尿病患者因抗病能力差，极容易造成肺部及气管感染而加重病情。

634 糖尿病患者定期进行体育锻炼的意义有哪些

（1）改善分布在躯干和四肢的胰岛素受体与胰岛素结合的敏感性。

（2）可降低体重，减少体内脂肪，增加肌肉量。

（3）有效地降低血糖。

（4）改善周身的微循环，包括胰岛细胞周围的微循环，使受损的胰岛细胞得以休息和修复。

（5）可以使脂肪燃烧，改善脂类代谢，减轻高脂血。

（6）降低血压，改善动脉硬化。

（7）改善心脑血管和骨骼肌的生理功能。

（8）提高工作效率和生活质量。

635 糖尿病运动疗法有什么作用

适当的体力运动可以消耗葡萄糖，改善异常的高脂血症，并通过增加能量消耗，降低体重，运动疗法是糖尿病的两大基本疗法之一，对于一些轻症患者，通过合理饮食和适当运动就能很好地控制病情。运动疗法须坚持因人而异，量力而为，循序渐进，持之以恒的原则，同时应根据患者的具体情况，选择适当的运动方式。通常糖尿病运动疗法应做"有氧运动"，每周 3～5 次，每次 20～60 分钟。建议患者做操、打拳、慢跑、较长时间地快走、打羽毛球或乒乓球、跳交谊舞、中老年迪斯科或扭秧歌、蹲下起立、仰卧起坐、游泳等。

636 糖尿病运动疗法有什么注意事项

（1）检查双脚，穿上非常舒适合脚的鞋袜，以避免影响脚部的血液循环。

（2）开始运动前做些热身运动，锻炼之后要做放松运动。

（3）为防止发生低血糖症，最好在饭后 1～2 小时参加运动，尤其是早餐后是运动的最佳时间，运动时还可随身带些糖类食物。

（4）患有糖尿病肾病和视网膜病变者，一般不宜参加剧烈运动。

（5）对老年性糖尿病患者，尤其是对伴有高血压及缺血性心脏病的糖尿病患者，应限制运动强度，以轻体力活动为宜。

（6）运动疗法要长期坚持，而且必须与饮食治疗和药物治疗相结合。

637 哪类人群应选择轻度运动

老年 2 型糖尿病患者，妊娠糖尿病患者和糖尿病合并妊娠、慢性并发症的患者，要考虑运动方式，如并发轻度视网膜病等患者，运动时不要做吸气后的屏气动作，以避免眼底出血或视网膜脱离；并发有末梢神经炎、关节病及足部病变者，应避免易引起或加重足部外伤的跑步运动方式；妊娠糖尿病患者，妊娠 4 个月后不要做引体运动。

638 1 型糖尿病患者的运动疗法是什么

（1）相当多的 2 型糖尿病患者一经确诊，往往以饮食及运动治疗为开始。而 1 型糖尿病患者首先应进行饮食及胰岛素治疗，待血糖控制稳定后再开始运动疗法。

（2）每次运动尽量避免胰岛素作用高峰期。

（3）胰岛素注射部位尽量避开将要进行运动的肢体，避免胰岛素吸收过快。

（4）注意监测血糖。

（5）运动量较大时需额外补充食物。

639 运动强度的衡量标准有哪些

运动医学中，是以运动时最大耗氧量的百分比来区分运动强度的。最大运动强度就是达到 100% 最大耗氧量的运动；强度运动是最大耗氧量 80% 的运动；依次还有最大耗氧量 60% 的中等强度运动；最大耗氧量 40% 的中等强度运动；达到最大耗氧量 20% 的轻度强度运动。

640 轻微强度的运动项目有哪些

散步、站立乘车、简单的家务劳动（如做饭、买菜、购物、清洁等），要持续 30 分钟左右；步行、洗澡、下楼梯、做广播体操、平地骑自行车等，要持续 20 分钟左右。

641 运动可以代替药物治疗吗

糖尿病患者按照适宜的强度规律运动，期间服药也是必需的。并应在运动期监测血糖，遵从医嘱服药，通过一段时间的有效运动后，在代谢功能改善的情况下，根据血糖的控制程度，长期服药的患者，很可能可以减少用药剂量，甚至少数轻型、早期发现的糖尿病患者是可以不用药的。但这一定要在医生的指导下进行调整。

642 运动治疗的适应症有哪些

（1）适合于2型糖尿病患者，特别是体重超重或肥胖者。

（2）适当胰岛素治疗，病情比较稳定的1型糖尿病患者。

（3）空腹血糖一般在11.0毫摩/升以下者。

（4）对某些并发症，如动脉粥样硬化、高血压者，根据病情，宜采用小运动量方式（如散步）。

643 运动治疗的禁忌症有哪些

（1）血糖控制不佳（空腹血糖大于16.7毫摩/升），特别是1型糖尿病患者在这种血糖水平时，要暂缓剧烈运动。

（2）有严重感染、发热、活动性肺结核时。

（3）伴有急慢性并发症时。

（4）糖尿病合并增殖型视网膜病变者，运动时易使血压升高，从而有增加视网膜出血的危险。

（5）重症糖尿病消瘦者不易做。

（6）在胰岛素作用最强时和注射胰岛素后未进食者，易出现低血糖。

（7）妊娠、呕吐、腹泻及有低血糖倾向者。

644 运动治疗的风险有哪些

（1）低血糖。1型糖尿病患者由于运动中的肌肉增加对葡萄糖摄取和利用，它抑制肝糖异生和肝糖原分解；2型糖尿病患者运动后胰岛素的敏感性增加，胰岛素抑制了肝糖异生，可导致低血糖。

（2）高血糖酮症倾向。1型糖尿病患者运动时使胰岛素缺乏拮抗激素分泌增加，血糖会进一步升高，甚至发生酮症酸中毒。

（3）使缺血性心脏病加重。心脏功能不全或心律失常，因运动会加重心脏负担。

（4）运动中血压过高。运动后发生直立性低血压运动时，可反射抑制迷走神经张力，引起心率过快，同时外周血管阻力增高，使血压上升。

（5）增殖型视网膜病变进展。运动中血压的增高，再加上某些运动如头低位，提举重物等，可引起玻璃体和视网膜出血。

（6）加重糖尿病肾病。剧烈运动时全身血液重新分布，肌肉的血流量增加，而肾脏的血流量减少，易引起缺血性损害，使糖尿病肾病加重。

（7）在下肢感觉减退的糖尿病患者，因糖尿病合并末梢神经炎，运动可造成创伤。

645 步行疗法

步行是一种最方便最自然的运动方式，适合于各类型的糖尿病患者。因步行锻炼既安全又简便，也最容易坚持。步行运动可分为快速步行（90米/分）、中速步行（80米/分）、慢速步行（60米/分）。

轻型糖尿病患者可采用快速步行，每日步行2～3次，行程分别为：1 800～2 700米/30分或1 600～2 400米/30分。

中型糖尿病患者可以采用慢速步行或中速步行，每日步行2～3次，行程分别为：1 200～1 800米/30分或1 600～2 400米/30分。

一个体重70千克的成人在平坦的道路上中速步行1小时，约6 000米，需要200千焦热量。糖尿病患者可根据自己的具体情况略加调整，以制订出最佳步行方案。

饭后散步对控制血糖是一种最安全、简便和最能持久的运动疗法。实验证明，以每小时3 000米的速度步行，每分钟要行走90～120步，机体代谢率可提高48%。

646 为什么说散步是治疗糖尿病的良药

试验证明，散步能促使肌糖原和血液中葡萄糖的利用，能抑制饭后血糖值的升高，能减少糖代谢时胰岛素的消耗量。因此，专家们认为，散步对一些经控制饮食可不依赖胰岛素，或需要少量胰岛素病情便可得到明显控制的糖尿病患者，是非常有益的。专家们还说，散步对糖尿病患者所产生的医疗效应，不单单是为了消耗能量所进行的减肥运动，更有着药理学方面的意义。

647 散步时应注意哪些事项

最好穿运动鞋或旅游鞋，衣服要宽松合体。脚有炎症、感染或水肿时应积极治疗，不宜散步。行走的速度、距离和时间可根据各自的情况而定，不要机械仿效，原则是既要达到运动锻炼的目的，又不要走得气喘吁吁。关键是要循序渐进，持之以恒。步行可以在清晨，在田野空气新鲜的地方最好；也可以在傍晚，饭前饭后，班前班后进行。每日1～2次，总共达到

3 000～5 000千米的路程。有些患者，如冠心病、肺心病、风湿性心脏病患者，则应用缓慢步行进行。用慢速或中速散步，每次30～60分钟，可用于一般保健。

648 跑步与健身对患者的改善作用有哪些

（1）锻炼心脏，保护心脏。坚持跑步可以增加机体的摄氧量，增强心肌舒缩力，增加冠状动脉血流量，防止冠状动脉硬化。

（2）活血化瘀，改善循环。跑步时下肢大肌群交替收缩放松，有力地驱使静脉血回流，可以减少下肢静脉和盆腔淤血，预防静脉内血栓的形成。

（3）促进代谢，控制体重。跑步能促进新陈代谢，消耗大量血糖，减少脂肪存积，故坚持跑步是治疗糖尿病和肥胖病的一个有效"药方"。

（4）改善脂质代谢，预防动脉硬化。血脂过高者，经跑步锻炼后，血脂可下降。

（5）增强体质，延年益寿。生命在于运动，人越是锻炼，身体对外界的适应能力就越强。

649 跑步的适应症和禁忌症有哪些

健康的中老年人为预防冠心病、高血压病、高脂血症控制体重；轻度糖尿病患者、体力中等或较弱者，为增强体质，提高心肺功能，都可进行跑步锻炼。

肝硬化、病情不稳定的肺结核、影响功能的关节炎、严重糖尿病、甲状腺功能亢进症、严重贫血、有出血倾向的患者，心血管病如瓣膜疾病、心肌梗死、频发性心绞痛等患者均不宜跑步。

650 跑步锻炼应注意哪些事项

（1）跑步不宜在饭后马上进行，也不宜在非常冷、热、潮湿及大风的天气下进行。

（2）跑步锻炼要循序渐进。从短距离慢速度开始，做到量力而跑，跑有余力，不要弄得过分疲劳或使心脏负担过重。

（3）跑步最好在早晨进行，可先做操然后跑步，临睡前应避免跑步。

651 登楼疗法对患者有哪些改善作用

登楼梯是一种有氧运动，对人体大有好处。登楼梯可使心跳加快，心肌

177

收缩加强，心脏血液输出量增加，血液循环加快，从而改善心脏和肺部的功能，使体质逐渐增强。

上楼梯时，上体前倾，头部抬起，双目前视，大腿抬高，髋关节前送，使大小腿间成一直角，它兼有走和跳两方面的作用；下楼梯时，髋、膝、踝关节交替活动，可以增强下肢肌肉的灵活性，促进静脉血液回流，防止静脉曲张。另外，上下楼梯时腹腔的震动，也可以促进肠胃的蠕动和胃液的分泌，对增强消化系统的功能很有帮助。登楼梯还是预防冠心病、高血压、糖尿病的好方法。

652 登楼健身有哪些方式

（1）反坐撑。坐在第2级台阶上，将手撑在第3级台阶上，把脚平放在地上，撑起身体至手臂伸直。

（2）腿腹练习。将一只脚放在第2或第3级台阶上，另一只脚放在地面上，身体挺直，使臀部向着抬起脚的方向反复移动。换另一只脚重复做。

（3）足跟起落。重心脚站在第1级台阶上，脚掌踩在台阶边缘，另一只脚踏在第2级台阶上，重心脚脚跟抬高直到脚趾撑地，稍停一会儿再把脚跟下降到台阶平面以下。换脚重复做。

（4）压腿前屈。面对楼梯站立，将一条腿放在与臀部同高的台阶上，支撑腿不能弯曲；上体向脚尖方向前屈。换腿重复做。

（5）胸腿运动。面对楼梯站立，脚尖距楼梯约10厘米远，双手撑在与腰部同高的台阶上，双腿伸直；尽量压低胸和肩部，向后移动臀部。反复做。

653 爬山对患者的帮助有哪些

爬山运动可以显著地提高腰、腿部的力量以及运动的速度、耐力、协调平衡能力等身体素质，加强心、肺功能，增强抵抗能力。长期练习可以减脂，致使身体恢复正常。在爬山过程中，腿部大肌群进行较规律地运动，且有一定的负荷，能够促进血液循环，促进更多的毛细血管张开，加强氧交换，增强新陈代谢，使人体对胰岛素的敏感程度提高，有助于更好地控制血糖水平。

654 爬山时要注意哪些问题

（1）要循序渐进，切不可急于求成。

（2）要适可而止，不要过度疲劳。

（3）应该在爬山前少吃一些食物或在饭后1小时开始爬山，避免出现低血糖。

（4）如属微血管病变、大动脉硬化病变、血糖不稳定、波动太大者及在用胰岛素后药物发挥功效时不宜爬山。另外，身体较虚弱、并发症较严重者，应在医生指导下做轻度的运动。

655　骑自行车对患者有哪些好处

骑自行车是全身运动，据研究，骑自行车时，人体100多块肌肉都参加活动，特别是对下肢肌肉、关节和韧带的锻炼更明显。对一些办公室的工作人员来说，在用了一天的手与脑后，手与脑变得疲倦了，这时骑骑自行车、活动活动那长时间置于椅子上的双腿；对于糖尿病患者来说，正是身体最好的放松方式，对于消除疲劳有极大的帮助。骑自行车还能锻炼人的平衡能力和协调性，对提高中枢神经系统的灵活性、保护视力、延缓衰老、延年益寿均有良好的作用。

656　怎样掌握骑自行车的姿势和方法

（1）要选好车的尺寸，踏板和车座要和人的高矮程度相适宜。

（2）骑车时上体要稍前倾，两臂伸直，两眼平视。

（3）踏车时要用脚前掌，身体不要左右摇摆，保持身体平衡，上坡和逆风时上体要前倾，下坡或顺风时，上体要正直。

（4）呼吸要与车速配合，最好采用腹式呼吸的方法，用鼻腔呼吸，吸气时鼓腹，可使膈肌下降，让肺脏吸进更多的空气；呼气时收腹，使肺内气体充分排出。

（5）避免张口呼吸，防止尘土进入口腔。

（6）骑自行车要注意安全，人多或过交叉路口时要推行。

（7）要经常检查刹闸、车铃是否有效，车座是否舒适。

657　游泳对患者的健康有哪些好处

（1）游泳是在阳光、空气、冷水三者兼备的良好的自然环境中进行的体育运动项目，从而集中了阳光浴、空气浴和冷水浴对人体的所有疗效。

（2）游泳锻炼是一种全身性的锻炼，因而它对疾病的治疗也是一种综合性、全身性的治疗。

（3）游泳锻炼能增强人体各器官、系统的功能，慢性患者通过游泳锻炼，可增强发育不健全的器官、系统的功能，使已衰弱的器官、系统的功能得到恢复和增强，从而使疾病得到治疗。

（4）游泳锻炼既可陶冶情操、磨炼意志，培养人同大自然搏斗的拼搏精神，又能使患者建立起战胜疾病的信心，克服对疾病畏惧烦恼的消极心理，十分有利于健康的恢复和疾病的治疗。

658 游泳时如何科学地掌握运动量

掌握游泳锻炼的运动量的方法有多种，最为简便的方法是根据游泳者脉搏变化的情况，来衡量运动量的大小。

我国正常人静息时脉搏频率为每分钟 60～80 次。对普通的游泳爱好者来说，每次游泳后，脉搏频率达到每分钟 120～140 次，则为大运动量；脉搏频率为每分钟 90～110 次，则为中等运动量；脉搏变化不大，其增加的次数在 10 次以内，则为小运动量。

选择游泳锻炼的运动量时，要因人而异，量力而行。普通的游泳爱好者，即使是年轻力壮者，每周大运动量的锻炼，也不应超过 2 次；而中年人则以中等运动量为宜，不要或少进行运动量过大的游泳锻炼；老年人最适宜小运动量和中等偏小的运动量的游泳锻炼。

659 体操疗法对患者的改善有哪些

体操可以根据个体的需要，有目的、有选择地锻炼身体的各个部位。它还可以按照人体的解剖部位分别选择动作，加以组合变化，使身体从头到脚，从上肢到下肢，从胸腹到腰背都得到活动和锻炼，以加强骨骼肌肉的力量和关节的灵活性，使其运动更加协调准确，使四肢、腰背的肌肉得到均衡的发展。做操时，身体需要的血液和氧气增多，就要求心脏加快跳动，从而有助于心、肺功能的提高。另外，因为做体操能量消耗较大，身体需要营养，就会使消化功能、新陈代谢功能显著加强。

660 医疗保健操如何操作

（1）扩胸运动。立正，两臂胸前弯曲，掌心向下。两臂经前向后振动，还原成立正姿势。

（2）振臂运动。立正，左臂上举，同时右臂向后摆动；左臂经前向下、向后摆动，同时右臂经前向上举。如此反复振臂 16～20 次。

（3）踢腿运动。立正，两手叉腰。左脚前踢，与上体约成90°角，左腿还原。右腿前踢，与上体约成90°角，右腿还原。左右腿交替踢腿 16～20 次。

（4）体侧运动。立正，左脚侧出一步，脚尖点地，同时两臂侧举。左臂弯曲至背后，前臂贴于腰际；同时右臂上举，身体向左侧屈 2 次，还原。出右脚，换相反方向做，动作相同。反复做 8 次。

（5）腹背运动。立正，两臂经体前上举，掌心向前，抬头，体后屈。体前屈，手指尽量触地。上体伸直，屈膝半蹲，同时两臂前举，掌心向下。腿伸直，两臂还原成直立。连续重复做 16 ~ 20 次。

（6）原地跳跃。立正，两脚跳成开立，同时两臂侧举；两脚跳成开立，同时两手叉腰。连续跳 20 ~ 30 次。

（7）原地踏步。两臂自然放松，随踏步做前后摆动。连续踏步 30 次左右。

661 活跃运动操如何操作才能更好地缓解病情

（1）深呼吸运动。直立，双脚稍分开，两手叉腰，挺胸，伸颈，做腹式深呼吸。反复做。

（2）爬绳运动。站立，抬头上看，两臂上举，想象着爬绳。然后手脚配合做爬绳动作，同时有节奏地呼吸。右手上爬时吸气，左手上爬时呼气。反复做。注意思想要集中，保持上爬的欲望，想着越爬越高。

（3）臂绕环运动。直立，并脚，抬头，两臂侧平举。做顺时针和逆时针方向的臂绕环运动，开始时绕小圈，然后逐渐加大。反复做。

（4）半起坐运动。仰卧，屈膝，脚放松，手放在大腿上。吸气，低头，抬上体，两手顺大腿前滑，直到摸到膝盖，呼气，还原。反复做。

（5）半俯卧撑运动。俯卧，抬起小腿，两手撑地。以膝盖为支点，两臂用力，撑起上体。撑起时吸气，还原时呼气。重复做。

（6）转体运动。端坐，腿并拢，两臂前平举。臂右摆，向右转体，吸气；臂左摆，向左转体，呼气。反复做，动作幅度尽可能大些。

662 患者如何更好地运用放松体操改善病情

放松保健操，只需 5 分钟就会换来全天的轻松感。对延缓衰老、疏通经络有明显作用。

取仰卧位，全身用力同时向手指尖方向和足尖方向伸展。当最大限度地伸展之后，放松，然后慢慢地自然呼吸，伸长时间约 5 秒。重复上述动作 2 ~ 3 次。

取坐位，慢慢地做头部旋转运动，向左、右转动各 5 次，然后左、右各屈 5 次。

取仰卧位，屈膝，用双手将头抱起，用力使颈部得到最大限度的伸展。注意腰部一定紧贴在床面上，每次 5 秒。重复上述动作 3 ~ 5 次。

取仰卧位，双手将一条腿抱在胸前，并尽力向胸前拽压，另一条腿伸直，

181

注意使腰部紧贴在床面，双腿交替进行，每次20秒。重复做2~4次。

663 球类疗法包括哪些内容

球类运动主要包括篮球、排球、足球、乒乓球、网球、羽毛球、手球、橄榄球、棒球、垒球等。糖尿病患者可根据自己的爱好和适应性，自行选择。足球、篮球、排球，这三大球类运动量大，对抗性强，糖尿病患者在运动锻炼时，要把握适量的原则，可以打半场比赛，或1/4场，以防运动量太大而出现低血糖，并且运动时随身携带糖果或适量加餐。此外，这三大球比赛也给人们的生活增添了无限的乐趣。

664 足球运动对患者有哪些帮助

足球是令亿万球迷痴迷的体育运动，对喜欢足球运动的糖尿病患者来说，欣赏一场足球比赛，无疑会带来喜悦和享受，为糖尿病患者的生活增添无限的乐趣，有助于患者调节情绪和稳定病情。

665 篮球运动对患者有哪些帮助

篮球比赛竞争激烈，对抗性强，速度快。因此，篮球运动需要机智、灵敏及集体合作精神。观赏一场精彩的篮球比赛无疑也是一种人生享受。对糖尿病患者的情绪也起到了调节作用。

666 排球运动对患者的好处有哪些

排球比赛则更需要在紧张激烈中保持冷静、沉着，并且发挥弹跳、扣杀等技巧，对全身均可达到较好的运动锻炼效果。糖尿病患者在闲暇或精神抑郁的时候，观看一场排球比赛会起到很好的心理调节作用。

667 乒乓球运动对患者有哪些好处

乒乓球运动场地小，运动量适中，运动的关节和肌肉可达全身。观看球赛时还可使运动眼球的肌肉得到锻炼，左右摆头使头颈关节和颈部肌群得到锻炼。乒乓球不但适合青少年患者运动，对中老年患者也是一种好的运动锻炼方式。

668 网球运动对患者的健康有哪些好处

网球不仅是一种竞技运动，更多的是为了健身、休闲、娱乐和交流。这是一种老少皆宜的非常有效而又张弛有度的健身项目；又是一种欣赏性极高、趣味性极强的娱乐交流活动。糖尿病患者走进网球场，不但可以锻炼身体，有利于血糖的控制，而且可以陶冶情操、增强战胜疾病的信心。

669　打高尔夫球对患者有哪些好处

高尔夫是一项休闲愉快，轻松自如的运动。在运动锻炼中去呼吸大自然的清新空气，感受自然气息和趣味。达到锻炼身体、调节情绪、陶冶性情的目的。高尔夫球的健身功能包括日光浴、森林浴、步行及类似打网球、门球的某些锻炼作用，是一项综合性的运动健身项目。打高尔夫球对心情抑郁、急躁、工作紧张、神经衰弱及消化不良等均有辅助治疗作用，还能增强机体对环境的适应能力和自身调节能力。高尔夫球对糖尿病患者是非常有帮助的休闲活动。

670　打门球对患者有哪些好处

门球是适合中老年的一种体育娱乐活动。它的运动量小，动作缓慢，没有剧烈的冲撞，比较安全，而且情趣很浓，对人的身心健康均有很大的保健作用，是一项备受欢迎的体育运动项目。打门球，对于一些体质比较弱，或是身体过于肥胖的糖尿病患者更适合。门球在双方的迫、守、躲、按的过程中，可使臂、腿、腰得到锻炼，起到延年益寿的作用；打门球要求战术的整体配合，及时判断对抗关系和自己一方的互补关系，能增强脑细胞的活力，延缓大脑的老化过程。体弱或老年糖尿病患者不妨试一试，一定会发现门球的确是一项好的休闲运动。

671　打台球对患者有什么好处

台球运动量小，无身体接触的对抗。台球讲究的是技巧，打台球时精神要集中，每次操杆都应对进球角度和打击力量严格计算，另外还要合理使用各种击球技法。在击球时要求呼吸平稳，状态稳定。打台球时不仅要头脑冷静，思想清晰，判断准确，更需要心平气和、禁止浮躁。所以，打台球既可强身健体，促进智力发展，又可兼得修身养性之道。

第九章
糖尿病患者的心理疗法

672 什么是心理疗法

　　心理疗法也叫做精神疗法，它指的是医务人员在给患者诊疗和相互交流的过程中，医务人员利用语言、态度、表情和行为影响患者，从而改变患者的认知、情绪和行为等，树立战胜疾病的信心，减少或消除引起患者痛苦的各种紧张、消极情绪和异常行为，以及因此而产生的各种躯体特征。通过心理治疗，使患者的精神和身体状况有所改善，从而达到治疗效果。糖尿病学家一直认为心理疗法与药物治疗非常必要。只要恰当运用，轻型患者不用药也能够获得较满意的效果，就算是中、重型患者，也可以使药物发挥最佳效果，或者减少药物用量。由此可见，心理疗法几乎对所有糖尿病患者的康复都是有益的。

673 为什么糖尿病患者治疗会用到心理疗法

　　随着心身医学的发展及对糖尿病的病理生理学、遗传和治疗等方面大量观察资料的积累，人们越来越认识到心理因素可以促发和加重糖尿病。糖尿病酮症酸中毒也常因精神、情绪障碍而激发。糖尿病病理生理研究证明，在疲劳、焦虑、失望或激动时，机体因应激状态导致血糖上升，对胰岛素的需求量增加。同时，应激时肾上腺素、去甲肾上腺素分泌增加，抑制胰岛素的分泌，致使胰岛素含量减少，血糖浓度升高。糖尿病及其并发症给患者带来痛苦，造成工作、生活上很大的困难，这些都直接影响患者的精神状态，使患者由于烦恼、失望而产生焦虑和抑郁。同时，糖尿病的精神症状混杂着糖尿病继发的中枢神经系统症状，表现为记忆力减退、健忘、注意力不集中、焦躁、忧郁等，临床上出现心理因素促发或加重糖尿病，糖尿病又加重心理障碍的恶性循环，以致病情越来越重。这是由于情绪紧张使肾上腺素及肾上腺皮质激素分泌增加，交感神经的兴奋增高，而且脂肪分解加速，产生大量酮体，而发生酮症。要中止这种恶性循环，只能应用心理治疗。因此，从某种角度来讲，心理治疗是糖尿病治疗中重要的、甚至是关键的一环。

674 心理因素对糖尿病患者有什么影响

在糖尿病的症状中，不仅心理因素会波及糖尿病，而且糖尿病本身也会直接影响患者的性格和精神状态。一些成年患者，一旦得知自己患糖尿病时，几乎都会出现不同程度的焦虑或忧郁情绪。儿童患者也往往因自己患了这种病而与其他儿童不一样，从而导致忧愁和畏缩，不愿与人接近，或者采取公开反抗的态度而影响治疗。特别是中老年糖尿病患者，因病情重、并发症多，还需持续饮食控制，部分患者每天需注射胰岛素治疗，给工作、生活和婚姻造成不良的影响。所以，患者的心理障碍十分明显，常常表现出自卑、烦恼、失望和沮丧、焦虑不安，急于希望得到家庭成员和医生的帮助等。

675 心理疗法对重症患者也有疗效吗

只要恰当地运用，轻型患者不用药也可以获得较满意的疗效，即使是中、重型患者，也可以使药物发挥最佳疗效，或者减少药物用量。由此可以说，心理疗法几乎对所有糖尿病患者的康复都是有益的。

676 心理疗法的应用原则有哪些

（1）医生要有健康的心理素质，医生言行、精神状态对患者有很大影响，接诊时良好的精神面貌，可使患者受到感染，充满信心，从而愿意透露自己内心的苦闷。

（2）向患者介绍有关的医学常识。医生在刚开始掌握患者病情之后，应及时向患者介绍有关糖尿病的医学知识，以减少患者因缺乏对该疾病认识或错误理解而产生不良心情。

（3）建立良好的医患关系。如护士、家属及其生活圈内的其他人员，都不同程度地与患者形成一种治疗性交往关系。

677 精神刺激能加重糖尿病病情吗

糖尿病患者病情加重的原因常为饮食失调、治疗中断、严重感染或使用肾上腺皮质激素等有干扰的药物，以及外伤、手术、分娩、脑卒中等应激情况，而精神创伤也是一种应激。在应激情况下，机体交感神经兴奋，肾上腺皮质激素、胰高血糖素等抗胰岛激素明显升高，而胰岛素分泌却受到抑制，导致糖的异生，糖原分解，血糖升高。精神刺激不消除，即使用胰岛素也不易奏效。所以，糖尿病患者必须重视自己的精神卫生，随时调整好自己的情绪，配合药物治疗，这样才有利于控制病情。

678 情绪不良也会影响糖尿病患者康复吗

在糖尿病的发生发展及复发中，情绪因素所起的重要作用是世界学者所公认的。紧张、激动、压抑、恐惧等不良情绪，会引起某些应激激素的分泌大量增加。这些激素是：脑垂体分泌的生长激素、神经末梢分泌的去甲肾上腺素、胰岛α细胞分泌的胰高血糖素，以及肾上腺分泌的肾上腺素和肾上腺皮质激素。这些激素都是升高血糖的激素，也是与胰岛素对抗的激素，因而引起病情反复，影响了糖尿病患者的康复。

679 心理治疗对糖尿病患者有什么重要性

糖尿病病理生理研究得出结论，在疲劳、焦虑、失望或激动时，机体因应激状态引起血糖上升，对胰岛素需求量加大。同时，应激时肾上腺素、去甲肾上腺素分泌增加，抑制胰岛素的分泌，导致胰岛素含量减少，血糖浓度升高。糖尿病及其并发症给患者带来痛苦，给工作、生活造成很大的困难，这些都直接影响患者的精神状态，使患者因为烦恼、失望而产生焦虑和抑郁。同时，糖尿病的精神特征导致糖尿病继发的中枢神经系统特征，表现为记忆力减退、健忘、注意力不集中、焦躁、抑郁等，临床上出现心理因素促发或加重糖尿病，糖尿病又加重心理障碍的恶性循环，以致病情日益恶化。这是因为情绪紧张引起肾上腺素及肾上腺皮质激素分泌加大，交感神经兴奋性增高，而且脂肪分解加速，产生大量酮体，而导致酮症。要防止这种恶性循环，只能应用心理治疗。所以，从某种角度来讲，心理治疗是糖尿病治疗中重要的甚至是关键的环节。

680 心理疗法在糖尿病治疗中的价值有哪些

中医学历来重视心理因素在治疗中的功效，它注重从多种因素如个体与社会环境、自然环境的联系，个体自身的心身关系等方面进行综合治疗。提出建立在"形神相即"理论基础的"心身并治"，也就是"治神"与"治身"并用，在治疗效果上追求"心""身"并调。中医心理治疗的辨证施治还包括因人而异的原则，即根据患者个性心理性的区别，使用合适的心理治疗手段，不要机械地固守某种不变的规则。

681 保持良好情绪对糖尿病患者有什么帮助

健康良好的情绪能加速消除疲劳，而消极的情绪则只能让人身心疲惫。现代医学研究证实，心理因素影响糖尿病的物质基础是肾上腺素。过度焦虑、脾气暴躁的患者，其血液中的肾上腺素含量较高，从而引起血糖升高，同时也使血小板功能亢进，造成小血管栓塞，从而诱发各种并发症。

另外，情绪波动能够引起交感神经兴奋，促使肝脏中的糖原释放并进入血液，从而使血糖水平升高，导致糖尿病患者病情加重或降低治疗效果。因此，糖尿病患者必须学会控制情绪，注意保持情绪稳定。在使用药物治疗的同时，必须加强心理治疗。研究表明，身心放松法可降低紧张和焦虑意识，使人保持良好的情绪，同时提高脑力劳动效率，增强抗疲劳能力。

682 精神因素对糖尿病有影响吗

精神因素也会影响糖尿病病情控制。医学研究证实，精神紧张，体内自主神经功能和内分泌系统会出现剧烈的变化。比如，拮抗胰岛素的激素增多，肾上腺素会大量分泌到血液中，使血压增高，血糖升高，加重病情。情绪过分激动时，胃肠蠕动可停止，胃、胰和胆汁的分泌也完全停止。消化和吸收功能受到影响，从而影响糖尿病患者的进食。情绪低落、精力分散，致食欲减退、夜寝难眠、抗病能力减弱，多种病源乘虚而入，并发其他疾病。糖尿病目前无法根治，但可以做到理想控制病情。患了糖尿病既不悲观失望，又不能熟视无睹。糖尿病患者要调畅情志，善于控制喜、怒、哀、乐，使心理处于平衡状态。

683 医生的态度也会对患者产生影响吗

医生要有健康的心理素质，其言行、精神状态对患者影响极大，接诊时良好的精神状态，可使患者感受鼓舞，充满信心，从而愿意倾吐自己内心的苦恼。在为患者做心理治疗时，言谈举止、亲切大方，并能耐心倾听患者陈述，想方设法为患者解除心理上的忧愁。用医生和善、诚恳、热情耐心的态度，赢得患者的信任，方可获得可靠的信息。

684 良好的医患关系对治疗有什么影响

心理治疗中的医患交往，与一般躯体疾病的治病过程中的医患交往有所不同，后者多半是医生与患者双方参与而以医生为主导，而前者则是以患者为中心的多向交往。在这一过程中不仅医生参与治疗，其他与患者有接触的人员，如护士、家属及其生活圈内的其他有关人员，都不同程度地与患者形成一种治疗性交往关系。因为心理治疗的本质是患者情绪、认知上的调整，个性的重新塑造或是对环境适应能力的增强，所以治疗的成败还直接与患者的态度、认识及与医生的配合情况有关。

685 什么是支持心理疗法

通过解释、说理、疏导、安慰等，进行支持性心理治疗，以帮助患者消除各种消极情绪反应。

686 什么是认知疗法

帮助患者对糖尿病基本知识的了解，消除不适当的预测、误解和错误信念，提高治愈疾病的信心。

687 糖尿病患者如何保持良好的情绪

（1）选择一个空气清新、安静舒适的地方。

（2）选择一种自我感觉较舒适的姿势，站、坐、躺均可。

（3）先活动一下身上的一些大的关节与肌肉，动作不需要规范或固定格式，只要求速度均匀、缓慢，直至关节放开，肌肉放松。

（4）暂时有意识地排除包括学习和工作在内的所有杂念。

（5）注意力集中，把意念归于某一对象或有意识地注意放松到整个身体，从而达到一种清静的精神状态。

（6）保持呼吸自然、流畅，尽可能不用意识支配呼吸，并达到所谓的忘我的境界。此刻可以随心所欲地想象一些美好的事物，以调节身心平衡、战胜工作疲劳。

688 心态失衡对糖尿病患者有什么影响

当人处于心态失衡状态时，自主神经功能发生紊乱，内分泌失调，交感神经高度紧张和兴奋。机体为调节各种刺激，在大脑的调控下，肾上腺分泌更多的激素释放入血液中，以满足大脑的调度兴奋和肌肉的能量需要。另外，这些激素还可间接地抑制胰岛素的分泌、释放，以提高血中葡萄糖的含量来满足机体应激的需要。若是这种不良心理因素长期存在，很容易使胰岛细胞出现功能障碍，从而使胰岛素分泌不足，进而导致糖尿病。

689　中医治疗糖尿病也有心理疗法吗

中医学历来重视心理因素在治疗中的能动作用，《素问·汤液醪醴论》曰"精神不进，志意不治，故病不愈"，就是说医生治病不能只考虑生理与病理的变化，而不考虑精神因素，这是不能治好病的。中医心理治疗带有明显的心身并治"整体观"特点，它注重从诸多因素如个体与社会环境、自然环境的关系，个体自身的心身关系等方面进行综合治理。而最突出的是建立在"形神相即"理论基础的"心身并治"，即"治神"与"治身"并用，在治疗效果上追求"心"、"身"并调。中医心理治疗的"辨证施治"还包括因人制宜的原则，即根据患者个性心理性的差异，使用适宜的心理治疗方法，不要机械地固守某种不变的成规。

690　中医心理疗法包括哪些内容

中医心理疗法的方法有情志疗法，说理开导疗法，转移注意疗法、因势利导疗法等，其情志疗法是根据不同情志活动之间存在的相互制约关系，医生有意识地唤起患者某种情志活动，以调节和控制患者原有的，已对健康造成威胁的情志活动。如喜胜悲，悲胜怒，怒胜思、思胜恐、恐胜喜等。

691　患了糖尿病应以什么态度面对呢

（1）应该以平静的心态面对现实。既然已确诊为糖尿病，就应积极地去了解自己的病情，全面、正确地认识它。一方面，不能简单地认为得糖尿病就如同感冒发热一样，经过一段时间治疗就会痊愈，因而抱过分乐观的态度；另一方面，更不能过于悲观消沉、抑郁烦躁。

（2）应该采用综合的治疗手段和方式，从心理、饮食、运动、药物等方面加以调整，以达最佳疗效。对于那种嫌定期监测太麻烦，没有特别不适就不去医院复查的观点和做法，要坚决摒除，因为有些并发症只有通过全面系统的检查才能发现。经常定期检测有关指标，能够防微杜渐，防止或延缓并发症的发生、发展。

692　如何运用分析支持疗法治疗糖尿病

支持疗法主要目标是支持患者度过心理危机，并辅导患者有效地去适应面对的困难，它是心理治疗的基础，更有深度地去分析、了解患者的心理。帮助患者领悟自身的潜在动机、心理症结以及行为根基，进而帮助患者寻找较为成熟有效的方法去适应心理生活，分析疗法需要治疗者具备特殊的知识和技巧以及经验来实施。

693 个别心理疗法对糖尿病患者有哪些指导作用

这是一种医务人员有计划、有目的地同患者会谈的方式，先听取患者对病情的陈述，了解其发病经过，帮助患者对糖尿病有比较完整的认识，树立控制糖尿病的信心；同时指导患者解决心理矛盾冲突，消除其不安情绪，接受医务人员提出的治疗措施，并积极配合医务人员，同疾病作斗争。激励患者建立重新适应社会生活的信心，早日康复。

694 什么是集体心理疗法

它是指以集体为对象而施以心理治疗，一般由医务人员把患者组合起来，分组，每组10人，并选出组长。集体心理疗法的具体方法是讲课、讨论及示范。医务人员根据多数患者存在的消极心理因素和对疾病的错误看法，深入浅出地向患者讲解糖尿病的特征表现、病因、治疗以及预防等，使患者更加了解疾病的发生、发展规律，消除顾虑。课后，组织患者进行讨论，鼓励患者联系自己的实际情况加强理解医师的讲课内容，进行自我分析，找到与疾病作斗争的具体治疗措施。并邀请恢复比较快的患者作经验介绍，通过其现身说法，起到示范作用。

695 集体心理疗法有哪些作用

很多患者通过集体疗法减轻或缓解了心理障碍。原因是：

（1）患者在交流后会有相同发现。

（2）帮助患者被他人接受及容纳。

（3）使那些不能适应社会的患者获得了"现实"的界限与反应。

（4）让患者领悟"人人需要互助"的人生道理，从而让患者从心理上产生一种轻松、愉快、超脱的共鸣。

696 家庭心理疗法的作用是什么

家庭心理疗法是医生根据患者与其家庭成员间的关系，而采取的一种家庭会谈的方式，这种方法旨在使家庭成员变成一个心理健康的整体，使其每一个成员都能支持、理解、同情、爱护、体贴和帮助患者，从而消除患者精神上的压力，减轻躯体痛苦，促进患者早日康复。因此，家庭心理治疗要求家庭所有成员都要参与，对于一些心理病态的儿童，治疗其母亲甚至比治疗孩子更为重要。治疗地点非常随意，既可以在患者家里，也可以在医院里。

697　麻痹大意会对糖尿病患者造成哪些危害

现实生活中往往存在这样一些人，他们看待事物过于乐观，或者太过粗心，缺少正确的认识。在糖尿病患者行列中也不乏这样的人，他们觉得糖尿病只是糖代谢不正常，盲目认为其对健康的危害并不大。殊不知，糖是人体能量供应的主要物质，为大脑、心脏等重要脏器提供热量的主要来源也是糖。血糖水平保持在一定范围内，才能保证各脏器功能正常运行；血糖代谢紊乱则可导致机体三大物质代谢紊乱，对机体造成很大危害，甚至危及生命。

698　为什么糖尿病患者讳疾忌医的态度是可怕的

部分患者患了糖尿病，往往采取一种漠不关心、不检查、听之任之的态度，不了解糖尿病及其危害的严重性，不清楚该病得不到及时的治疗。血糖长期控制不好，就会发生双目失明、肾衰竭，甚至导致截肢等残废或过早死亡。

无论是什么原因，只要患者对糖尿病产生了消极的看法，不去接受治疗，那么势态一定会越来越严重。患者得知病情后毫不在乎或者惊慌失措，都是不正确的。正确的做法是采取"既来之，则安之"的态度，保持开朗、平静的心情，积极接受治疗，千万不可讳疾忌医。

699　胸怀狭小，嫉妒心强对糖尿病患者有哪些不利影响

嫉妒是指对能力比自己强的人产生的一种怨恨而又力所不及的心理。它能使皮质激素、去甲肾上腺素分泌增多，并引起人体免疫功能紊乱、大脑功能失调、抗疾病能力减弱，从而使糖尿病患者的病情加重，还有可能导致高血压、冠心病等疾病。所以糖尿病患者应克服妒忌之心，养成豁达乐观的心态。

700　过于恐惧的心理对糖尿病患者有什么不利影响

由于缺乏对糖尿病的足够认识，有许多患者得了糖尿病后，认为自己患

上了不治之症，感到恐惧不安。尤其是了解到糖尿病危重急症的危害，如视网膜病变会导致失明、糖尿病足坏疽要截肢，以及容易引发心肌梗死、脑梗死。从而谈病变色，甚至一听见"糖"字就起鸡皮疙瘩，以致精神抑郁，噩梦不断，惶惶不可终日。这种恐惧心理，最终只能使病情加重。

恐病症是一种心理性疾患，是自我暗示的结果，在必要的情况下，患者可以采取心理咨询，先从思想上解除精神枷锁和心理上的羁绊，这样才能保持乐观的心态。若再加强体育锻炼，增强体质，随着时间的推移和身体的健壮，就会从恐病症的阴影中解脱出来。也只有这样，才能树立与糖尿病病魔做长期斗争的决心。

701 心理压力太大会对糖尿病患者造成哪些不良影响

在糖尿病发生、发展过程中，精神、神经因素的诱发是近年来中外学者所公认的。因为精神的紧张、情绪的激动、心理的压力会引起某些应激激素分泌大量增加，而这些激素都是升血糖的激素，也是与胰岛素对抗的激素。这些激素长期大量释放，必然会造成内分泌代谢调节紊乱，引起高血糖，导致糖尿病。

702 精神压力的不良影响有哪些

精神压力的不良影响则包括两个方面：一是生理反应，如呼吸、心跳加快，血压升高，血糖升高等，使人感到胸闷、头痛、头晕、疲乏；二是心理反应，如部分人感到焦虑不安，有的人对既成事实仍表示怀疑，甚至否认它的存在，有的人则表现为恐惧、愤怒等。这些反应常常交织在一起，使人情绪波动，身体感觉不舒服。通过找出引起压力的原因和自己对压力的反应，就会知道什么时候更应该密切观察自己的血糖，并采取相应的措施来解决压力。

703 糖尿病患者如何自我减轻精神压力

（1）沉思片刻。

（2）培养一种爱好。

（3）经常性地进行适当的体育活动。

（4）不要勉强自己，学会拒绝别人。

（5）时常出去散散步。

（6）做肌肉放松练习。

（7）经常做深呼吸运动。

（8）与亲密的朋友倾诉衷肠。

（9）加入糖尿病病友协会。

（10）向糖尿病专家或心理医生咨询相关知识。

704　糖尿病患者如何运用情志调养法

（1）乐观待病，泰然处事。在患病过程中，凡事要从容以待，冷静思考，养成理智与冷静的性格，正确对待各种突然打击，做到"神安而不惧"。

（2）排解逆境。要善于自我解脱，要充满战胜疾病的希望和信心，不必过于担心和焦虑。

（3）舒畅情志。即采用各种方法以使患者情志怡畅。如读书吟诗、弹琴作画、浇花种竹等，都能使患者心情舒畅，还能解除忧郁。

（4）增强糖尿病患者的自我控制能力。临床上应根据患者的客观表现，向其详细述说病因，分析病情，使其对疾病有正确的认识，以改变其不良的心理状态，并启发其自知力，增强其自控能力。

（5）尽量减少各种情志刺激因素。家庭成员、医务人员、亲朋好友对糖尿病患者给予精神安慰、体贴照顾是非常重要的。

705　抑郁状态对患者有什么影响

其主要特征如长时间（30天以上）持续的心情压抑、情绪低落、悲观失望。同时还伴有厌食、失眠、体重下降、注意力不集中、记忆力减退、乏力，对所有的事情都提不起兴趣，生活能力明显下降。此类患者心理压力特别大，精神十分痛苦，严重的患者还会有生不如死的念头，应特别予以重视，及早发现，及时送医院进行治疗。

706　悲观愤怒会给糖尿病患者造成哪些影响

1型糖尿病，一旦被确诊，将终身控制饮食和依赖外源性的胰岛素治疗。对求学、创业、恋爱的渴望和对未来美好生活的憧憬，使这些青少年患者难以接受这一不可改变的事实，情绪低落、感情脆弱。

近年来，2型糖尿病发病年龄也提前，特别是有糖尿病家族史的肥胖儿，20岁以前甚至就被冠以糖尿病的帽子。这些小患者家庭的饮食习惯往往不健康，患儿纠正生活习惯也较困难，常常有一种失望的情感，表现出对生活失去信心，整天沉浸在悲伤愤怒的情绪之中，甚至迁怒于父母（遗传）。

707　内疚复杂的心理有哪些表现

2型糖尿病患者，中年人居多，患病后给家庭带来很多麻烦，长年花费大量医疗费用造成家庭经济拮据。尤其是有些父母、子女均患有糖尿病时，父母易有内疚复杂的心理，表现为自责内疚，愤怒、拒绝和忽视。

708　拒绝、满不在乎的心理状态会产生哪些不良影响

部分初患糖尿病的患者，因临床症状不明显拒绝承认患病事实；有的患者对高血糖的危害认识不足，自认对身体无太大的影响；少数高龄老年患者，不愿意约束自己，随着病程的延长，表现出满不在乎的心态。这些都是一种不良的心理反应，都会影响血糖的控制。这些患者常常不配合治疗，拒绝用药和血糖检查，特别是难以接受胰岛素治疗；在恋爱中的患者害怕对方了解真情，隐瞒病情，所以长期得不到规律、有效的治疗，影响了治疗效果。

709　忧思型患者有哪些表现

这种患者平时谨小慎微，多愁善感，经不起不良精神刺激的影响。若治疗效果好或病情好转就高兴万分，但每当病情反复或病情加重，就思虑重重，不能排解。其临床特征为忧愁思虑，愁容满面，胸闷气短，善太息，失眠多梦，纳食不香。

710　恚怒型患者有哪些表现

这种患者性情急躁，容易激动，自制力差，遇事不冷静，稍有不顺心或不如意则烦躁善怒。治疗上也缺乏耐心，常常不能配合医护人员治疗。其临床特征是：急躁易怒，失眠多梦，五心烦热，咽干口苦，胸闷胁痛，头晕头胀，每因生气后而病情明显加重。

711　气郁型患者有哪些表现

这种患者胆小多疑，又偏内向，遇事不愿与别人诉说，心情郁闷，不得排解。其临床特征为：情绪不宁，胸膈满闷，两胁胀痛，痛无定处，嗳气不舒，纳食不香。对治好病信心不足，对医护人员的治疗也不能很好地配合，因而一般不易有效地控制病情。

712　如何帮助糖尿病患者克服心理障碍

（1）调动患者的主观能动性，让其积极参与自我管理。

（2）建立良好的护患关系，使之进行有效的护患沟通。

（3）做好糖尿病基本知识的宣教，提高患者自我管理水平。

（4）树立信心，保持良好健康的心态。

713　影响糖尿病治疗的因素包括哪些方面

（1）社会、心理、行为、生物因素都与糖尿病发病有密切关系。

（2）家庭负担过重、负性情绪、紧张、挫折、生闷气等心理应激也会立即促使血糖升高。

（3）饮酒行为、致胖行为、多食行为、缺乏运动等不良行为及习惯也与糖尿病的发生密切相关。

714　如何提高糖尿病患者心理护理的质量

（1）帮助其改善饮食习惯。

（2）提高患者对运动疗法的认识、服药的指导。

（3）帮助患者正确测试血糖。

（4）帮助其解决胰岛素注射技术问题。

（5）帮助其正确认识并发症。

715　如何调整心态正确对待糖尿病

（1）正确认识疾病，掌握糖尿病发生、发展规律，以解除焦虑、恐惧等不良心理刺激，树立信心；培养积极、乐观、稳定的情绪，改变不良心态。

（2）客观地接受患病事实，积极配合治疗，认识适当运动和饮食控制是促进和维持健康的需要；改变各种不良行为。

（3）了解自己，学会自我监测，正确认识并发症；不断增强自我保健及自我护理意识。

（4）适当安排个人休息及活动时间，自我排除各种干扰；避免精神紧张，放松精神情绪，克服急躁情绪，消除时间紧迫感压力。

（5）定期到医院做相关指标检查，在医生的指导下，及时调整治疗，良好控制血糖等各项指标，减缓并预防并发症发生。

716 如何做好自我心理护理

（1）了解疾病慢性病程发展的特点，树立同疾病斗争的耐心和信心。

（2）自觉地进行饮食控制，按照医护人员的指导，制定合理相应的食谱。

（3）根据以往运动习惯及客观环境，合理安排运动方式、运动程度、运动量及频度。

（4）认识合理用药的重要性，掌握药物的剂量、服药方法及时间，预防低血糖的发生。

（5）掌握自测血糖的方法，不怕麻烦，定期测定，及时记录。

（6）正确认识并发症，若疾病治疗不当，控制不好，会发生各种急、慢性并发症。

（7）对于使用胰岛素的患者，了解胰岛素的种类、特征、作用、不良反应与注意事项，掌握胰岛素的抽吸方法、注射用量、注射时间、注射方法、注射部位的选择及更换。

（8）了解什么是低血糖症，认识低血糖的危害，掌握自行处理的方法。

（9）积极参加科普知识讲座，医疗咨询等活动，不断提高自我保健意识。

717 糖尿病患者心理护理的重要性是什么

长期住院的糖尿病患者，其心理活动常有较大的变化，特别是病情较重的患者易产生悲观情绪，甚至产生轻生念头和行为；有的患者因为住院生活单调，情绪烦闷；有些患者在工作上是佼佼者，但离职时间一长，就丧失了原来的心理平衡。所以，调整和组织好患者的情绪、生活，是心理护理的主要内容之一。

718 说理开导法包括哪些内容

（1）向患者指出糖尿病的性质、起病原因、对身体的危害和可能引起的常见并发症等，使其对该病有一个正确客观的认识。

（2）增强患者战胜疾病的信心和勇气，耐心地告诉患者，只要及时治疗，积极与医护人员合作，按医嘱服药，就能有效地控制病情。

（3）要告诉患者"绝房色，戒恼怒，节饮食，慎起居，莫信邪"等养生的方法。

（4）强调综合治疗在药物治疗的同时，更要重视身心调护和心理调整。

帮助患者解除紧张、恐惧、消极的心理状态。

719　什么是转移注意法

转移注意法的心理治疗，是一种把患者的注意力从疾病上转移到其他方面去，以减轻病情或使疾病转向痊愈的心理治疗方法。有些患者在确诊患糖尿病之后，精神特别紧张，往往将注意力经常集中在糖尿病上面，怕病情变重，怕不易治愈，整天围绕疾病胡思乱想，陷入苦恼和忧愁之中。特别是有患者发现其他糖尿病患者患糖尿病坏疽或眼底出血时，更是怕得不得了，紧张恐恐惶惶不可终日，有的患者甚至夜不能寐，从而使病情加重。还有的糖尿病患者合并有末梢神经病变，肢体麻木、疼痛，但却怀疑得了糖尿病坏疽，担心要被截肢，一天到晚把注意力集中在这方面，对肢体疼痛感觉特别敏感，甚至影响了正常的工作、学习，服药也难以见效。

720　转移注意法在中医里有什么理论

《素问·移精变气论》指出："古之治病，惟其移精变气而已"。移精，就转移患者的精神、意志、思念和注意力；变气，是指通过注意力的转移，利气血，以改变与调整患者的气机从而使病变减轻或消除。这里论述的"移精变气"就是指转移注意力的心理疗法。

721　转移注意法对患者的病情有什么改善

整天围绕疾病胡思乱想，陷入苦恼和忧患之中，甚至夜不能寐，从而使病情加重。影响了正常的工作、学习，服药也难以见效。对上述的这类患者，用言语诱导的方法说服和影响，转移其注意力，可收到单纯药物达不到或不药而愈的疗效。

722　静志安神法对患者有什么改善

它是一种以强调精神内守为核心的心理疗法。中医学历来十分重视"精神内守"在防治疾病中的积极作用。《黄帝内经》提出"静则神藏，躁则消亡"的论点，并指出："恬淡虚无，真气从之，精神内守，病安从来。"强调了一个人的神志保持安宁，就能少生疾病，健康长寿，即使患病，恢复健康也比较容易。相反，如果躁动不安，就容易得病，而且也难治愈。

723 神志相胜法对患者的病情有什么改善

情志相胜法，又叫以情胜情治疗。它是一种运用五行生克乘制的原理，用人为的情志刺激影响患者，使其不正常心理活动恢复正常，以改善疾病的心理治疗方法。中医学理论认为，喜、怒、忧、思、悲、恐、惊七种情绪变化，不仅是引起疾病的主要因素之一，而且还是治疗和防止某些疾病的有效方法。临床实践证明：因七情所伤而致病者，用以情胜情，以情制情的心理治疗方法，确实有很好的临床效果。

724 什么是怡悦开怀法

怡悦开怀法，又叫想象畅怀治疗。这是一种通过言语诱导使患者精神振奋，心情畅快，树立战胜疾病信心，以防治疾病的心理疗法。一个人心情和情绪的好坏，同疾病的发生、发展和转归变化，都有着十分密切的关系。一般来讲，人在高兴、愉快、喜悦的时候，不论做什么事情，都觉得称心如意，即使患病也易于治愈。相反，人在悲哀的时候，总是伤心流泪，感到心灰意冷，悲观绝望，看世界的一切都是灰暗色，此种心境容易患病，而患病后也难于治疗，甚至使病情加重。

725 为什么保持舒畅的心情对患者很重要

这是通过言语诱导使患者精神振奋，心情畅快，树立战胜疾病信心，从而达到防治疾病的心理疗法，又叫想象畅怀治疗。一个人的心情和情绪的好坏，同疾病的发生、发展和转归变化都有着十分密切的关系。通常，人在高兴、愉快、喜悦的时候，不管做什么事情，都觉得称心如意，即使患病也易于治愈。

726 糖尿病患者出现焦虑状态有什么表现

这是糖尿病患者心理障碍中较常见的一种特征。原因主要是对糖尿病治疗过程中的各种"麻烦"和"限制"估计不足，缺乏信心，因此，对糖尿病引起的并发症过于担心和恐惧以及思虑过度。其特点是发作性或持久性的焦虑和紧张，也有急性或慢性之分。还可分为精神性焦虑症或躯体性焦虑症。前者表现为紧张恐惧、情绪焦虑、坐立不安、无故担忧，常为小事激动、发火，心情忧郁，昼夜失眠等现象；后者表现为心慌、气短、头痛、无力、手脚发抖、肢体麻木、食欲不振等现象。

727　糖尿病患者治疗中会出现哪些心理问题

糖尿病的治疗是持续的，漫长的，伴随一生的。接受这样的治疗，会给患者带来很大的心理压力。

（1）糖尿病目前尚没有彻底的根治方法，长期不间断的治疗，病情时常反复，许多患者在疾病的长期折磨下，生活、家庭、事业方面均有一定的损失，极易使患者产生或加重抑郁心理。疾病的长期折磨，也使患者易产生懈怠情绪。

（2）也有部分患者在接受治疗后，疗效不理想，或因为血糖反复波动，使这些患者表现为意志消沉，患者的焦虑心理随着病程的延长而增长。

（3）急切心情。因为不了解糖尿病，患者有求治的迫切心情和希望治愈糖尿病的急切心情。

728　如何解决饮食方面的矛盾心理

在糖尿病治疗中，饮食治疗作用仅次于药物治疗，必须给予重视。因此，有两种心理问题是必须注意的：

（1）部分患者心理过分紧张，表现为过于严格控制饮食，什么东西都不敢吃，或进食过少，认为这样才能控制疾病，结果导致患者消瘦程度加重，营养不良，免疫力下降。

（2）有的患者认为已经吃药了，不注意控制饮食，致使血糖水平难以调整，甚至使病情恶化。

第十章
糖尿病患者的日常起居

729 糖尿病患者春季如何护理

（1）在医生或营养师的指导下，严格遵守健康饮食计划，每天定时定量进餐。

（2）选择适宜的运动，每天运动30分钟左右。

（3）每天坚持按时服用降糖药物。

（4）每天监测血糖并做好记录，若连续几天血糖太高或太低，应立即看医生。

（5）每天温水洗脚，并认真检查双脚有无红肿和破溃。

（6）每天坚持刷牙2次。

（7）戒烟。

730 糖尿病患者夏日也要运动吗

有人认为，糖尿病患者在夏天里应多休息无须运动，这种看法是错误的。专家认为夏季也要运动，但是要把握尺度。首先要防止阳光的直射，运动地点尽量选择在室内，可以打乒乓球、羽毛球、游泳等。若要进行户外运动，时间最好在清晨或黄昏，运动量不能过大，慢速走15~30分钟，以每分钟70~80步为宜，中速每分钟90~100步，快速每分钟110~120步。走的速度按个人体力而定，体力较好的患者，行走时还可加一些负荷，但不要刻意追求运动时间，避免发生低血糖。此外，运动时最好穿宽松透气性好的衣服，注意及时补充水分。

731 夏天要做到哪"四好"

（1）出汗主动好。主动地出汗是指人体运动后的正常出汗，这种出汗本身就是为保持体内的温度，散发热量而出的，有利于身心健康。

（2）运动适量好。人体运动到一定程度，就会达到一个兴奋点。若继续练下去，可能就有比较疲劳的感觉，会出现体力透支的现象。特别是夏天，运动要适量。

（3）补水及时好。早上起来运动，最好能在运动前或运动中饮一些水，饮水时要一口一口地喝，这样会减轻对心脏的压力。若活动 1.5 小时，通常补充 1 升水就可以了。

（4）在家锻炼好。家里可以开窗，比去健身房空气更好。要做好准备活动，运动结束时做些放松调整活动。家里的一些物品都可以当体育器械进行训练，用两个小板凳放在地面上，就可以做俯卧撑了。若男士有啤酒肚，可以做俯卧撑、原地高抬腿等。运动时不要求速度很快，但要有足够的训练时间，这些都可以在家里进行。

732 夏季糖尿病患者能喝饮料吗

夏季出汗较多，水分丢失相对增加，特别是糖尿病患者更觉得口干难耐，此时应多饮水以补充水分之不足，但多数饮料均含有一定量的糖分，最好选择矿泉水、清茶、纯净水等天然饮品，既补充水分又清凉解暑。最好不喝饮料，容易使血糖升高，引起排尿量增加，体内水分丢失更多，形成恶性循环，甚至可以导致高渗性昏迷。

733 糖尿病患者冬季如何保养

2 型糖尿病是中老年人的多发病和常见病之一，而冬季又是该病病情加重和发生并发症较多的季节。所以在冬季，糖尿病患者更应增强自我保健意识，做好自我保健。糖尿病患者应注意以下几点：

（1）注意保暖。寒冷刺激，可使体内儿茶酚胺物质增加，促使血压升高、冠状动脉痉挛，易诱发脑出血、心肌梗死等严重疾病，故应注意防寒保暖，及时增加衣服。

（2）适当运动。运动是糖尿病综合治疗措施的重要一环，也是增强耐寒能力及抗病能力的措施。

（3）防止感染。呼吸道、皮肤、尿路感染等是糖尿病常见的并发症，甚至成为危及生命的因素。

（4）节制饮食。糖尿病患者冬天食欲更旺，也是血糖升高的因素之一，故应在医生指导下制定科学的食谱，控制饮食。

（5）注意护肢。糖尿病患者多有血管功能不全和神经病变，造成脚的局部感觉迟钝，足部的皮肤破损或感染等。

（6）情绪稳定。过度的喜、怒和悲伤，使情绪出现波动，造成交感神经兴奋，促使肝脏中的糖原释放进入血液，而使血糖水平升高，导致病情加重，故糖尿病患者应保持情绪稳定。

734 糖尿病患者冬天使用电热毯应注意什么

（1）通电时间不能太长，一般在睡前通电加热，在快入睡时关掉电源。

（2）在使用电热毯的季节，应适当补充饮水量。

（3）如果患了电热毯皮炎，可口服氯苯那敏（扑尔敏）等抗过敏药。

（4）身体不要直接与电热毯接触，上面最好铺一层被单或毛毯。

（5）使用电热毯时若出现唇干、口燥、脱水现象，可先饮温开水，若不好转，则应及早到医院就诊。

（6）有过敏体质的人应尽量不使用电热毯，在使用时若发生过敏应立即停用。

735 天气变化会对糖尿病患者产生哪些影响

大量的临床观察发现，天气变化是影响糖尿病病情控制的一个因素。通常情况，季节变换、天气炎热，以及夏秋阴雨闷热天气都会影响糖尿病患者的饮食和睡眠，从而影响血糖的控制；而恶劣天气如狂风暴雨、阴雨连绵等等容易影响患者的情绪，使人焦虑烦恼，导致血糖升高；冬季寒冷气候可使体质虚弱的糖尿病患者受寒而发生感冒，也可刺激肾上腺素分泌，拮抗胰岛素，最终导致血糖升高。因此，糖尿病患者在日常生活中切忌忽视天气变化、季节变更，以及不同情况下的血糖监测。

736 经常吹空调对糖尿病患者的危害有哪些

糖尿病患者不宜常吹空调。夏季室内空调的使用，一方面使室内空气不易流通，而且会使糖尿病患者机体许多器官内部物质代谢失调，体质变弱，抵抗力很差，加之高血糖又有利于细菌和病毒的繁殖，机体组织对外来刺激反应能力下降，容易引发致感染。另外，寒冷刺激会使体内交感神经处于兴奋状态，肾上腺素分泌增加，促进肝糖原分解，使血糖升高。同时糖尿病患者由于胰岛素不足，肌肉摄取葡萄糖能力减弱，不能像正常人一样产生热量，导致耐寒能力下降，加之本身抵抗力就差，易患感冒。特别是开着空调睡觉时更易着凉，从而加重病情，使血糖升高，严重时甚至会诱发酮症酸中毒。因此，糖尿病患者夏季应远离空调。

737　何谓"黎明现象"

所谓"黎明现象"是指糖尿病患者在凌晨 3 时左右血糖开始升高，一直持续到上午 8～9 时。1 型糖尿病就是发生在这个时期的。

738　诱发"黎明现象"的原因是什么

该现象的发生与体内多种内分泌激素有关。像生长激素、糖皮质激素和胰高血糖素等，这些激素与胰岛素有相互抑制作用，可使血糖稳定在一定水平，从而保证人体的正常需要。但糖尿病患者的胰岛细胞已受损害，当生长激素和糖皮质激素的分泌在午夜逐渐升高时，糖尿病患者不能分泌足量胰岛素来抑制，此时就会出现黎明时血糖异常升高。

739　如何改善"黎明现象"

首先要消除心理上的紧张情绪，改善睡眠条件，调节饮食，进行适当的运动。同时，要在医生指导下进行降糖药物的调整。如果注射速效胰岛素，则应将早餐前胰岛素注射时间提前到清晨 6 时，或将晚餐主食分 1/3 的量到睡前吃，在进餐前注射胰岛素 24 单位。除了降糖药物调整之外，睡前口服赛庚啶亦可抑制生长激素和糖皮质激素分泌，或睡前注射生长抑素。

740　晚餐过多易引发糖尿病吗

专家指出，压力大，运动少，晚餐吃得太多、太好，是糖尿病高发的主要因素。现代人压力大，容易产生兴奋反应，使血糖激素升高。另外，现代人的午餐吃得简单，但晚餐吃得太多、太好。人体在晚上合成脂肪的能力是白天的 20 倍，晚餐吃得太多、太好，就会导致脂肪积累过多，肚子变大。而肥胖人群患糖尿病的比例远高于正常人群。

741　按时作息对糖尿病患者的帮助有哪些

保持有规律的作息对糖尿病患者很重要。患者应尽量固定每天起床与睡觉的时间，尤其是起床时间，有规律地起床有助于晚上有规律地入睡。为了美美地睡个好觉，应远离刺激物，喝咖啡尽量在早上，晚上不吃有刺激性的东西，如巧克力、含咖啡因的苏打水和茶，这些东西会延迟睡眠时间且不能保证睡眠质量。另外，在睡觉前不要看书，房间的灯不宜过亮，不要在饥饿时入睡。当你睡不着时，应坚信你会睡着。糖尿病患者宜早睡，因为熬夜会破坏人体的生物钟，干扰正常的代谢活动，使肾上腺素及去甲肾上腺素分泌增多、血糖增高，引起机体的抵抗力降低等。

742 睡眠不足会给糖尿病患者带来哪些影响

美国芝加哥大学医学院的一项最新研究成果给了人们一个肯定的回答，糖尿病患者如果睡眠不足，会影响激素功能及新陈代谢，激素也出现失调，这就会引发血糖升高而加重病情。

另外，丰富的夜生活使得人们每晚平均的睡眠时间越来越短，已由过去的 9 小时减少至目前的 5 ~ 7 小时，部分睡得少的人每晚睡眠的平均时间少于 5 小时。这些不科学的认识及做法，必然会严重影响健康。对于糖尿病患者来说，危害将更大。因此，糖尿病患者一定要保证充足的睡眠，提高自己的睡眠质量。

743 如何才能在周末美美睡上一觉

假若你想在周末睡个懒觉，比如一直睡到第二天上午 10 ~ 11 时再起床，那么就把闹钟定到第二天早上 6 时，叫醒后起床去浴室检测一下血糖。假如血糖比较高，就应补充 2 ~ 4 单位的普通胰岛素，这样在随后休息的几个小时里，血糖就会逐渐降低；若血糖较低，可以喝一点果汁或牛奶；如果血糖水平正常，可以追加 1 ~ 2 单位的普通胰岛素，然后再回去睡觉。这种方法对许多人都效果良好。

744 睡觉时仰卧对糖尿病患者有哪些好处

（1）仰卧有利于降低脑血栓。患有糖尿病的老年人，尤其是冬季更宜仰卧姿势，有利于降低脑血栓病发生率。

（2）仰卧有利于防治颈椎病。长期侧卧可以引起一侧上肢血液循环不畅，使上肢麻木，日积月累就会形成颈椎骨质增生。已患有颈椎病者，侧卧会加重病情。如果采用仰卧，保持颈部生理弧度，对防治颈椎病十分有帮助。

（3）仰卧有利于推迟面部衰老。因为仰卧有利于呼吸道畅通，改善面部血液循环，减少面部皱纹，皮肤不易老化，老年斑也较少，还可延缓老年人耳聋的发生。

（4）仰卧有利于转动身体。多数人在睡眠时要多次翻身，仰卧时躯体自然放松，在保持枕骨、颈部不离开枕头的情况下，都容易向左或向右转动，随时调整睡姿，有助于提高睡眠质量。然而，对于睡眠时打鼾和患有呼吸暂停综合征的人，仍以侧卧为好。

745 使用凉席会对糖尿病患者产生哪些危害

糖尿病专家提醒：新凉席容易擦破皮肤，而糖尿病患者由于机体免疫力非常低下，很容易造成皮肤感染，而感染后血糖会应激性升高，加重糖尿病病情。

为避免上述情况发生，糖尿病患者在使用凉席时，必须注意以下几个方面：

（1）预防细菌滋生。经常用湿布擦洗凉席；也可以用一些杀虫药物喷洒，但使用前一定要记住用湿布认真擦净药液。

（2）最好在凉席上铺一层纯棉的床单，防止皮肤直接接触凉席。

（3）经常清洗凉席、消灭螨虫。可以将凉席擦洗干净后，放在阳光下曝晒2小时，或者用沸水烫洗后晾干。

746 糖尿病患者为什么禁用竹枕

夏季人体出汗多，血黏度相对增高，输向大脑的血流变缓，人在睡眠时，血流会变得更为缓慢。因此，夏天发生脑梗死的概率远远高于春秋季节，出现的时段又以夜晚为最多。因为竹子天然具有清凉品性，脑梗死患者躺在上面，脑部容易受凉，从而引起头颈部血管相对收缩，血流量进一步减少，导致脑梗死发作。另外，如果室内开空调，会导致竹枕过度冰冷，对于脑梗死患者来说，无异于雪上加霜。因此，脑梗死患者即使要用竹枕席，也最好在室温正常的情况下或午睡时使用。糖尿病患者不宜用竹枕，由于竹枕易擦破皮肤造成感染，导致血糖应激性升高，加重病情。

747 糖尿病能被"气"出来吗

专家介绍说，糖尿病的发病病理在于体内胰岛素的分泌不足或相对不足。

胰岛素分泌的多少除了受内分泌激素和血糖等因素的调节外，还直接受自主神经功能的影响。而当人处于紧张、焦虑、恐惧或受惊吓等情绪时，交感神经兴奋，会直接抑制胰岛素分泌，同时交感神经还会促使肾上腺素分泌增加，也间接地抑制了胰岛素分泌。若这种不良情绪长期存在，则会引起胰岛 β 细胞的功能障碍，使胰岛素分泌不足的倾向被最终固定，进而导致糖尿病。但不是所有人都会因不良情绪诱发糖尿病，不良情绪因素对胰岛素分泌的影响，对中老年人更为明显，只有这种情绪反复作用刺激机体时，才有可能诱发糖尿病。

748　为什么说糖尿病患者消瘦是好事

糖尿病患者体重减少是好现象。因为 2 型糖尿病的发病原因之一是腹部脂肪增多所分泌的细胞因子产生了胰岛素抵抗所致。如果体重减轻，特别是腹部脂肪减少，就会使胰岛素抵抗减轻，对病情有利。2 型糖尿病的治疗目标，除了血糖、血压、血脂等保持正常外，还有一个目标即减轻体重到理想体重。近年来有人对 2 型糖尿病患者用一些正规的减肥药，如肠道脂酶抑制剂，使体重下降。与此同时，虽未用降糖药，却发现血糖也能下降。由此可见体重减轻在糖尿病治疗中的重要性。另外，对 2 型糖尿病选择降糖药时，也考虑到药物对体重的影响。通常认为，磺脲类、格列奈类及胰岛素容易使体重增加，而二甲双胍等则容易使体重下降。

749　糖尿病患者可以去旅游吗

糖尿病患者往往因为害怕病情波动而惧怕外出旅行。现代医学研究表明，适量的运动有利于减轻体重，提高机体对胰岛素的敏感性，改善血糖和脂肪代谢紊乱，调整情绪，对糖尿病患者而言是利大于弊。只要病情稳定，做好准备，注意服药以及运动量适度，是可以去旅游的。

750　糖尿病患者旅游前应注意什么

在外出旅游前，必须到医院进行一次彻底全面的相关检查，包括进行空腹血糖、餐后 2 小时血糖检查和心电图检查，以便了解自身血糖控制情况及心脏功能。若病情不稳定，血糖持续偏高、剧烈波动就不宜旅行。若伴有感染、酸中毒或其他并发症则禁忌外出旅游。病情稳定者可以放心去旅游。

751 糖尿病患者旅途中应注意哪些事项

旅途中要量力而行，劳逸结合，并注意睡眠，对于已经有缺血性心脏病、心律失常，或眼底出血、糖尿病肾病检查出尿蛋白较多以及胃溃疡的患者要适当限制运动量，因为运动量加大，患者有可能出现低血糖，另外外出时要随身携带水果糖、饼干等以备急需之用。

752 糖尿病患者在旅途中出现异常如何解决

随着环境、饮食、运动量的改变，患者病情发生变化的可能性大于平常，并且这种变化一旦发生，通常比较迅速，容易与其他疾病混淆。患者最好自制一个卡片，写上简单的病史、有无并发症或其他疾病、经常使用药物的种类和剂量，最好和身份证放在一起，以备意外时供医生或旁人参考。经常自测血糖，随身携带尿糖试纸定时测量，及时了解病情变化。有条件者还可以携带便携式的血糖仪。

753 旅游时怎样保存胰岛素才不会变质

胰岛素在较高温度下会被破坏，因此不宜直接暴露于阳光下。乘飞机时，胰岛素应放在随身携带的手提袋中，不应放在被托运的行李中，避免因航空货舱中的温度过高会使胰岛素发生变性。到气候炎热的地区去旅游，应将胰岛素储存在冷水瓶中，到宾馆饭店后应及时存放在房间的冰箱中。胰岛素在25℃以下能储存1个月。

754 糖尿病患者出差前应做好哪些充分准备

因为工作的需要，长途出差是许多糖尿病患者经常遇到的问题。糖尿病患者出发前最好先去一趟医院，检查血糖情况能否胜任长途跋涉，让医生给你做一些必要的旅行指导。

单独出行时，千万不要忘记携带糖尿病治疗卡，卡中应写明自己的姓名、住址、住宅电话、所患糖尿病类型，正在使用的降糖药名称、剂量，若发生紧急情况，医生可及时进行治疗。多备些药品，比如口服降糖药、胰岛素、注射器、针头、血糖测试纸条等。

若是出国旅行，购买胰岛素时注意当地胰岛素浓度是不是与国内的一样，切忌将胰岛素浓度搞错。另外，还应携带一些治疗恶心、呕吐、腹泻、发热等症状的药物，并且要按时用药。有血糖监测仪的患者应随身携带，坚持监测血糖，为预防低血糖的发生，应随身携带几块水果糖，当出现心慌、出冷汗、手抖、头晕、四肢发软等低血糖症状时应及时服用。若服用后低血糖症状仍不能改善，就应到附近医院就诊。

755 控制体重对糖尿病患者能起到什么样的作用

糖尿病的后天发病，多是肥胖所引起的，一旦发病，很难根治，放任不管病情会不断恶化。因为肥大的脂肪细胞上胰岛素的数量相对减少，胰岛素不能发挥正常的生理功能，血糖水平增高，促进心、脑血管病变的发生和加重，可能会引起脑卒中、心脏病、视网膜病变等各种并发症，也可能会损害神经系统。然而有人为了降低血糖，过度节食，使体重在短时间内迅速下降，让身处于消瘦状态的方法也不可取，因为消瘦使肌肉萎缩，体质下降，易发生周围神经病变。只有真正意义上的治疗，才是最有意义的，才能收到良好效果。对于糖尿病患者来说，控制体重的最佳方法是进行步行锻炼，这样能够使血液中多余的葡萄糖燃烧，促进体内胰岛素的利用，调整血糖值，从而对糖尿病起到辅助治疗的作用。

756 选择合适的鞋袜对糖尿病患者的帮助有哪些

糖尿病患者必须穿着舒适的鞋来保护自己的双脚。所穿的鞋必须把你的整个足部完全裹住，最好不要穿人字拖鞋或凉鞋，更不能赤脚走路。

糖尿病患者穿鞋时，必须时刻穿干净的袜子，最好穿羊毛袜或棉袜，这样才能保持你的脚干燥。不要穿上袜口束缚得紧、弹性强的纤维袜子，穿这类袜子不利于足部的血液循环。

757 对糖尿病患者排便也有要求吗

糖尿病患者应养成良好的排便习惯，做到以下几点：

（1）每天定时大便，可专门安排在清晨起床后或饭后，而后逐渐形成规律。

（2）不要在大便时做其他事情。

（3）排便时力道要尽量轻柔一点。

（4）注意保持肛门清洁、干燥，便后用温水清洗。

（5）有必要时用温水或1：50的高锰酸钾溶液坐浴，每次15～20分钟，水温以 40℃ ~50℃ 为宜。

(6) 应多吃高纤维食物，少吃辛辣食品，不饮烈性酒。

758 如厕看报对糖尿病患者有哪些不利

大便是人的神经低级和高级中枢共同参与的活动，大部分人习惯于拿上一份报纸或一本书，一蹲就是小半天。如厕看书报不但会使排便意识受到抑制，还失去了直肠对粪便刺激的敏感性，时间长久还会引起便秘。

759 假牙的好坏会怎样对糖尿病产生影响

假牙镶配者的糖尿病护理和普通的糖尿病患者的护理有不同，统计发现：即使假牙制作再精良，也难做到 100% 贴合口腔；中老年人唾液少、黏度低，牙槽骨的逐年变形都会导致假牙松动、戴不牢；戴假牙吃饭时，食物残渣塞入假牙与牙床间，不敢咀嚼，直接影响进食；如果牙槽骨严重吸收低平，假牙更加无法戴牢。因此，基于这些客观的因素，医学界一致认为假牙镶配者的糖尿病，有一部分是由于镶配假牙且护理不当引发牙周疾病从而间接引发的，所以就需要有针对性和专业性的护理。

760 假牙的清洁对糖尿病会产生怎样的影响

假牙清洁方法不当、不彻底，很容易产生异味、牙石、菌斑，从而可以通过引发牙周疾病间接引发糖尿病，再加上假牙松动，咀嚼疼痛，直接影响饮食、降低肠胃功能，甚至可能导致口腔癌以及内脏疾病，后果非常严重。

761 糖尿病患者为什么不宜浸泡热水澡

临床观察发现，经常用高温热水泡脚或盆浴，会诱发糖尿病并发症。研究认为，糖尿病很容易并发心血管系统的自主神经病变。而糖尿病患者使用高温热水洗澡时，会引起并发症的酶活性升高，从而在糖尿病发病过程中，出现血管收缩及微血管动脉硬化。还可能出现手脚麻木、感觉迟钝等神经障碍，以及肾功能减退、皮肤瘙痒、关节炎、进行性消瘦、四肢无力等多种并发症。所以，糖尿病患者洗浴时应以温水为宜，切忌温度太高而诱发并发症，甚至危及生命。

762 保护眼睛有哪些重要性

患糖尿病期间，若不注意眼睛卫生，很容易引起糖尿病视网膜病变。同时，糖尿病视网膜病变可分为 6 期，前 3 期称为背景性视网膜病变，经过良好控制是可以完全恢复的；后 3 期则为增殖型视网膜病变，糖尿病视网膜病变到了这个阶段不但其发展速度难以控制，而且也难以好转了。

763 糖尿病视网膜病变各期有什么特点

1 期：眼底出现微血管瘤，是由眼底毛细血管屈曲盘绕而形成的，这种微血管瘤并不是真正的瘤。

2 期：是在微血管瘤的基础上又出现了硬渗出，这是视网膜水肿后留下的脂肪斑。

3 期：软渗出出现，这是眼底点状出血留下的瘢痕。

4 期：增殖性视网膜开始病变，其特点是眼底出现新生血管，这些新生血管十分脆弱，往往会因血糖控制不好或者血压升高而发生较大量的出血。

5 期：玻璃体积血，机化物随之形成。

6 期：机化物实际上最初就是一些血痂，血痂连着视网膜，血痂收缩时，即为视网膜病 6 期。

764 保护眼睛应注意哪几点

（1）要控制好血糖和血压，这对防治糖尿病视网膜病变极其重要。因为血糖升高会使患者眼底血管进一步受到损伤，而高血压又显著增加眼底出血的可能性。

（2）有了视网膜病变应该及早发现，以便及早治疗。

（3）合理用药。使用维生素和血管活性药物对病情的控制也有很大帮助，不少中药在止血和促进眼底血块吸收方面有较好的疗效。

（4）对第 3 期以上的患者，可采用激光治疗，激光可以凝固出血点、封闭新生血管，对较重的糖尿病视网膜病变效果较好。

765 保护双脚对糖尿病患者有什么帮助

糖尿病患者会因足部病变或感染而引发糖尿病足。糖尿病足是糖尿病并发症中较可怕的一种病症，也是截肢的首要原因。糖尿病患者多有血管功能不全及神经病变，容易导致脚的局部血液循环障碍、营养障碍和局部感觉迟钝，足部的血液回流差，局部抵抗力降低。一旦脚碰破或感染足癣，很容易继发化脓性细菌感染，形成经久不愈的慢性溃疡，甚至导致严重感染或坏疽而被迫截肢。若足部感染扩散，细菌进入血液还会引起败血症，直接威胁患者的生命。对于糖尿病患者来说，并发糖尿病足的最大隐患就是：意识及常识的匮乏使得他们忽视了重要的预防环节。

766　耳垢会对糖尿病患者造成哪些影响

糖尿病患者耳部耵聍腺与皮脂腺分泌旺盛，形成耳垢较多，并且与糖尿病的严重程度成正比。有人进一步发现，糖尿病患者的耳垢中含有较多的葡萄糖，而正常人则没有或含量微乎其微。所以，若感觉耳痒且耳垢异常增多，应考虑是否患有糖尿病，并及时到医院做进一步的检查，以便早期诊断与治疗。

767　皮肤异常对糖尿病患者有哪些危害

（1）糖尿病患者的皮肤微血管病变引起血管的弹性减弱，会使面部毛细血管扩张，皮肤充血发红，此时还伴有特殊的玫瑰色斑疹。

（2）血糖的增高使皮肤含糖量增多，给细菌在皮肤上生长繁殖创造了有利条件，如若受葡萄球菌感染，在后颈部、枕部出现有脓头的毛囊炎，可能发展成疖肿和多脓头痈。

（3）糖尿病患者经常出现皮肤干燥和脱屑，发生局部或全身皮肤瘙痒。尤其是女性患者常发生外阴部皮肤和阴道瘙痒，这大多是因为尿糖对皮肤黏膜的刺激作用引起的。

（4）皮肤黄色瘤糖尿病患者同时伴有脂质代谢障碍，还有些患者的双侧眼睑的内侧会出现橘色的睑黄瘤。

（5）有些糖尿病患者手足部位的皮肤上常会出现水疱，水疱的疱壁松弛，容易压破，疱内的液体透明清亮。其病因与糖尿病患者体内糖类（碳水化合物）代谢紊乱引起局部皮肤营养障碍有关。

768　经常驾车对糖尿病患者产生哪些危害

随着人们生活水平的发展，拥有汽车的人群与日俱增，而意外交通事故也随之增多。虽然政府出台了有关法令后交通事故大大减少，受外伤患者也

211

明显减少，但由于糖尿病患病率升高，开车族中糖尿病患者越来越多，故因糖尿病低血糖及其他糖尿病并发症等相关因素引发的意外交通事故仍不断增加。因此，糖尿病患者是否适宜开车也是不少人关心的问题。

实际上，糖尿病患者在病情控制的稳定时，完全可以和正常人一样开车。

769　糖尿病患者在什么情况下不宜开车

（1）糖尿病眼病如白内障、视网膜病变等眼部并发症，造成视力下降或视野调节障碍者，最好不要开车。

（2）糖尿病合并高血压、冠心病、脑动脉硬化等大血管病变者。由于高速行驶时，易引起心率加快、血压升高、血糖升高，极易诱发心律失常、心绞痛发作等，易引发意外事故。

（3）糖尿病引发神经病变者。这类患者在开车行驶过程中，常因四肢麻木、感觉迟钝、肢体疼痛、足部病变、血糖过高等导致注意力不集中，对临时出现的一些应激情况和突发事件不能及时地做出准确的反应从而造成意外事故。

（4）发生低血糖反应时。糖尿病患者在服用降糖药或注射胰岛素后开车外出时，很容易导致低血糖。表现为心慌、头昏、出汗、视物模糊、反应迟钝、定向能力和自控能力降低，很容易发生意外事故。

770　糖尿病患者常戴隐形眼镜的危害有哪些

隐形眼镜与传统的框架眼镜比起来，不管是从实用性还是从美观上，都有很多的优点。然而，隐形眼镜长时间置于眼睑内也有一定的局限性，很容易引发角膜溃疡、结膜炎等症状。对于糖尿病患者来说，常戴隐形眼镜极易引发眼部并发症。

临床实验表明，糖尿病的发生会引起眼底视网膜病变，常戴隐形眼镜势必使病变加重。因糖尿病视网膜病变早期，患者的视力完全不受影响，这样很容易导致患者对眼底病变的忽视。而在隐形眼镜的进一步刺激下，眼底病变可能会严重恶化。因此，糖尿病患者平时应该尽可能不戴或少戴隐形眼镜。

771　过度的性生活对糖尿病患者会造成哪些危害

糖尿病对男性患者性功能的影响是由多方面因素造成的。糖尿病患者阳痿的发生率达到 40% ~ 60% ，最初可能只是勃起不坚，可以射精，也有正常性欲。随着病程延长会逐渐加重，可发展成完全性阳痿。糖尿病性阳痿基本上是因为糖尿病性神经病变引起的，这种神经病变导致控制勃起的自主神经脱髓鞘变和髓脂质合成障碍。

女性糖尿病患者的性问题主要是缺乏性高潮。在女性患者中，出现性高潮障碍的比例高达 35.2% ，其原因与神经受损害、血管病变和血清激素水平变化有关。女性患者还出现阴道润滑功能下降，会造成性交困难。此外，女性糖尿病患者很容易引发阴道炎，这也是糖尿病患者对性生活产生恐惧的原因之一。

772 拔牙会对糖尿病患者带来哪些危害

糖尿病患者若糖尿病没有得到有效控制，是禁止拔牙的。只有等到血糖控制在正常的范围之内时才可拔牙，因为患糖尿病的人抗感染能力差，如果贸然拔牙，很容易引发术后感染。因此，拔牙之前一定要口服或注射广谱抗生素。此外，拔牙当天一定要吃早饭，以防止出现低血糖昏迷症状。

拔牙手术后一定要遵从医生的叮嘱，如拔牙创口纱布紧咬半小时后吐出，忌食过热的食物等。还应服用抗需氧菌及抗厌氧菌药物，如复方磺胺甲唑片（复方新诺明）与甲硝唑联合使用，为了防止术后感染及引发干槽症。

773 糖尿病患者频繁使用手机有哪些危害

瑞典某大学的研究人员用类似移动电话辐射的微波脉冲去照射老鼠的实验报告表明，老鼠的脑组织在受到移动电话的辐射时会失去防卫功能，血液内有损害性的蛋白质及毒素可以很容易地进入脑部。同理，只要紧挨着来自移动电话的辐射波 2 分钟，人体内防止有伤害性蛋白质及毒素进入脑部的防卫功能也会丧失作用。并且有伤害性的蛋白质一旦进入脑组织，人就极有可能患上脑部及神经疾病，像老年痴呆症、帕金森症以及出现多重硬化症等。所以，糖尿病患者应避免频繁地使用手机，以免身体受到伤害而使病情更加恶化。

774 劳累也会诱发糖尿病吗

无论是锻炼身体，还是工作、学习，我们都应把握一个尺度，不然就会"物极必反"。糖尿病患者更是如此，适量运动可以增强呼吸系统以及心血管功能，改善新陈代谢，纠正血糖和血脂代谢紊乱；千万不可过度劳累或剧烈运动，否则会刺激交感神经，引起肾上腺素反应而使血糖升高，使病情加重。

775 久坐也会增加糖尿病风险吗

糖尿病通常被认为是由于遗传因素或者肥胖造成的，然而科学家最近发现，习惯久坐的人也会导致血糖问题，即使他们还不是糖尿病患者。

研究发现，在电视节目上花费时间越多的女性，其服用葡萄糖后 2 小时内的血糖水平就越高，然而男性受测试志愿者似乎不受这一现象的困扰，他们的血糖水平并不为电视收看时间所左右。

这种血糖的变化并非仅仅局限于电视迷，虽然看电视是一个最广泛的久坐原因，但是由于其他原因的久坐也会导致相同的结果。

776 穿拖鞋应注意什么

有些老年糖尿病患者长期在家里穿拖鞋，这对健康不利。由于拖鞋多是平底、平跟，可改变人体的姿态和重心，会造成足部负荷的分配不均。特别是身体肥胖的老年妇女，长期穿拖鞋会感到疲劳，还会使足弓下陷。所以，老年糖尿病患者在家应穿有坡度拖鞋或带后跟的普通布鞋，最适合的高度是 2.5 厘米。

777 饮水不当会加重糖尿病病情吗

历来，不少糖尿病患者误认为糖尿病的多饮多尿症是因为喝水过多引起的，只要少喝水，就可以控制多饮多尿症状。

然而事实并非如此，盲目控制饮水量不仅不会减轻糖尿病的症状，而且还会加重病情。不少糖尿病患者为了控制多饮多尿症状，即使口渴也不愿喝水或尽量少喝水。这样虽然表面上看多饮多尿症状减轻了，而客观上却导致了血糖值升高，在事实上加重了糖尿病病情。根据有关资料统计，因饮水不当而诱发病情加重的，占糖尿病患者的 10% ～20% 。

778 糖尿病患者每天补充多少水比较恰当

专家建议，糖尿病患者和普通人一样，每天平均需要 2 500 毫升的水。除了饮食中含有的部分水外，还有 1 600 ~ 2 000 毫升的水要靠外部饮水供应。糖尿病患者可选用的饮用水有白开水、淡茶水、矿泉水等，不宜饮用含糖饮料。

另外，在摄入蛋白质食物较多、锻炼强度大、出汗多等情况下，都应适当多喝水。牛奶、豆浆是糖尿病患者补充水分的好饮料。

779 患糖尿病与经济收入有关吗

高学历者收入相对较高，但他们经常从事的是脑力劳动，平时运动较少，且由于工作关系应酬较多，导致饮食结构失调，容易患上 2 型糖尿病。而仅接受义务教育及以下者对于如何科学饮食缺乏认识，他们偏重于以荤菜为主，同样饮食结构失调。相对应，只具有中等教育水平者由于具有一定的科学饮食知识，同时收入不太高，从事职业也多为半体力劳动，因此患 2 型糖尿病的风险也最低。

调查显示，中、高收入家庭人均糖尿病的患病率分别是低收入家庭的1.26和1.32 倍。

780 高纯度高品质蜂胶可控制糖尿病吗

蜂胶中真正对糖尿病起作用的成分是黄酮类物质，其所含梓醇、蝶芪等物质有明显降低血糖、双向调节的作用。而目前市场上出售的蜂胶产品，大多数纯度没有超过50%，黄酮含量低于8%，因而并不能有效起到控制糖尿病的效用。

只有高纯度、高品质的蜂胶才能起到治疗糖尿病的作用。

781 为什么糖尿病患者不宜打麻将

糖尿病患者常伴有血糖、血脂、血压等一系列代谢紊乱，良好的代谢需要良好的生活方式，而打麻将易上瘾，往往达到废寝忘食的地步，根本做不到糖尿病饮食所要求的"定时、定量、定餐"。适当的运动可以改善胰岛素敏感性，改善血压和血脂，对糖尿病患者十分有帮助，但打麻将的人久坐不动常在 4 小时以上，不利于血糖、血脂的控制及理想体重的达标和维持。此外，打麻将时的输赢，使情绪剧烈波动，赢的人会出现交感神经兴奋过度，儿茶酚胺、皮质醇等激素分泌增加，易导致严重的高血糖、高血压，甚至引发脑卒中等；输的人意志消沉。部分人"麻瘾"上来，欲罢不能，通宵达旦，严重影响了血糖、血脂的控制。

782　糖尿病患者饮酒有何危害

（1）过量饮酒可以发生高脂血症。其主要通过改变血中三酰甘油及低密度脂蛋白，使血糖浓度升高。临床证明，糖尿病患者饮酒不但易致高脂血症，而且持续时间长，未实行饮食治疗者更是如此。

（2）长期饮酒会引起营养缺乏，并对肝脏不利。用胰岛素治疗的患者，空腹饮酒易出现低血糖。用磺脲类降糖药物的患者，饮酒可引起心慌、气短、面颊发红等症状。

（3）糖尿病患者在饮酒时，因进含糖的食物，血糖即可升高，使糖尿病失去控制。而常饮酒而不吃食物，可以抑制肝糖原的分解，使血中葡萄糖量减少，出现低血糖症状。

（4）糖尿病患者因过量饮酒引起糖尿病性酮症酸中毒很常见。所以，糖尿病患者最好不饮酒，重症糖尿病合并肝胆疾病者，特别是正在使用胰岛素和口服降糖药物的患者，要严禁饮酒。

783　糖尿病患者饮酒有哪些注意事项

（1）糖尿病患者应戒除酒类，但在一定条件下可以适量饮酒。允许饮酒的患者为：血糖控制良好；非肥胖者；无糖尿病以外其他重要慢性疾病；无糖尿病并发症；无须服用口服降糖药物及注射胰岛素；肝功能正常者。

（2）饮酒允许量。通常每日摄入乙醇应控制在2单位以内，换算成具体酒类为：50度烧酒40毫升，啤酒400毫升，葡萄酒200毫升，威士忌酒70毫升。当然此量为允许量，实际饮用时应减半。

（3）在适量饮酒的同时，要尽可能使每日摄入的热量、各种营养成分的比例保持相对恒定，要防止进食不足或过量。

（4）饮酒可以引起低血糖症、血糖波动过大、酮症酸中毒等多种并发症及糖尿病控制不佳。要限制患者饮酒，使其最好不要饮酒，在助兴场合时也要以"客来茶当酒"为佳。

784　糖尿病患者吸烟的危害有哪些

糖尿病患者绝对一支烟都不能吸，烟对糖尿病患者来说，害处十分大。首先，烟碱会刺激肾上腺素分泌，而肾上腺素是一种兴奋交感神经并升高血糖的激素，会造成心动过速、血压升高。此外，对糖尿病患者威胁最大的就是血管病变，更是阻塞性血管病变。血黏度大，红细胞变形能力下降，特别容易造成大大小小的血栓阻塞血管。阻塞了脑血管就是脑血栓或腔隙性脑梗死，阻塞了心脏血管就是心绞痛或心肌梗死，阻塞了下肢血管就是下肢缺血甚至坏死，阻塞了肾脏或眼底血管也会加重糖尿病肾病或者严重影响视力，后果严重。因此有吸烟习惯的糖尿病患者应赶快戒烟。

785　音乐疗法对糖尿病患者有什么改善作用

音乐可以驱除人们痛苦和苦闷的情绪，音乐不仅能够表达人与人之间的思想感情，陶冶人的情趣，还丰富了人们的生活。在劳累的时候，听一些节奏鲜明、情绪奔放的幻想曲，能够帮助大脑得到休息，使大脑迅速恢复清新的感觉；若糖尿病合并高血压，每天听一听平静舒缓、朴实自然的牧歌，有利于血压下降并保持稳定；当患者精神不振或闷闷不乐的时候，可试听一些速度较快、富有生气的诙谐曲，或节奏活泼、旋律流畅的圆舞曲，它能帮助患者从压抑的情绪中解脱出来；对食欲不佳的患者，在就餐时可以播放一些形式简洁、细腻动听的即兴曲，这样既能使患者心平气和地进食，又可增进食欲，增加消化液的分泌，有助于消化。

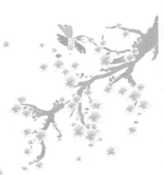

第十一章
营养食谱推荐

786 石斛花生米

【原料】鲜石斛 25 克，花生米 450 克，食盐 6 克，八角、茴香各 3 克，山奈 3 克。

【做法】①鲜石斛用清水洗净，淘去泥沙，切成约 1.5 厘米长的小段。②花生米拣去不实颗粒，洗净，晾干待用。③锅内注入清水，放入食盐、大茴香、山奈，待盐溶化后，放入花生米和石斛。④放在大火上烧开，再移至文火上煮 1 小时左右，待花生米烂熟即可。

【功效】养阴润燥，清热生津，补虚扶羸。

【适应症】有咽干津少、肺胃阴虚、口渴多饮以及肠燥便秘的糖尿病患者。

787 姜汁菠菜

【原料】菠菜 300 克，生姜 30 克，食盐 4 克，酱油 20 毫升，香油 3 毫升，味精、醋、花椒油适量。

【做法】①菠菜清洗干净，切成寸段。②生姜洗净后捣出姜汁，待用。③菠菜放入沸水中略煮 2 分钟即可盛出，沥去水分，装在盘中，加入调料拌匀即成。

【功效】通肠胃，生津血，降血压，解酒毒。

【适应症】老年体弱、高血压病、糖尿病、便秘以及乙醇中毒等。

788 蛋包番茄

【原料】鸡蛋 3 个，番茄 150 克，黄油 30 克，牛奶 50 毫升，葱头 15 克，食用油、精盐各适量。

【做法】①磕开鸡蛋，放入瓷碗内，加入牛奶、精盐，搅匀成蛋糊备用。

②新鲜番茄洗净去皮，挤去子及水分。葱头洗净，切碎备用。③起煎盘，将黄油烧化，放入葱头煸炒，炒至微黄时，加入番茄炒透，起锅装盘。④将食用油烧至六成热时，倒入已制好的鸡蛋糊，转动煎盘，使鸡蛋糊成饼状，待其完全凝结时，将炒熟的番茄放于蛋饼的中间，把蛋饼两边叠起，成椭圆形，再翻动数次，使蛋饼两面上色即可装盘食用。

【功效】清热止渴、降脂降糖。

【适应症】高血糖、高血压、冠心病、肾炎、肝炎、糖尿病等。

789 香菇炒菜花

【原料】菜花250克，鸡汤200毫升，花生油15毫升、香菇15克，鸡油、水淀粉各10克，精盐、葱段各4克，味精、姜各2克。

【做法】①菜花洗净，切成小块，用沸水焯一下；将香菇洗净，备用。②待油至五六成热时，放入葱、姜，煸出香味，再投入盐、鸡汤、味精，烧开后将葱、姜捞出。③将菜花、香菇分别放入锅内，改用文火烧至入味后，淋入鸡油、水淀粉，即成。

【功效】补气强身、益胃助食、降脂降糖、防癌抗癌。

【适应症】高血压、肾炎、血管硬化、贫血、糖尿病等症。

790 茼蒿炒萝卜

【原料】白萝卜200克，茼蒿100克，食用油、盐、味精各适量。

【做法】①白萝卜切成条，放入热油锅中热炒。②茼蒿切成段，等萝卜条炒至七成熟时加入茼蒿，再加适量食盐、味精煸炒几下，熟透后即可。

【功效】健脾补中、行气消食。

【适应症】脾虚气滞型糖尿病肥胖者。

791 煸洋葱

【原料】洋葱250克，豆油25毫升，盐、酱油、味精各少许。

【做法】①洋葱洗净，去老皮，切成丝，备用。②在锅内放豆油，烧热，倒入洋葱、酱油、煸炒。③至熟后，把盐、味精放入颠翻炒匀，出锅装盘即成。

【功效】刺激管道壁分泌，利于消化，降低血压。

【适应症】糖尿病合并高血压患者。

792 盐渍三皮

【原料】黄瓜皮400克，冬瓜皮300克，西瓜皮200克，盐、味精各适量。

【做法】①西瓜皮、冬瓜皮，黄瓜瓤留皮，均洗净。②分别用不同火候将三皮略微煮熟。③待凉切成块，装入容器内，用适量盐、味精腌渍12小时左右，即成。

【功效】利尿、消肿。

【适应症】肥胖型糖尿病兼水肿。

793 油焖香菇

【原料】干香菇12朵，精盐、花生油、味精、酱油、淀粉均少许。

【做法】①用水浸泡香菇，洗净，去除根蒂。②烧热炒锅，倒入花生油，烧至六七成热时加入香菇，爆香后放入盐、酱油，再倒入1小碗泡过香菇的水，加盖，改用小火焖至水分将干，再用水、淀粉勾芡，撒上味精，混匀，起锅即成。

【功效】抑制血清和肝脏中的胆固醇增加，阻止血管硬化，降低血压及降血糖。

【适应症】糖尿病、高血压、癌症。

794 胡桃仁炒韭菜

【原料】胡桃仁80克，韭菜300克，香油15毫升，食盐5克。

【做法】①胡桃仁用沸水焯约2分钟，捞出后去除表皮，冲洗干净，控干。②韭菜择洗干净，切成小段。③炒锅置于火上烧热后，倒入香油，待油六成热时，放进胡桃仁炒至色黄，再下韭菜一同翻炒，撒入食盐拌匀，装盘即成。

【功效】滋补肺肾，温阳益阴。

【适应症】下消型糖尿病。

795 素烩面筋

【原料】水面筋250克，葱、姜各5克，食盐2克，味精少许，团粉2克，花生油8毫升。

【做法】①先用油煸炒水面筋至焦黄。②放入姜片、葱花，添水一碗，再放入盐和味精，改文火炖。③面筋熟透后，用团粉勾芡，稍煮即成。

【功效】解热、除烦、止渴。

【适应症】糖尿病。

796 西瓜嫩皮煎

【原料】西瓜翠衣250克。

【做法】西瓜去皮，去瓤，切片后入锅中煎水约半小时即可。

【功效】清热生津。

【适应症】糖尿病。

797 烧素什锦

【原料】胡萝卜、黄瓜各150克，白糖、荸荠、冬笋、腐竹各50克，香油25克，鲜蘑菇、香菇各20克，料酒、淀粉、木耳各10克，盐、姜各5克，味精1克，鸡汤500毫升。

【做法】①用温水泡发腐竹，切成4厘米长的段；将黄瓜洗净切成片。②荸荠洗净切成圆片；将胡萝卜、冬笋去根，洗净切片。③荸荠、鲜蘑菇、香菇、胡萝卜、冬笋都用沸水烫一下，捞出摆在盘内。④在锅内加入鸡汤，将装在盘中的原料放进锅中，加料酒、姜，烧开后去浮沫，用文火煨，入味后收汁，淋芡汁，加味精，点香油即成。

【功效】补气益胃、清热生津、和中润肠、补脾益气、补气健身、清热利水。

【适应证】老年心血管病及糖尿病。

798 仙茅鸡

【原料】仙茅10克，乌骨鸡一只（约800克），盐适量。

【做法】① 乌骨鸡宰后清理干净。② 将仙茅用布包，并塞入鸡腹内缝合。③ 文火炖熟，放入盐。可作为佐餐菜肴分次食用。

【功效】补肾益虚。

【适应症】阴阳两虚型糖尿病。

799 黄精蒸鸡

【原料】黄精35克，党参25克，淮山药35克，仔母鸡1只（约1 000克），生姜、葱、川椒、食盐、味精少许。

【做法】① 仔母鸡宰杀后，去毛和内脏，剁成2厘米见方的小块。

② 放入沸水锅内煮3分钟捞出。

③ 洗净血沫，放入锅内，加各种调料，再将洗净的黄精、党参、淮山药放入，蒸3小时取出，即可食用。

【功效】益气补虚、滋阴润燥。

【适应证】脾胃虚弱、肺肾阴虚、体倦无力，脉象虚软者。

800 虫草汽锅鸡

【原料】冬虫夏草100克，鸡肉200克，胡椒粉1克，味精2克，生姜3片，葱白3节，食盐少许。

【做法】① 鸡肉洗净切成2厘米见方的小块。② 在沸水锅中先放进葱、姜、胡椒粉，再下鸡块除去血水，待肉变色后捞出，去除水分放入汽锅中。③ 冬虫夏草去灰渣，挑出较好的几条，洗净，摆在鸡肉上，放入少量清水和调料。④ 盖严盖子，上屉用旺火蒸约2小时即熟。

【功效】补益肺肾，培中运脾。

【适应症】低血糖、病后虚弱、少食神疲、腰膝酸软者。

801 清蒸茶鲫鱼

【原料】鲫鱼500克，适量绿茶。

【做法】① 鲫鱼去鳞、鳃、内脏，洗干净。② 将鱼腹内装满绿茶，放盘中，清蒸熟透即可。

【功效】止烦消渴，补虚。

【适应症】中消型糖尿病。

802 虾米蒸山药

【原料】虾米20克，山药200克，葱、姜、白醋、盐、鸡精、色拉油适量。

【做法】① 山药洗净去皮，切成小条，用少许白醋拌一下，放置10分钟后用清水冲洗干净。② 虾米入碗，用葱段、姜丝、适量水（以浸没虾米为度）。用微波炉中火加热3分钟。取出后拣去葱、姜。③ 山药入盘，将虾米置于山药之上，上笼蒸约10分钟。用一小碗放少许盐、鸡精、色拉油再加少许沸水调匀，倒入蒸好的山药中，吃时调拌均匀即可。

【功效】补脾养胃，补肺益肾。

【适应症】糖尿病。

803 西芹拌花生

【原料】西芹 200 克，花生仁 20 克，油、盐、鸡精各适量。

【做法】① 西芹洗净，切成 5 厘米长的小段。西芹焯水时，加适量盐和油，使其成菜后颜色更鲜亮。② 花生仁应先用热的食用碱水泡几分钟，去其表皮，用水煮 15 分钟捞出。③ 锅中放水烧开，水中放适量盐和色拉油，将西芹段置烧沸的水中焯一下，捞出凉透，入盘，加上煮熟的花生米，放入少许盐、鸡精，拌匀即可。

【功效】降血压、清热解毒，降血脂。

【适应症】糖尿病、高血压。

804 翠皮爆鳝丝

【原料】西瓜皮 30 克，鳝鱼 120 克，芹菜 50 克，蛋清 1 个，葱、蒜、姜各 3 克，酱油 5 克，食盐 3 克，淀粉 4 克，肉汤 4 克，胡椒粉 2 克，味精 2 克，食醋少许，香油 1 毫升，花生油 25 毫升，料酒 2 毫升。

【做法】① 西瓜皮洗净榨汁，用纱布过滤待用。鳝鱼剖腹，抠去内脏，去骨洗净，斜切丝。芹菜清洗干净，切寸段；葱、姜、蒜，切丝备用。② 鳝鱼丝用淀粉、食盐、蛋清、一半西瓜皮汁调匀，另一半西瓜皮汁中加入料酒和各种调料，兑成汁。③ 待油锅烧热，放入鳝鱼丝翻炒片刻，捞出。原锅重加热，放入芹菜、姜、葱、蒜，翻炒片刻，把鳝鱼丝倒入炒勺再爆炒，将兑好的汤汁放进锅中，最后加入香油和醋即成。

【功效】清暑解热、平肝补虚。

【适应症】高血压、糖尿病。

805 芹菜爆鳝丝

【原料】黄鳝 200 克，芹菜 150 克，青椒 150 克，调料适量。

【做法】① 黄鳝去内脏清洗干净，切丝。② 芹菜、青椒洗净切丝，待油锅烧热后将鳝丝下锅炒好取出。③ 将芹菜及调料放入锅中炒出香味，把鳝丝等倒入锅中翻炒。

【功效】降压、降糖。

【适应证】各型糖尿病。

806　枸杞子黄鳝

【原料】枸杞子25克，黄鳝230克，盐适量。

【做法】①将处理过的黄鳝清洗干净切段，在锅中加入清水及调料。②断生时加枸杞子再炖至熟加入盐。每日分数次食用。

【功效】补气血、强筋骨。

【适应症】阴阳两虚型糖尿病。

807　枸杞肉丝

【处方】枸杞子20克，瘦猪肉100克，熟青笋20克，食盐3克，味精少许，绍酒3克，麻油15克，淀粉2克，酱油2克。

【做法】猪肉洗净切丝，青笋切成细丝，枸杞子洗净备用。炒勺烧热后，倒入油，将肉丝、笋丝同时下锅炒，烹入绍酒，加入调料和枸杞子，翻炒均匀即可。佐餐食用。

【功效】滋阴补血，益肝助肾。

【主治】糖尿病之虚弱，贫血，神经衰弱诸症。

808　猪胰片

【处方】猪胰1具，薏苡仁15克。

【做法】将猪胰洗净切片，用清水煮熟。薏苡仁炒熟研末，以猪胰片蘸薏苡仁末食用。

【功效】滋阴润燥，健脾敛精。

【主治】糖尿病。

809　羊脊骨羹

【处方】羊脊骨1具，肉苁蓉30克，草果3个，荜茇6克，姜、葱、食盐各5克。

【做法】将羊脊骨剁成小块，肉苁蓉洗净切片，一同放入锅内，加水煎煮。煮沸后，放入草果和荜茇，改文火炖，熬至肉烂汤浓，撇去浮油，加入姜、葱、食盐，稍煮即成，佐餐食用。

【功效】益精助阳，补肾强腰。

【主治】下元久虚、腰肾受损、腰腿酸痛、不能久立之糖尿病。阴虚有火者忌食。

810　芦笋豆腐干

【原料】芦笋 150 克，豆腐干 40 克，口蘑（干品）20 克，鸡汤 1 000 毫升，精盐 3 克。

【做法】①芦笋放水中氽一下，除掉异味，将其切成 3 厘米长的细丝；洗净口蘑，泡发，切成细丝。②蒸软豆腐干，控干水分，也切成丝，将以上各料分类摆放到同一盘内。③将锅内鸡汤烧沸，放入盐调味，盛入上述盘内，将盘入蒸锅用武火蒸半小时，即成。

【功效】增强体力、消除疲劳、健脾和胃、宽中下气、利水消肿、强身补虚，还可降低血压及胆固醇。

【适应症】肝硬化、各种癌症、冠心病、糖尿病等。

811　竹参心子

【处方】玉竹 10 克，沙参 20 克，猪心 500 克，生姜、葱、食盐各 1.5 克，花椒 3 粒，味精 1 克，芝麻油 2 克，卤汁适量。

【做法】玉竹、沙参择净杂质，切成节，用水洗净，放入锅中，加水煎煮 1 小时，去渣取汁约 500 毫升待用。猪心剖开洗净血水，放入锅中，以清水、葱、姜、花椒同煮，沸后加入玉竹、沙参汁煮沸至八成熟捞出，弃去汤汁。锅内倒入卤汁烧开后，下入猪心，文火炖至卤熟。炒勺内加入食盐、味精和适量卤汁加热成浓汁，浇在猪心上，再淋上芝麻油即成。做膳食服。

【功效】补心益肺，滋阴安神。

【主治】糖尿病合并冠心病，肺结核诸症。

812　香干肉丝炒芹菜

【原料】瘦猪肉 50 克，香干 50 克，芹菜 15 克，食用油、酱油、食盐适量。

【做法】①将瘦猪肉和香干切成丝。芹菜择好洗净，切成段，用开水焯一下。②油锅烧热后即煸肉丝，然后把芹菜、香干丝、酱油、食盐放入拌匀、炒熟。

【功效】清胃热、降血脂、降血糖。

【适应证】高血糖、肺结核、高血压、高脂血症。

813　菠菜炒猪肝

【原料】猪肝200克，菠菜250克，盐适量。

【做法】①菠菜煸炒，火要旺，锅要滑，稍煸即盛起。②猪肝切片清炒，然后再倒入菠菜同炒。加入盐拌匀即可。

【功效】止渴润燥。

【适应症】糖尿病。

814　淡菜煨白鹅

【原料】淡菜100克，白鹅1只，葱节、生姜、料酒、清汤、精盐、味精适量。

【做法】①白鹅剖腹去杂后洗净，放入沸水锅余透，捞出沥净水分。②淡菜用料酒冲洗好后塞入鹅腹内，将鹅置于砂锅中，摆上葱节、生姜，浇入料酒，倒入清汤适量。③先武火后文火，炖2~3小时。④待鹅肉烂熟后，捞出葱节、姜片，加入味精、精盐调味即可。

【功效】肾滋阴，益精血。

【适应症】糖尿病伴高血压。

815　酒醉冬笋

【原料】冬笋500克，上好白酒、鸡汤各25毫升，鸡油20毫升，胡椒面、盐、葱、姜各适量。

【做法】①冬笋切成薄厚均匀的扇形状，投入沸水锅中焯一下再捞出。②冬笋片、盐、葱、姜、鸡汤、鸡油、白酒、胡椒面装在一个小盆里。用保鲜纸密封，放入蒸锅蒸15分钟，取出晾凉即可食用。

【功效】通血脉，化痰涎，消食积。

【适应症】糖尿病、脂肪肝及肥胖病。

816　凤爪豆腐

【原料】鸡爪、鸡汤各1 000克，嫩豆腐750克，海米150克，葱、姜、盐、料酒、胡椒面、花椒、油、玉米粉各适量。

【做法】①豆腐切成骨牌状，放在小锅中用水煮一刻钟，捞入凉水盆内凉透。②鸡爪子放入锅中，加葱、姜、盐、花椒、料酒和水，煮半小时，捞出去骨，再放入凉水中洗一下。③烧热油锅，倒入洗净的海米、鸡爪煸炒，再加入胡椒面、鸡汤和料酒，用文火炖煮半小时，再倒入豆腐块，加盐，用玉米粉勾芡即成。

【功效】益气和中、生津润燥、清热解毒。

【适应症】糖尿病、高血压。

817 清炖鲫鱼

【原料】鲫鱼250克，肉汤250毫升，熟鸡脯肉50克，火腿15克，冬菇50克，料酒、葱、姜、盐各5克，味精2克。

【做法】①冬菇用热水浸泡好，切成小块；火腿、熟鸡脯肉切成薄片；姜、葱切成细丝。②鲫鱼去杂洗净，用刀在鱼的两侧划几刀，不能切透，便于入味。撒上少许盐、味精，浸泡约30分钟。③把鸡汤置于砂锅内，用武火烧沸，加入鱼及火腿片、熟鸡肉、冬菇、姜丝、葱末等调料，小火炖10分钟左右，等再一次煮沸时，鱼肉即已熟透，撒上料酒及剩下的盐、味精等，略煮，出锅装盘。

【功效】滋阴润燥，去燥消渴。

【适应症】糖尿病。

818 肉片焖扁豆

【原料】扁豆120克，瘦猪肉40克，植物油、蒜片、姜末、葱丝各适量。

【做法】①猪肉洗净切片；扁豆择好后洗净。②油烧热，先炒肉片，翻炒几下后，放入姜、葱同炒，肉片变色即起锅。③用余油炒扁豆，稍加温水，盖上锅盖焖熟。放入肉片，大火快炒几下即成。

【功效】健脾和中、消暑解毒、除烦止渴。

【适应症】糖尿病。

819 黄鳝炒大葱

【原料】黄鳝500克，大葱100克，姜、蒜、料酒、酱油、精盐各适量。

【做法】①黄鳝刮净、去骨、切片。②大葱择洗切段，蒜瓣去膜捣成蓉。③油入锅烧至七成热，加入葱、姜、蒜蓉。④爆出香味后再放入鳝鱼片炒匀，加黄酒、酱油和精盐同炒，注入适量清水，盖焖片刻。⑤放人味精，炒至熟透。

【功效】补中益气、清热祛风、降低血糖。

【适应症】糖尿病、神经衰弱等。

820 口蘑烧冬瓜

【原料】水发口蘑700克，冬瓜500克，料酒、精盐、味精、湿淀粉、豆油、豆芽汤各适量。

【做法】①冬瓜去皮洗净，去瓤，放入沸水锅中煮熟捞出，浸凉切成小块。②水发口蘑洗净，备用。③将豆油烧热，加入豆芽汤、口蘑、冬瓜块、料酒、精盐、味精，用大火烧沸，再改小火炖至口蘑、冬瓜入味，用湿淀粉勾芡即可出锅装汤盘。

【功效】利水清痰、清热解毒、减肥降压。

【适应症】对高血压、肥胖病、高血糖有辅助治疗作用。

821 肉片炒水萝卜

【原料】水萝卜200克，瘦猪肉40克，油、酱油、蒜、葱、姜、盐各适量。

【做法】①水萝卜、猪肉分别切成薄片。

②油烧热后，放入萝卜，炒好出锅沥油。用余油将肉片、姜、葱、酱油，烧至八成熟后再放入水萝卜急炒，快熟时加入蒜，炒几下即可。

【功效】补肾养血、滋阴润燥。

【适应症】下消型糖尿病。

822 牛肉炒番茄

【原料】番茄240克，牛肉40克，油、湿淀粉、酱油、盐、料酒、姜、葱各适量。

【做法】①牛肉切成片，泡入用酱油、淀粉、料酒调成的汁中。②番茄去皮切块。③肉片炒熟后捞出沥油。用余油炒番茄，最后加盐、牛肉片，用大火快炒加入湿淀粉，炒熟即成。

【功效】生津止渴，健胃消食，凉血平肝，清热解毒。

【适应症】糖尿病。

823 蘑菇烩兔丝

【原料】兔肉300克，蘑菇丝80克，冬菇丝80克，花生油50克，蛋清30克，酱油15毫升，植物油15克，水淀粉15克，料酒10毫升，芝麻油10毫升，葱丝10克，姜丝10克，盐3克，胡椒粉1克，味精1克，肉汤适量。

【做法】①兔肉洗净切成丝，与蛋清、淀粉、料酒、酱油拌匀，放入碗中。②油锅烧热时，将兔肉丝下锅推散泡至熟，捞出沥干油。③在原锅中放入蘑菇丝、冬菇丝、葱丝、姜丝，煸透后烹入料酒，加入肉汤、味精、盐、酱油、胡椒粉、芝麻油、兔肉丝，待烧沸后，用水淀粉勾稀芡，加入少许植物油推匀，撒上葱丝盛盘内即成。

【功效】补中益气、健脾化痰。

【适应症】中气虚弱型糖尿病。

824 素烧鸡腿蘑

【原料】鲜鸡腿蘑 500 克，素油 30 毫升，葱花 15 克，湿淀粉 10 克，精盐 3 克，味精 2 克。

【做法】①鸡腿蘑去根洗净，切成片。②油烧热，放入葱花煸香，投入鸡腿蘑、精盐，烧至入味，用湿淀粉勾芡，点入味精，出锅装盘即成。

【功效】益胃清神，养血健脾。

【适应症】糖尿病。

825 生地黄煲鸭蛋

【原料】生地黄 50 克，鸭蛋 2 个。

【做法】生地黄、鸭蛋加清水适量同煲。蛋熟后去壳再煮片刻即可。

【功效】补肾滋阴。

【适应症】糖尿病属肾阴亏虚、虚火上亢者。

826 猪肚黄连丸

【原料】猪肚 1 个，黄连 200 克。

【做法】①猪肚洗净去脂膜，把黄连研末放入猪肚中，用麻线扎紧，加水炖煮至猪肚熟透。②猪肚放置臼中捣烂如泥，搓如黄豆大小的药丸，晒干即可。

【功效】清热补肾。

【适应症】胃热型糖尿病。

827 粉葛煲鲮鱼

【原料】粉葛 250 克，鲮鱼 1 条。

【做法】将鲮鱼洗净去鳞、鳃及内脏，粉葛去皮切片，同放锅内，加适量水，文火煲 2～4 小时后即可。

【功效】清胃热、养胃阴、止消渴。

【适应症】糖尿病伴发高血压。

828 夏枯草煲猪肉

【原料】猪瘦肉50克，夏枯草20克。

【做法】将夏枯草择好洗净，和切成薄片的猪瘦肉一同用文火煲汤，肉熟即可。

【功效】清肝热、散郁结、潜肝阳、降血压。

【适应症】糖尿病伴高血压。

829 枸杞子烧牛肉

【原料】熟牛肉500克，枸杞子50克，鸡蛋2个，料酒、葱段、姜片、花椒、精盐、淀粉、味精各适量。

【做法】①枸杞子分为2份，一份加水煎煮2次，提取浓缩液约300毫升，另一份洗净蒸熟。②将牛肉洗净切成小块。③鸡蛋磕入碗内，加入淀粉搅成糊，把牛肉浆匀，再用热油炸至金黄色，将葱段、姜片、花椒、熟枸杞子放入大碗中，将炸好的肉块放在上面，再把清汤、精盐、味精、料酒调成的汁液淋上。入笼蒸约半小时。④把肉块盛入盘中，拣出葱、姜、花椒。原汤倒入锅内加食醋和枸杞子浓缩汁，搅匀，烧沸后淋在肉块上即可。

【功效】补肾滋阴、强筋壮骨。

【适应症】糖尿病，肾炎。

830 烧鳝鱼丝

【原料】鳝鱼肉150克，芹菜茎40克，豆瓣酱、酱油、肉汤各15克，蒜末、料酒各12克，花生油、醋、姜片、花椒、胡椒各适量。

【做法】①将鳝鱼肉切成细丝。②油烧热后放入鳝鱼丝，炒至半熟时，加料酒、豆瓣酱、姜片、蒜末，翻炒几下，放酱油、肉汤，用慢火煮至汤汁快干时，加醋翻炒几下，盛入盘中，撒上炒焦的花椒粉及胡椒粉即可。

【功效】补益健脾、散风通络。

【适应症】各种类型糖尿病。

831 粉皮拌莴苣

【原料】莴苣 500 克，粉皮 100 克，精盐、酱油、醋、味精、蒜泥、香油各适量。

【做法】①粉皮用凉水泡嫩，入锅煮熟，捞出沥水。②莴苣洗净切碎，置沸水中焯 2 分钟，捞起，挤去多余水分。③把粉皮、莴苣一同放入盘内，加精盐、醋、味精、酱油、香油、蒜泥拌匀即可。

【功效】清热解渴、养肝健胃。

【适应症】高血压、慢性肾炎和糖尿病。

832 猪胰炒山药

【原料】猪胰 1 个，山药 30 克，盐、花生油各适量。

【做法】①山药洗净切成薄片，猪胰洗净剁碎。②将花生油置入锅内，烧热后放山药及猪胰，炒熟后加入少许盐调味即可。

【功效】降血糖、血脂，益气养阴。

【适应症】气阴两虚型糖尿病肥胖者。

833 五味子鸡蛋方

【原料】五味子 250 克，鲜红皮鸡蛋 10 个。

【做法】先将五味子煮汁，待冷后，放入鸡蛋，浸泡 6～7 日。每日早晨用沸水或黄酒冲服鸡蛋。

【功效】益肺补肾、纳气平喘。

【适应症】糖尿病并发气管炎。

834 首乌煮鸡蛋

【原料】何首乌 10 克，鸡蛋 2 个。

【做法】①何首乌和鸡蛋洗净后加水同煮。②蛋煮熟捞出去壳，再放入锅中煮片刻，食蛋饮汤。

【功效】补益精血、润肠通便。

【适应症】糖尿病并发高脂血症、动脉粥样硬化等，最适于虚不受补者。

835 枸杞子桂圆饭

【原料】粳米 100 克，枸杞子 15 克，桂圆肉、淮山药各 12 克，五味子

6克。

【做法】①将粳米、枸杞子、五味子、淮山药洗净。②桂圆肉、淮山药分别切成小粒、小片。

③将粳米、桂圆粒、五味子、淮山药片、枸杞子加水放入电饭煲内，煲熟即成。

【功效】滋肾补髓、养肝明目、生津止渴，补心脾，益气血，止泄泻。

【适应症】气血两虚型糖尿病。

836 五味子煲仔鸡

【原料】上汤300毫升，鸡肉200克，素油50毫升，香菇20克，料酒10毫升，葱10克，五味子9克，姜5克，盐5克。

【做法】①水发香菇切两半；五味子洗净；鸡肉洗净，切成4厘米见方的块；姜拍松，葱切段。②油锅置于火上，把葱、姜放入爆香，下入鸡块，炒至变色，加入料酒、盐、上汤、五味子、香菇，用中火烧沸，再用小火煲30分钟即成。

【功效】促进新陈代谢，行气活血，强筋壮骨，散瘀止痛，强阴益精。

【适应症】上消型糖尿病。

837 酱油拌葱头

【原料】鲜葱头100克，酱油适量。

【做法】葱头洗净后用沸水烫，再切细，加适量酱油调味即成。

【功效】通阳增液。

【适应症】尿频量多、混浊如脂膏、口干唇燥等症状的糖尿病。

838 肉丝炒苦瓜

【原料】苦瓜280克，瘦猪肉、红辣椒各40克，湿淀粉、盐、花生油、味精各适量。

【做法】①瘦肉洗净切丝，用湿淀粉和盐浆好。②苦瓜去瓤洗净切丝，红辣椒洗净切丝。③将油烧至四成热，把肉丝滑过后出锅沥油。④锅留少许底油，放入红辣椒，将苦瓜炒6分钟，加少许精盐。⑤将肉丝倒入锅中翻炒再加入姜丝、酱油、醋调匀即可。

【功效】清热祛暑，除湿开胃。

【适应症】糖尿病及心血管系统疾病。

839 鸡翅烧猴头菇

【原料】鸡翅1 000克，猴头菇200克，黄芪10克，油菜心20根，植物油、葱丝、姜片、料酒、酱油、白糖、精盐、水淀粉、大料各适量，高汤少许。

【做法】①把鸡翅剁去两头，放入沸水锅中焯一下后捞出，用凉水冲洗干净。②将油烧至七成热，加糖翻炒，再倒入鸡翅，炒成红色；放入酱油、料酒煸炒片刻，倒水烧煮，加葱丝、姜片、大料。③把猴头菇洗净用沸水焖发，去其底部木质部分，拔去尖刺，再冲洗一遍，切成片放入盘中倒入高汤；黄芪泡软，切片，放入盘中，再入蒸笼蒸1小时左右。④鸡翅烧熟，盛入碗中，摆上猴头菇，并将蒸猴头菇的汁倒入锅中，拣去黄芪，用水淀粉勾芡浇在碗中，油菜心在盘边摆成花形即可。

【功效】益气养血、补脑强身。

【适应症】慢性肾炎、糖尿病。

840 炖蛤蜊

【原料】蛤蜊肉若干，盐、葱、姜、料酒、酱油、食油、味精各适量。

【做法】①将蛤蜊收拾洗净。②在锅内加入植物油，放入姜、葱，然后放入蛤蜊，待熟时再放入料酒、盐、酱油、味精，出锅即成。

【功效】可提高机体的抗病力，能参与体内热量代谢、脂肪与蛋白质的合成及分解。

【适应症】糖尿病。

841 枸杞子炖鸡蛋

【原料】枸杞子15克，鸡蛋2个，冰糖适量。

【做法】①枸杞子去蒂并用清水洗净，备用。②炖盅洗净，将鸡蛋磕入盅内，搅匀，放入枸杞子、冰糖。③倒入少许水，加盖以文火隔水炖熟即可。

【功效】滋阴润燥。

【适应症】慢性肝炎和糖尿病。

842 芡实虫草炖老鸭

【原料】老鸭1只，芡实30克，冬虫夏草10克，葱段10克，料酒10毫升，生姜3克，精盐2克。

【做法】①老鸭宰杀后去杂；芡实洗净除去杂质。②冬虫夏草用酒泡约半小时。③用绍酒、盐浸渍老鸭30分钟左右，然后把鸭放入炖锅内，将冬虫夏草、芡实置入鸭腹内，姜、葱也塞入鸭腹，再加入清水3 000毫升。④把炖锅置于火上，用武火烧沸，打去浮沫，再用文火炖煮90分钟即成。

【功效】补肺肾、止消渴。

【适应症】上消型糖尿病。

843 米醋煮蚕蛹

【原料】活蚕蛹10个，豆油25克，米醋20毫升，葱、盐各少许。

【做法】①蚕蛹、米醋加水100毫升，入锅内同煮，煮至20毫升汁时，取出汁服用。

②炒锅内放豆油，烧热，将葱花、煮过的蚕蛹放入，加盐调味，用大火煸炒，熟时取出即可。

【功效】补脾益肾、降低血清胆固醇。

【适应症】脂肪肝、糖尿病。

844 雪菜豆腐

【原料】豆腐100克，雪菜20克，烹调油5克，食盐、味精适量，葱、姜末少许。

【做法】①将豆腐切成2cm见方的块，用开水烫3分钟，捞出备用。②将雪菜切成碎丁。③锅放油加热，放葱、姜炝锅，放入雪菜，煸炒；再放豆腐、盐、少量清汤，旺火收汁，放味精，出锅即可。

【功效】雪菜具有利尿止泻，祛风散血，消肿止痛的作用；豆腐能够生津润燥、清热解毒。

【适应症】糖尿病。

845 蛤蜊炖淮山药

【原料】蛤蜊肉150克，淮山药150克，料酒5毫升，食盐5克。

【做法】将淮山药清洗干净切块，蛤蜊洗好放入锅中煎煮，煮开加料酒和盐，文火煮熟即可。

【功效】滋阴润燥。

【适应症】糖尿病。

846 蘑菇炖鸡

【原料】鸡1只（重1 500~2 500克），干蘑菇100克，盐、酱油、料酒各适量。

【做法】①蘑菇洗净撕开；鸡剖洗干净切块。②将鸡肉块和蘑菇同清水一起倒入锅内，加入调料、酱油、盐，炖至熟烂即成。

【功效】温中益气、补精添髓、降血糖。

【适应症】糖尿病。

847 核桃炖蚕蛹

【原料】核桃仁200克，蚕蛹80克，食盐2克，花生油15毫升。

【做法】①先将蚕蛹清洗干净。②烧油锅至八分热，放入蚕蛹，快速翻炒变色，捞出，沥去油。

③将蚕蛹与核桃仁同放入砂锅内，加水炖煮，等到熟时加入食盐即可。

【功效】温肺润肠，补气养血，敛气定喘，涩精固肾。

【适应症】老年夜尿频数、腰膝酸软、阳痿滑精、小儿疳积、成人消瘦、中气不足、胃下垂以及肺结核等病症。

848 沙参炖猪肉

【原料】猪瘦肉500克，淮山药30克，北沙参20克，葱段20克，玉竹15克，百合15克，料酒15毫升，姜10克，精盐5克，胡椒粉2克。

【做法】①北沙参、玉竹、百合洗净，装入纱布袋，扎紧袋口；葱、姜拍破。②猪肉洗净，焯净血水，捞出切块。③将淮山药洗净，切成小块。④把猪肉、药袋、淮山药、葱、姜、料酒、精盐同适量清水一同放入锅内，用武火烧沸，撇去浮沫，用文火烧至猪肉熟烂，拣去药袋、姜、葱，加盐、胡椒粉调味即成。

【功效】清肺火，益肺阴，降血脂，降血糖。

【适应症】肝肾虚弱型糖尿病。

849 二参炖猪心

【原料】党参、紫丹参各30克，新鲜猪心1个，盐少许。

【做法】猪心切开洗净，与党参、紫丹参一起放入砂锅中，加水适量，用文火炖熟，加盐，调匀即可。

【功效】益气养阴，活血通络。

【适应症】糖尿病合并冠心病。

850 笋米粥

【原料】粳米100克、鲜竹笋1个。

【做法】将鲜竹笋脱皮切片，与粳米同煮成粥。

【功效】清热，利湿，宣肺。

【适应症】糖尿病。

851 山药炖猪肚

【原料】猪肚、淮山药各适量。

【做法】将猪肚煮熟，再入淮山药一起炖烂，加盐适量。

【功效】滋养肾肺。

【适应症】糖尿病。

852 菠菜根粥

【原料】鲜菠菜根250克，鸡内金12克，粳米适量。

【做法】将菠菜根洗净，切碎，加水适量与鸡内金煎煮半小时，再加入粳米，煮烂成粥即可。

【功效】止渴润肠，利五脏。

【适应症】糖尿病。

853 小米"油"

【原料】小黄米50克。

【做法】用约50克优质小米煮稀饭，煮好后沉淀片刻，留出上面一层"油"汤，在早餐前约半小时喝下，剩下的小米饭待吃早餐时吃掉，每天早上喝1次，连喝3个月。

【功效】养胃、健胃、润肺。

【适应症】糖尿病。

854 西瓜子粥

【原料】粳米30克、西瓜子50克。

【做法】将西瓜子加水捣烂，水煎至去渣取汁，再放入粳米煮成粥。

【功效】生津止渴，助消化，促代谢。

【适应症】糖尿病。

855 百合枇杷藕粥

【原料】鲜百合 50 克，枇杷 50 克，鲜藕 50 克，淀粉 5 克，桂花 5 克。

【做法】①将鲜百合、枇杷、鲜藕洗净，枇杷去核，藕切成片，加水同煮，快熟时调入水淀粉，煮沸成羹。②食用时放入桂花。

【功效】滋阴润肺，清热生津。

【适应症】上消型糖尿病。

856 菠菜粥

【原料】菠菜 200 克，粳米 100 克，精盐、香油各少许。

【做法】①菠菜、粳米淘洗干净。②在锅中放入清水，下入粳米，用大火煮沸后加入菠菜稍煮，再调入精盐、香油即可。

【功效】养血、润燥。

【适应症】大便涩滞、痔疮便血以及高血压、糖尿病。

857 竹叶石膏粥

【原料】粳米 70 克，淡竹叶、生石膏各 30 克，金银花 15 克，生大黄 3 克。

【做法】①将生石膏先煮 25 分钟左右，后下入淡竹叶、金银花，同煮约 15 分钟。②生大黄煎 2 分钟。③将以上各味细筛滤汁，与粳米同煮至熟。

【功效】清热利湿、生津通便。

【适应症】湿热内阻及以热为主的肥胖型糖尿病。

858 胡萝卜大枣粥

【原料】胡萝卜 150 克，大枣 15 枚。

【做法】将胡萝卜、大枣加水 2 碗，煎成 1 碗即可。

【功效】宣肺、平喘、止咳。

【适应症】糖尿病并发气管炎。

859 山药猪胰汤

【原料】猪胰5只，生山药300克。

【做法】①将猪胰洗净切片。②山药洗净，与猪胰一起放入锅内加水煮熟。

【功效】滋阴润燥。

【适应症】气血两亏型糖尿病。

860 决明子粥

【原料】粳米50克，决明子10克。

【做法】①决明子放入锅内炒至微有香气，待冷后煎。②取决明子汁去渣，放入粳米，粥熟即成。

【功效】健脾和胃、润肠通便。

【适应症】肥胖型糖尿病。

861 麦冬生地黄粥

【原料】大粳米100克，麦冬、生地黄各10克。

【做法】①粳米、生地黄、麦冬分别洗净。②将三者同时放入锅中，加水1 000毫升。③将锅置于火上，用武火烧沸，再用文火熬30分钟左右即成。

【功效】清热解毒，滋阴凉血，生津止渴。

【适应症】口干肺燥型糖尿病。

862 地骨皮粥

【原料】大米100克，地骨皮30克，桑白皮15克，麦冬15克。

【做法】将3味药加水煎汁，去渣，与大米一起煮成稀粥。

【功效】清肺益气、生津止渴。

【适应症】上消型糖尿病。

863 枸杞子薏苡仁粥

【原料】薏苡仁、糯米各30克，枸杞子、淮山药各25克。

【做法】将薏苡仁、糯米、枸杞子洗净，淮山药洗净切碎，一同入锅，煮成粥即可。

【功效】健脾益气、滋阴固肾。

【适应症】糖尿病并发肾炎。

864　生地黄粥

【原料】粳米 100 克，生地黄 10 克，大枣 10 枚。

【做法】①将生地黄、大枣果肉、粳米冲洗干净。②将生地黄、粳米、红枣同放入锅内，加入 600 毫升清水。③将锅置于武火上烧沸，再改用文火煮 30 分钟，即成。

【功效】补中益气、养脾健胃、养阴生津、清热凉血。

【适应症】糖尿病证，属肝肾阴虚型患者。

865　葱白糯米粥

【原料】糯米 60 克，葱白 50 克，生姜、米醋各适量。

【做法】将葱白、糯米、生姜共煮粥，粥成后加米醋即成。

【功效】宣肺散寒、止咳平喘。

【适应症】糖尿病并发气管炎。

866　竹笋汤

【原料】竹笋 10 克，银耳 10 克，鸡蛋、盐、味精各适量。

【做法】①竹笋洗净，银耳浸泡、洗净去蒂。②鸡蛋打碎搅匀，清水煮沸后，倒入鸡蛋糊。③加入竹笋、银耳，以文火烧 10 分钟左右，加入精盐、味精适量，起锅即可。

【功效】清热消痰、利膈养胃。

【适应症】肥胖型糖尿病。

867　猪胰海参汤

【原料】海参 3 个，鸡蛋、猪胰各 1 个，地肤子、向日葵秆心各 8 克，食盐 3 克。

【做法】①将海参泡发，清理干净，切成块。②猪胰洗净切片。③鸡蛋打入盘中，搅匀放入食盐，放进海参和猪胰，上屉蒸熟。④出锅后倒入砂锅中，放入清水，煮沸后，将用纱布包好的地肤子和向日葵秆心放入锅中一并煎煮约 40 分钟即可。

【功效】补益润燥。

【适应症】糖尿病引起的烦渴引饮、消瘦乏力等症。

868 猪肤汤

【原料】猪皮 500 克，白米粉 20 克，蜂蜜 25 克。

【做法】①先将猪皮从内刮去油脂，令如纸薄，切成几块。②以水煎煮猪皮至八成熟，捞出皮，放入白米粉和蜂蜜，文火熬煮至熟即可。

【功效】扶脾和中，润燥养阴。

【适应症】糖尿病肾阴亏损而致口渴多饮、多尿、舌红咽干等症，也可作为辅助食疗。

869 赤小豆鲤鱼汤

【原料】鲤鱼 1 条（约 500 克），赤小豆 50 克，陈皮 15 克，草果 3 个，食盐 5 克，姜 1 克。

【做法】先将鱼宰杀，去鳞，鳃及内脏，洗净下入锅中，加水煎煮，煮沸后加入药物和调料，煮熟即可。

【功效】消肿止渴。

【适应症】消渴、黄疸、水肿、脚气等病症。

870 冬瓜鲤鱼汤

【原料】冬瓜 1 000 克，砂仁 35 克，鲤鱼 1 条（约 300 克），食盐 8 克。

【做法】先将鱼宰杀，去鳞，鳃及内脏，洗净下入锅中，加水煎煮，煮沸后入药物和调料，煮熟即可。

【功效】利水消肿。

【适应症】糖尿病水肿患者。

871 海蜇荸荠汤

【原料】海蜇头 80 克，生荸荠 80 克。

【做法】先将海蜇头洗净去咸味，生荸荠洗净去皮。一同放入锅中，倒入清水煎煮至熟。

【功效】清热泻火，益阴生津。

【适应症】适用于阴虚内热型糖尿病。

872 雪羹汤

【原料】海蜇 25 克，鲜荸荠 20 克，葱、姜、蒜少许。

【做法】海蜇以温水浸泡，洗净，切碎，荸荠清洗干净，共同放入锅中，加水以小火煮，再放入调料，煮约 60 分钟即可。

【功效】滋阴清热。

【适应症】糖尿病。

873 绿豆南瓜汤

【原料】干绿豆 60 克，老南瓜 480 克，食盐 6 克。

【做法】①绿豆洗净和食盐混拌，略入味一会儿。②南瓜削去老皮及瓜瓤，洗净切成方的块。③锅内加适量的水，先放入绿豆，放在武火上煮沸片刻，加少量水再煮沸，将南瓜下入，盖上锅盖，文火煨煮 30 分钟，等到绿豆开花即成。

【功效】生津益气，止渴祛暑，对夏季中暑、心烦口渴、身热尿赤有一定疗效。

【适应症】适用于暑热伤津糖尿病患者的治疗。

874 栝楼根冬瓜汤

【原料】栝楼根 25 克，冬瓜 300 克，食盐 5 克。

【做法】先将冬瓜去皮切成薄片，再与栝楼根一起煮汤，快熟时加盐，煮沸即成。

【功效】生津止渴，清暑解毒。

【适应症】适用于暑热炽盛、灼伤津液而引起的发热、多汗、口渴思饮、尿赤等。糖尿病口渴多饮、善饥同样可选用作为辅助食疗。

875 粳米猪肉汤

【原料】瘦猪肉 100 克，粳米 50 克，冬虫夏草 10 克，盐适量。

【做法】瘦猪肉、粳米、冬虫夏草一同煮烂，食用时加一些盐。

【功效】养阴，清肺，补虚。

【适应症】肺肾阴虚型糖尿病并发肺结核。

876 土茯苓猪骨汤

【原料】猪脊骨 500 克，土茯苓 50 克。

【做法】猪脊骨洗净剁成块，放入适量清水，炖约 2 小时，熬成 3 碗，撇去浮油，拣去骨头，加入土茯苓，再煎炖至约 2 碗，即成。

【功效】清胃泻火、除湿化瘀。

【适应症】用于脾胃湿热型糖尿病。

877 猪蹄黄豆汤

【原料】猪蹄1只（约400克，最好不要猪前蹄），黄豆50克，黄酒、葱姜、盐、鸡精、胡椒粉各适量。

【做法】①黄豆应先用清水浸泡2~3小时，并用清水洗净。②猪蹄先纵向剖为二，洗净，再每块横向斩为4块。用沸水过一下，洗净血污备用。③将猪蹄、黄豆同时放锅中，加清水与适量黄酒，葱、姜用纱布包成料包入锅。④大火煮开，撇尽浮沫，再改用小火炖至猪蹄熟烂。⑤加入适量盐、鸡精，食用时加少许胡椒粉。

【功效】除湿健脾。

【适应症】高血压病、糖尿病。

878 天花粉冬瓜汤

【原料】冬瓜250克，天花粉10克，盐4克。

【做法】冬瓜去皮切成薄片，与天花粉同煎煮成汤，将要熟时撒入适量食盐，煮沸即可。

【功效】清肺润燥、生津止渴。

【适应症】用于阴虚津伤糖尿病患者。

879 双耳汤

【原料】黑木耳、白木耳各10克，冰糖30克。

【做法】①将黑木耳、白木耳用温水发泡，去其杂质，洗净，入碗。②放入冰糖，加水适量。③将碗置蒸笼中，蒸1小时左右，待木耳熟透即可。④可分次或1次食用，吃木耳喝汤，每日2次。

【功效】滋阴、补肾、润肺。

【适应症】糖尿病及心血管病。

880 冬瓜青鱼汤

【用料】冬瓜500克，青鱼250克，食用油、盐、味精各适量。

【做法】油烧热，将洗净的青鱼段煎至成金黄色，放入冬瓜，加盐、味精炖成汤。

【功效】清热利水、解毒生津。

【适应症】糖尿病、高血压。

881 海带汤

【原料】藕 20 克，草决明 15 克，海带 9 克，盐、味精各适量。

【做法】草决明加水煎汁后，与海带及藕同煮，加盐、味精即可。

【功效】益心散瘀，消肝明目，润肠通便。

【适应症】糖尿病、冠心病。

882 蘑菇汤

【原料】鲜蘑菇 60 克，大枣 3 枚。

【做法】两者同煮成汤即可。

【功效】滋补阴阳。

【适应症】糖尿病合并冠心病。

883 白菜芦根汤

【原料】连须葱白 30 克，芦根 10 克，大白菜根 3 个。

【做法】将原料煎成汤即可。

【功效】辛凉发散、清热生津。

【适应症】糖尿病并发风热型感冒。

884 苹果胡萝卜汁

【原料】苹果、胡萝卜各 400 克，包心菜 200 克，蜂蜜适量。

【做法】苹果、胡萝卜洗净去皮，包心菜洗净，同用果汁机榨汁，取上汁，加入蜂蜜即可。

【功效】生津止渴、滋阴润肺。

【适应症】糖尿病多渴多饮明显者。

885 玉竹乌梅茶

【处方】玉竹 10 克，北沙参 10 克，石斛 10 克，麦冬 10 克，大乌梅 5 枚。

【做法】将上五味药共碾成粗末，加水适量，煎汤代茶饮。

【功效】养阴润燥，生津止渴。

【主治】上、中消渴诸症；热病伤阴诸症；夏季汗多口渴多饮等症。

886 山楂根茶

【处方】山楂根 10 克，茶树根 10 克，荠菜花 10 克，玉米须 10 克。

【做法】将山楂根、茶树根碾成粗末，荠菜花、玉米须切碎，煎水代茶。

【功效】降脂化浊，利尿降糖。

【主治】糖尿病伴有高脂血症和肥胖症的患者。

887 桑根白皮茶

【处方】桑白皮 30 克。

【做法】将桑根白皮洗净切丝，晒干备用，每日煎汤代茶。

【功效】降压、降糖、利水。

【主治】糖尿病伴有高血压、肥胖、痰湿浮肿等症。

888 栝楼根饮

【处方】天花粉、麦冬、芦根、白茅根各 30 克，生姜 6 克。

【做法】将上药同入砂锅，加水煎汤取汁，去渣，代茶饮。

【功效】清热生津，润燥止渴。

【主治】胃热口渴，肺热燥咳，口渴多饮之消渴多尿症。